気分障害
治療ガイドライン 第2版

監修
精神医学講座担当者会議

編集
上島　国利　国際医療福祉大学教授・医療福祉学部
樋口　輝彦　国立精神・神経センター・総長
野村総一郎　防衛医科大学校教授・精神科学

医学書院

気分障害治療ガイドライン

発　行	2004年 3月15日　第1版第1刷
	2008年 2月 1日　第1版第3刷
	2010年 3月15日　第2版第1刷Ⓒ

監　修　精神医学講座担当者会議
編　者　上島国利，樋口輝彦，野村総一郎
発行者　株式会社　医学書院
　　　　代表取締役　金原　優
　　　　〒113-8719　東京都文京区本郷 1-28-23
　　　　電話 03-3817-5600（社内案内）
組　版　ウルス
印刷・製本　大日本法令印刷

本書の複製権・翻訳権・上映権・譲渡権・公衆送信権（送信可能化権を含む）
は㈱医学書院が保有します．

ISBN978-4-260-00881-5　Y4700

JCOPY 〈(社)出版者著作権管理機構　委託出版物〉
本書の無断複写は著作権法上での例外を除き禁じられています．
複写される場合は，そのつど事前に，(社)出版者著作権管理機構
（電話 03-3513-6969，FAX 03-3513-6979，info@jcopy.or.jp）の
許諾を得てください．

執筆者 (五十音順)

青木治亮	水口病院精神科
秋山　剛	NTT東日本関東病院精神神経科・部長
五十嵐良雄	メデカルケア虎ノ門・院長
大野　裕	慶應義塾大学保健管理センター・教授
大森哲郎	徳島大学大学院教授・精神医学
岡本龍也	産業医科大学精神医学
岡本泰昌	広島大学大学院講師・精神神経医科学
尾鷲登志美	昭和大学藤が丘病院精神神経科・講師
上島国利	国際医療福祉大学教授・医療福祉学部
神庭重信	九州大学大学院教授・精神病態医学
北西憲二	日本女子大学社会福祉学科・教授
近藤喬一	調布はしもとクリニック
坂元　薫	東京女子医科大学教授・神経精神科学
杉山暢宏	信州大学医学部精神医学
髙橋祥友	防衛医科大学校教授・防衛医学研究センター行動科学研究部門
田島　治	杏林大学保健学部教授・精神保健学
中川敦夫	慶應義塾大学医学部精神神経科学教室
中村　純	産業医科大学教授・精神医学
野村総一郎	防衛医科大学校教授・精神科学
樋口輝彦	国立精神・神経センター・総長
堀川直史	埼玉医科大学総合療療センター教授・神経精神科
本田　明	医療法人社団 悠翔会
山田尚登	滋賀医科大学教授・精神医学
山脇成人	広島大学大学院教授・精神神経医科学

第2版の序

『気分障害治療ガイドライン』初版が出版されたのは2004年2月であるので，6年の年月が経過したことになる．精神障害は他領域の疾患に比較して，その概念や診断治療の変化が少ないといわれる．しかし，気分障害に関しては例外的に，病態の変化，患者数の増加，病因の解明の進歩，治療法の発展など，最近の変化は著しく多様な様相を呈するので，情報は常に更新される必要がある．本書の改訂はそのような状況に対応できるよう計画された．

本ガイドラインは，疾患の定義，概念，診断，管理・治療，患者への説明や教育などを明示しており，診療の実際的な指針になるように構成されている．診断オプションの推奨度や引用文献のエビデンスレベルも判定されており，その根拠の強さがわかるようになっている．病態と治療法が明らかにされ，管理，治療の最大公約数が明確化されているのである．

改訂に際して，編集会議では次のような方針を決定した．初版の大枠は変えないが，それぞれの項目の記載内容は最新でエビデンスのある報告を積極的に取り入れる．トピックスに関しては新たな項目を立ち上げた．たとえば，今話題の「働く人のうつ病」に関してはリワークプログラムの項を設け，その対応，対策を述べた．その他重要な項目については，内容をより充実させた．特に治療面では，昨今，その有用性のエビデンスが蓄積されてきている認知行動療法や対人関係療法などの精神療法について，臨床面を含めて内容をより濃密とした．

薬物療法に関しては，この6年間に新たに発売された抗うつ薬は3剤にすぎないが，SSRIは約10年間の使用経験を経て，それらの薬剤によるactivation syndrome, discontinuation syndromeや，18歳未満の青少年に投与すると自殺念慮，自殺企図がみられるという問題も新たなトピックスとして書き加えられている．薬物相互作用や抗うつ薬の妊娠，出産，授乳に対する影響などに関しては，患者側からの懸念，質問が多く，内容はより詳細になっている．

臨床医は常に適切で有効性や安全性の高い治療を要求されるが，患者から

の期待に十分応えるためには，自ら培った臨床経験に加え，新しい情報をインプットし応用するとともに，その効果の検証やアウトカムに関して把握しておく必要がある．

　本書の各項目は多数の臨床医のコンセンサスが得られ，しかもエビデンスレベルの高い報告をもとに記述されている．オーソドックスな内容であり，通読することにより，気分障害の概要がつかめる．さらに臨床実践の現場においては，必要な項目を参照することによって有用な情報が得られ，的確な治療につながる．

　ガイドラインの適切な使用は，常に進歩している医学知識の体系化や診断上の判断の合理性につながり，臨床医の疾患管理に対する意識や知識も高まる．医療行為が改善され，診療の質の標準化により，無駄がなくなり効率化が期待される．医療経済的にも資するところ大である．

　気分障害は多様化し，従来のように休養と薬物療法である期間に寛解するような図式は描けないのが実情である．患者の個別性を十分認識し，より統合的で適切な治療を行う際の標準的な道しるべとして，本書は役立つものと期待している．

　改訂に際しては医学書院の方々に一方ならずお世話になった．心より御礼申し上げたい．

2010 年 3 月

編者

初版の序

　昨今，気分障害に多くの臨床医の関心が向けられているのは，多数の一般人口を対象とした疫学調査での有病率の高さ，臨床の現場での患者数の増加などによるのであろう．気分障害は単に精神症状のみでなく多彩な身体症状が出現する．それ故，大多数の患者は，まずプライマリケアを受診するし，愁訴によっては臨床各科を受診する機会も多い．このような状況を鑑みるとき，その診断や治療法の選択に際し，参照することのできる一般的基準であるガイドラインの必要性が自明となる．

　本ガイドラインは，疾患の定義，概念，診断，管理治療，看護の方法，患者への説明や教育などを明示しており，診療の実際的な指針となる．そして治療オプションの推奨度や引用文献のエビデンスレベルについて明記されており，その根拠の強さがわかるようになっている．すなわち病態と治療法が明らかにされ，管理，治療の最大公約数が明確化されているといえよう．

　ガイドラインは，適切に利用されれば，常に進歩している医学知識の体系化や診断上の判断の合理化につながり，臨床医の疾患管理に対する意識や知識が高まる．医療行為も改善され，診療の質の標準化により無駄がなくなり，効率化が期待される．医療経済的にも資するところ大である．

　一方ガイドラインはマニュアルとは異なっており，何も考えずにそれに従えばよいわけではなく，個々の患者の個別性を十分考慮し，適用に際しては慎重であることが大切である．そしてガイドラインの導入による患者のアウトカムの改善も検証されなければならない．なお，本ガイドラインも日本人のデータに基づいた部分は少なく，今後診療ガイドラインの基礎となる evidence に基づくデータベースの作成はわれわれ日本の臨床医の責務といえよう．

　ここ数年間，科学的根拠に基づく医療（EBM）の実践は世界中に広がっている．EBMは，最新の研究成果を吟味し，自らの診療に有用な証拠を医療の現場に導入し，それに基づいて診療することであるが，科学的根拠も医学の進歩や状況により常に変化することに留意し，使いやすくかつ最新のガイド

ラインであるためには，本書も改訂の作業を念頭に置きたい．

　本ガイドラインで用いた医学用語はほぼDSM-IVに準拠しているが，臨床医が慣用している「単極性うつ病」をはじめ，いくつかの用語はわが国の臨床で用いられている現状から，そのまま使用しているところもある．「単極性うつ病」に関しては，「大うつ病性障害，単一エピソードあるいは反復性」と御理解願いたい．

　本書が，臨床医各位の適切な医療実践のために極めて有用な情報ツールであることを願っている．

　おわりに，ご執筆の先生方のご協力に心から謝意を表すとともに，本書の完成にご助力頂いた医学書院の竹谷　敏氏，板橋俊雄氏に御礼を申し上げたい．

2004年2月

上島国利

目次

第Ⅰ編　うつ病性障害

第1章　疾患の概念　　　　　　　　　　　　　　　　上島国利　3

Ⅰ. 定義　　　　　　　　　　　　　　　　　　　　　　　　3

　　a. 大うつ病エピソード　3
　　b. うつ病性障害　4
　　c. 最も新しい気分エピソードを記述する特定用語　7

Ⅱ. 疫学　　　　　　　　　　　　　　　　　　　　　　　10

　　a. 有病率，発生率　10
　　b. 気分障害の疫学研究の歴史　10
　　c. 大うつ病性障害の疫学　11
　　d. 気分変調性障害の疫学　13
　　e. 疫学的特徴　13

Ⅲ. 臨床症状　　　　　　　　　　　　　　　　　　　　　15

　　a. 大うつ病性障害　15
　　b. 鑑別診断　17

Ⅳ. 経過と予後　　　　　　　　　　　　　　　　　　　　18

　　a. 経過　18
　　b. 予後　20

ix

第2章 治療計画の策定　　23

I. 精神医学的管理　　樋口輝彦　23

- **A** 治療の場 ……………………………………………………… 23
  - a. 入院治療　*23*
  - b. 外来治療　*24*
- **B** 治療関係の確立 ……………………………………………… 25
- **C** 症状評価 ……………………………………………………… 26
- **D** 疾患教育 ……………………………………………………… 29
- **E** 再発早期発見と予防 ………………………………………… 30

II. 治療相における目的　　尾鷲登志美　31

III. 急性期治療　　尾鷲登志美　33

- **A** 治療関係の構築 ……………………………………………… 33
- **B** 心理社会教育 ………………………………………………… 33
- **C** 治療法の選択 ………………………………………………… 33
  - a. 現症の把握　*33*
  - b. 緊急性の評価　*36*
  - c. 亜型の評価　*37*
  - d. ライフサイクル上のイベント　*38*
  - e. その他　*42*
- **D** 治療法の実際 ………………………………………………… 42
  - a. 精神療法　*42*
  - b. 薬物療法　*43*
  - c. 薬物療法と精神療法の併用　*46*
  - d. ECT　*46*
  - e. 磁気刺激療法　*46*
  - f. 高照度光療法　*47*
  - g. 断眠療法　*47*
  - h. 運動療法　*47*

IV. 回復期治療（継続療法）　　　　　　　　　　　　　　　尾鷲登志美　55

    a. 薬物療法　*55*
    b. 精神療法　*56*
    c. ECT　*56*
    d. その他　*56*

V. 再発予防治療（維持療法）　　　　　　　　　　　　　　尾鷲登志美　58

    a. 治療同盟の維持と心理教育　*58*
    b. 精神療法　*59*
    c. 薬物療法　*59*

VI. 治療の終結　　　　　　　　　　　　　　　　　　　　尾鷲登志美　63

第3章　治療法の解説　　　　　　　　　　　　　　　　　65

I. 薬物療法　　　　　　　　　　　　　　　　　　　　　　大森哲郎　65

  A 選択的セロトニン再取り込み阻害薬（SSRI）……………………… 65
    a. SSRI の種類と特徴　*65*
    b. 標的症状と治療効果　*67*
    c. 副作用　*70*
    d. 薬物代謝と薬物相互作用　*77*
    e. 実際の治療法　*79*
  B セロトニン・ノルアドレナリン再取り込み阻害薬（SNRI）………… 80
    a. SNRI の種類と特徴　*80*
    b. 標的症状と治療効果　*81*
    c. 副作用　*82*
    d. 薬物代謝と薬物相互作用　*84*
    e. 実際の治療法　*84*
  C スルピリド ……………………………………………………………… 85
    a. 標的症状と治療効果　*85*
    b. 副作用　*85*
    c. 実際の治療法　*85*

D ミルタザピン ... 86
E 三(四)環系抗うつ薬 ... 86
 a. 三(四)環系抗うつ薬の種類と特徴　*86*
 b. 標的症状と治療効果　*87*
 c. 副作用　*89*
 d. 薬物代謝と薬物相互作用　*94*
 e. 実際の治療法　*95*

II. 電気けいれん療法(双極性障害の治療も含む)　中村　純・岡本龍也　105

 a. 標的症状と治療効果　*106*
 b. 禁忌・副作用　*109*
 c. ECTの実際　*111*

III. 精神療法(双極性障害の治療も含む)　119

A 認知行動療法(CBT) ... 中川敦夫・大野　裕　119
 1. 基本概念 ... 119
  a. 認知療法　*120*
  b. 行動療法　*121*
 2. うつ病性障害に対する認知行動療法 ... 122
  a. 治療技法　*122*
  b. うつ病性障害に対する認知行動療法の効果　*123*
  c. まとめ：大うつ病性障害と認知行動療法　*127*
 3. 双極性障害に対する認知行動療法 ... 127
  a. 治療技法　*127*
  b. 双極性障害に対する認知行動療法の効果　*128*
B 対人関係療法(IPT) ... 中川敦夫・大野　裕　130
 1. 基本概念 ... 130
 2. うつ病性障害に対する対人関係療法 ... 130
  a. 治療技法　*130*
  b. うつ病性障害に対する対人関係療法の効果　*132*
 3. 双極性障害に対する対人関係・社会リズム療法の技法 ... 134
  a. 治療技法　*134*
  b. 双極性障害に対する対人関係・社会リズム療法の効果　*134*
C 家族療法 ... 中川敦夫・大野　裕　135
 1. 基本概念 ... 135

2. 大うつ病性障害に対する家族療法の治療技法 ……………………… 135
　　　　a. 治療技法　*135*
　　　　b. 大うつ病性障害に対する家族療法の効果　*136*
　　　　c. まとめ：うつ病性障害と家族（夫婦）療法　*136*
　　3. 双極性障害に対する家族療法 ………………………………………… 136
　　　　a. 治療技法　*136*
　　　　b. 双極性障害に対する家族療法の治療効果　*137*
　　　　c. まとめ：双極性障害と家族療法　*137*
　D 森田療法 ………………………………………………………… 北西憲二　142
　　　　a. 標的症状　*142*
　　　　b. 治療効果　*142*
　　　　c. 副作用　*143*
　　　　d. 実際の治療法　*144*

IV. 断眠療法（双極性障害の治療も含む）　　　　　　　　田島　治　147

　　　　a. 治療効果　*147*
　　　　b. 副作用　*149*
　　　　c. 実際の治療法　*150*

V. 高照度光療法（双極性障害の治療も含む）　　　山田尚登・青木治亮　153

　　　　a. 治療効果　*153*
　　　　b. 副作用　*156*
　　　　c. 実際の治療法　*157*

第4章　特殊なうつ病の治療　　　　　　　　　　　　　　　　161

I. 難治性うつ病　　　　　　　　　　　　　　　　　　　野村総一郎　161

　　　　a.「難治」というイメージを呼ぶ要因　*161*
　　　　b. 真の「難治性うつ病」とその背景　*163*
　　　　c. 難治性うつ病の治療　*164*
　　　　d. まとめ：難治性うつ病の治療アルゴリズム　*171*

II. ラピッドサイクラー（急速交代型，病相頻発型） 野村総一郎 175

- a. ラピッドサイクラー概念の歴史と定義 175
- b. ラピッドサイクラーの予測因子と抗うつ薬の影響 175
- c. ラピッドサイクラーの治療 176

III. 身体疾患に伴ううつ病 本田 明・野村総一郎 179

- a. 疫学的データと発現機序 179
- b. 診断のポイントと症候，経過における特徴 180
- c. 身体疾患に伴ううつ病の治療 180

IV. プライマリケアにおけるうつ病 本田 明・野村総一郎 192

- a. 疫学的データ 192
- b. プライマリケア医を受診するうつ病患者の病像の特徴と診断のポイント 193
- c. プライマリケア現場における治療 194
- d. 精神科医など精神保健専門家とプライマリケア医の連携 196

第5章 その他の問題 201

I. 自殺 高橋祥友 201

- a. 自殺研究の現状 201
- b. 心理学的剖検法による自殺者の生前の状態 202
- c. 自殺の危険の評価 203
- d. 治療 207

II. 身体合併症 堀川直史 210

- a. 抗うつ薬を使用する際の原則 210
- b. 抗うつ薬選択の原則 210
- c. 主要な身体疾患における抗うつ薬の選択 211

III. 自助グループ活動　　　　　　　　　　　北西憲二・近藤喬一　228

  a. うつ病の伝統的治療と自助グループ活動　*228*
  b. うつ病の自助グループ活動の実際　*229*
  c. うつ病の自助グループの特徴と効果　*231*

IV. リワークプログラム　　　　　　　　　　　秋山　剛・五十嵐良雄　233

  a. プログラムの構成　*233*
  b. プログラムの目的　*235*
  c. リワーク研究会　*237*

第6章　研究の方向　　　　　　　　　　　　　　　　　上島国利　239

  a. 薬物療法　*239*
  b. 電気けいれん療法（ECT）　*241*
  c. 反復性経頭蓋磁気刺激法（rTMS）　*241*
  d. 迷走神経刺激法　*242*
  e. 断眠療法　*242*
  f. 高照度光療法　*242*
  g. 精神療法　*242*
  h. 自助グループ活動　*243*

第II編　双極性障害

第1章　疾患の概念　　　　　　　　　　　　　　杉山暢宏・神庭重信　247

I. 定義　　　　　　　　　　　　　　　　　　　　　　　　　　　　247

  a. 気分障害の広がり　*247*
  b. polarity による分類　*247*

c. 概念と定義　*248*
　　　d. 鑑別診断　*249*
　　　e. Akiskal の bipolar spectrum　*250*
　　　f. 単極性うつ病と双極性うつ病の問題　*250*
　　　g. 小児の双極性障害　*251*

II. 疫学　253

　　　a. 有病率　*253*
　　　b. 性差　*253*
　　　c. 年齢　*253*
　　　d. 人種　*254*
　　　e. 遺伝学的側面　*254*
　　　f. 配偶者の有無　*254*

III. 臨床症状　256

　　　a. 横断的診断　*256*
　　　b. 縦断的診断　*257*
　　　c. 血液検査　*259*

IV. 経過と予後　260

　　　a. 初発エピソード　*260*
　　　b. エピソード数と間欠期　*260*
　　　c. 心理社会的損失　*261*
　　　d. 自殺　*261*
　　　e. 薬物療法の効果　*261*
　　　f. 予後に影響する因子　*262*

第2章　治療計画の策定　　　坂元　薫　263

I. 精神医学的管理　263

　A 治療関係の確立 …………………………………………… 263
　B 症状評価 ………………………………………………………… 264

C 疾患教育（サイコエデュケーション） ………………………… 265
　　D 再発早期発見と予防 ……………………………………………… 266

II. 急性期治療　　　　　　　　　　　　　　　　　　　　　　　268

　　A 治療原則 …………………………………………………………… 268
　　B 治療環境の選択 ………………………………………………… 269
　　C 薬物身体療法 …………………………………………………… 271
　　　1. 薬物療法 ……………………………………………………… 271
　　　　a. 多幸感を主とする軽症から中等症の「古典的」躁病の治療　271
　　　　b. 不機嫌，易怒性が目立つ中等症の躁病　272
　　　　c. 重症躁病の治療　273
　　　　d. 薬剤の副作用出現時の対処法　273
　　　2. 電気けいれん療法（ECT） ………………………………… 274

III. 回復期治療（継続療法）　　　　　　　　　　　　　　　　　　275

IV. 双極性うつ病エピソードの治療　　　　　　　　　　　　　　276

　　A 治療原則 …………………………………………………………… 276
　　B 薬物身体療法 …………………………………………………… 276
　　C 精神療法 …………………………………………………………… 276

V. 再発予防治療（維持療法）　　　　　　　　　　　　　　　　　278

　　A 治療原則 …………………………………………………………… 278
　　　1. 再発予防治療（維持療法）導入の決定と開始時期 ………… 278
　　　2. 再発予防治療における薬剤選択 …………………………… 279
　　　　a. 薬剤選択の原則　279
　　　　b. リチウム，カルバマゼピン，バルプロ酸の予防効果の比較　279
　　　3. 経過ならびに病相構造による気分安定薬の選択指針 ……… 279
　　　4. 抗うつ薬の再発予防的投与の是非 ………………………… 280
　　　5. 再発予防治療の中止時期——離脱躁病をめぐる問題 ……… 281
　　　6. 心理社会的治療 ……………………………………………… 281
　　　7. 妊娠，出産に対する対処 …………………………………… 282

B 薬物身体療法 …… 282
1. リチウムによる再発予防治療 …… 282
   a. 投与量，投与方法，血中濃度モニタリング　283
   b. 副作用モニタリング　283
2. リチウム非反応者に対する再発予防治療 …… 283
3. 躁病エピソード，大うつ病エピソード再発時の対処 …… 284
4. ラピッドサイクラーに対する薬物療法 …… 284

第3章　治療法の解説　　　岡本泰昌・山脇成人　289

I. 薬物療法　289

A 気分安定薬 …… 289
1. リチウム …… 290
   a. 標的症状と治療効果　290
   b. 副作用　294
   c. 薬物動態と相互作用　298
   d. 実際の治療法　298
2. カルバマゼピン …… 300
   a. 標的症状と治療効果　300
   b. 副作用　304
   c. 薬物動態と薬物相互作用　306
   d. 実際の治療法　306
3. バルプロ酸 …… 307
   a. 標的症状と治療効果　308
   b. 副作用　310
   c. 薬物動態と相互作用　312
   d. 実際の治療法　312
4. 気分安定薬併用療法 …… 313
   【リチウムとカルバマゼピン】 …… 313
   a. 標的症状と治療効果　313
   b. 副作用　314
   c. 実際の治療法　315
   【リチウムとバルプロ酸】 …… 315
   a. 標的症状と治療効果　315

b. 副作用　*315*
　　　c. 実際の治療法　*316*
　　【バルプロ酸とカルバマゼピン】……………………………………… 316
　　　a. 標的症状と治療効果　*316*
　　　b. 副作用　*316*
　　　c. 実際の治療法　*316*
　Ⓑ 抗精神病薬 ……………………………………………………………… 317
　　　a. 標的症状と治療効果　*318*
　　　b. 副作用　*320*
　　　c. 実際の治療法　*321*
　Ⓒ 三(四)環系抗うつ薬，選択的セロトニン再取り込み阻害薬 ………… 321
　　　a. 標的症状と治療効果　*321*
　　　b. 副作用　*324*
　　　c. 実際の治療法　*325*
　Ⓓ その他の薬物 …………………………………………………………… 325
　　1. ラモトリギン ………………………………………………………… 325
　　　a. 標的症状と治療効果　*325*
　　　b. 副作用　*326*
　　　c. 実際の治療法　*326*
　　2. ベンゾジアゼピン系薬物 …………………………………………… 327
　　　a. 標的症状と治療効果　*327*
　　　b. 副作用　*328*
　　　c. 実際の治療法　*328*
　　3. 甲状腺剤 ……………………………………………………………… 328

II. 薬物療法以外の治療法（第Ⅰ編 第3章Ⅱ〜Ⅴを参照）　　　　　343

第4章　その他の問題　　　　　345

I. 自殺　　　　　高橋祥友　345

　　　a. 双極性障害と自殺の危険　*345*
　　　b. 治療　*346*

II. 身体合併症　　　　　　　　　　　　　　　　　　　　　　堀川直史　348

　　a. リチウム　348
　　b. バルプロ酸(VPA)　353

第5章　研究の方向　　　　　　　　　　　　　　　　　　神庭重信　359

　　a. 薬物療法の課題　359
　　b. その他の治療法の課題　359

索引 ……………………………………………………………………… 363

●治療オプションの推奨度について

・第Ⅰ編,第Ⅱ編ともに,第2章「治療計画の策定」では,以下の基準により治療オプションの推奨度を明記した.

[Ⅰ] 高い臨床的な信頼性(強いエビデンスと多少のオピニオンをもって推奨)
[Ⅱ] 中等度の臨床的信頼性(ある程度のエビデンスはあるが,主にオピニオンをもって推奨)
[Ⅲ] 状況によっては推奨できる(主にオピニオンにより推奨)

●引用文献のエビデンスレベルについて

・引用した文献について,そのエビデンスレベルを下記の通りA~Eに分類して明記した.

[A] 複数のよくデザインされた無作為割り付け比較試験(RCT)に基づいた系統的レビュー少なくとも1つによるエビデンス
[B] 適切なサンプルサイズをもち,よくデザインされたRCT少なくとも1つによるエビデンス
[C] 無作為割り付けを行っていないよくデザインされた臨床試験,単一グループの前後比較,コホート研究,時系列,あるいは症例対照研究
[D] 複数のセンターないし研究グループによる,よくデザインされた非実験的研究からのエビデンス
[E] 総説,教科書,専門学会の治療ガイドライン,エキスパートの臨床経験によるオピニオン,記述的研究,エキスパート委員会の報告

第Ⅰ編
うつ病性障害

第1章

疾患の概念

I. 定義

　気分障害は，病的気分とそれに随伴する自律神経および精神運動性機能の障害が主たる臨床像である精神障害の一群である．DSM-Ⅲまでは感情障害（affective disorders）と称されたが，単に現在の情動内容の外界への表現ではなく，個人の持続的，内面的な気分が病的に落ち込むのが本症の病理であるところから，DSM-Ⅳ以降，気分障害（mood disorders）と命名されている．
　以下，本項では適宜DSMの診断規準，用語を用いて気分障害の概念を説明する．
　気分障害は単一の疾患としてよりは，むしろ数週間から数か月にわたって持続し，個人の日常生活機能を著しく障害し，しばしば挿間的ないし周期的に繰り返す傾向のある徴候と症状の集合からなる症候群として理解するべきである．
　気分障害の診断のためには，疾患の診断の構成部分として各気分エピソードが決められている．うつ病性障害の診断に際しても，大うつ病エピソードの有無が必要とされる．

a. 大うつ病エピソード

　大うつ病エピソード（major depressive episode）の基本的特徴は，抑うつ気分または，ほとんどすべての活動における興味または喜びの喪失のいずれかが，2週間以上続くことにある．**表1**に，その内容の詳細についてDSM-Ⅳ-TRの定義に基づいてまとめた．

表1 大うつ病エピソード(major depressive episode)

A. 以下の症状のうち5つ(またはそれ以上)が同じ2週間の間に存在し、病前の機能からの変化を起こしている．これらの症状のうち少なくとも1つは、① 抑うつ気分、あるいは ② 興味または喜びの喪失である．
　注：明らかに、一般身体疾患、または気分に一致しない妄想または幻覚による症状は含まない．
　(1) その人自身の言明(例：悲しみまたは空虚感を感じる)か、他者の観察(例：涙を流しているように見える)によって示される、ほとんど1日中、ほとんど毎日の抑うつ気分
　　注：小児や青年ではいらいらした気分もありうる．
　(2) ほとんど1日中、ほとんど毎日の、すべて、またはほとんどすべての活動における興味、喜びの著しい減退(その人の言明、または他者の観察によって示される)
　(3) 食事療法をしていないのに、著しい体重減少、あるいは体重増加(例：1か月で体重の5％以上の変化)、またはほとんど毎日の、食欲の減退または増加
　　注：小児の場合、期待される体重増加がみられないことも考慮せよ．
　(4) ほとんど毎日の不眠または睡眠過多
　(5) ほとんど毎日の精神運動性の焦燥または制止(他者によって観察可能で、ただ単に落ち着きがないとか、のろくなったという主観的感覚ではないもの)
　(6) ほとんど毎日の易疲労性、または気力の減退
　(7) ほとんど毎日の無価値感、または過剰であるか不適切な罪責感(妄想的であることもある．単に自分をとがめたり、病気になったことに対する罪の意識ではない)
　(8) 思考力や集中力の減退、または、決断困難がほとんど毎日認められる(その人自身の言明による、または他者によって観察される)．
　(9) 死についての反復思考(死の恐怖だけではない)、特別な計画はないが反復的な自殺念慮、または自殺企図、または自殺するためのはっきりとした計画
B. 症状は混合性エピソードの基準を満たさない．
C. 症状は、臨床的に著しい苦痛、または社会的、職業的、または他の重要な領域における機能の障害を引き起こしている．
D. 症状は、物質(例：乱用薬物、投薬)の直接的な生理学的作用、または一般身体疾患(例：甲状腺機能低下症)によるものではない．
E. 症状は死別反応ではうまく説明されない．すなわち、愛する者を失ったのち、症状が2か月を超えて続くか、または、著明な機能不全、無価値感への病的なとらわれ、自殺念慮、精神病性の症状、精神運動制止があることで特徴づけられる．

〔米国精神医学会(髙橋三郎，大野　裕，染矢俊幸訳)：DSM-IV-TR 精神疾患の診断・統計マニュアル新訂版．医学書院, 2004 より〕

b. うつ病性障害

　気分障害は、うつ病性障害と双極性障害に大別される．大うつ病性障害(単極性うつ病)は最も頻度が高く、1回のみの病相か、あるいは病相を反復する．生涯単一病相で、それが2年を超える長期にわたる例もある．3/4の患者では病相を反復するが、病相と病相の間は完全に寛解するのが原則であるが、残

表2　大うつ病性障害(major depressive disorders)

296.2x　大うつ病性障害，単一エピソード(major depressive disorder, single episode)
A. 単一の大うつ病エピソードの存在
B. 大うつ病エピソードは統合失調感情障害ではうまく説明されず，統合失調症，統合失調症様障害，妄想性障害，または特定不能の精神病性障害とは重なっていない．
C. 躁病エピソード，混合性エピソード，または軽躁病エピソードが存在したことがない．

296.3x　大うつ病性障害，反復性(major depressive episode, recurrent)
A. 2回またはそれ以上の大うつ病エピソードの存在
　注：別々のエピソードとみなすには，大うつ病エピソードの基準を満たさない期間が少なくとも2か月連続して存在しなければならない．
B. 大うつ病エピソードは統合失調感情障害ではうまく説明されず，統合失調症，統合失調症様障害，妄想性障害，または特定不能の精神病性障害とは重なっていない．
C. 躁病エピソード，混合性エピソード，または軽躁病エピソードが存在したことがない．

〔米国精神医学会(髙橋三郎，大野　裕，染矢俊幸訳)：DSM-IV-TR 精神疾患の診断・統計マニュアル新訂版．医学書院，2004 より一部改変〕

遺症状が残ることもある．
　なおうつ病性障害には，大うつ病性障害，気分変調性障害，特定不能のうつ病性障害が含まれる．これらの障害では躁状態が既往歴に存在しない．

1) 大うつ病性障害

　大うつ病性障害(major depressive disorder)は，単一エピソードと反復性に分けられる(**表2**)．単一エピソードは，単一の大うつ病エピソードが存在する．一方，反復性は，2回またはそれ以上の大うつ病エピソードが存在する．その際，別々のエピソードとみなすには，大うつ病エピソードの基準を満たさない期間が少なくとも2か月連続して存在しなければならない．
　また双方とも，統合失調感情障害や統合失調症などの疾患や，躁病エピソードが否定されなければならない．
　なお，本書では「単極性うつ病」という用語も使われているが，これは「大うつ病性障害，単一エピソードあるいは反復性」とほぼ同義である．

2) 気分変調性障害(表3)

　気分変調性障害(dysthymia)は，少なくとも2年間，抑うつ気分が存在す

表3 気分変調性障害（dysthymic disorder）

A. 抑うつ気分がほとんど1日中存在し，それのない日よりもある日のほうが多く，その人自身の言明または他者の観察によって示され，少なくとも2年間続いている．
   注：小児や青年では，気分はいらいら感であることもあり，また期間は少なくとも1年間はなければならない．
B. 抑うつの間，以下のうち2つ（またはそれ以上）が存在すること：
   (1) 食欲減退，または過食
   (2) 不眠，または過眠
   (3) 気力の低下，または疲労
   (4) 自尊心の低下
   (5) 集中力低下，または決断困難
   (6) 絶望感
C. この障害の2年の期間中（小児や青年については1年間），一度に2か月を超える期間，基準AおよびBの症状がなかったことはない．
D. この障害の最初の2年間は（小児や青年については1年間），大うつ病エピソードが存在したことがない．すなわち，障害は「大うつ病性障害，慢性」または「大うつ病性障害，部分寛解」ではうまく説明されない．
   注：気分変調性障害が発現する前に完全寛解しているならば（2か月間，著明な徴候や症状がない），以前に大うつ病エピソードがあってもよい．さらに，気分変調性障害の最初の2年間（小児や青年では1年間）ののち，大うつ病性障害のエピソードが重畳していることもあり，この場合，大うつ病エピソードの基準を満たしていれば，両方の診断が与えられる．
E. 躁病エピソード，混合性エピソード，あるいは軽躁病エピソードがあったことはなく，また，気分循環性障害の基準を満たしたこともない．
F. 障害は，統合失調症や妄想性障害のような慢性の精神病性障害の経過中にのみ起こるものではない．
G. 症状は，物質（例：乱用薬物，投薬）の直接的な生理学的作用，または一般身体疾患（例：甲状腺機能低下症）によるものではない．
H. 症状は，臨床的に著しい苦痛，または社会的，職業的，または他の重要な領域における機能の障害を引き起こしている．

〔米国精神医学会（髙橋三郎，大野　裕，染矢俊幸訳）：DSM-IV-TR精神疾患の診断・統計マニュアル新訂版．医学書院，2004より〕

る日のほうが存在しない日よりも多く，さらに大うつ病エピソードの基準を満たさない抑うつ症状を伴うことで特徴づけられる病態である．これは気分循環性障害（cyclothymia）と並んで，KraepelinやKretschmerにより感情病にかかりやすい性質として記述された基本気質の障害にほぼ相応する．

多くの患者が最終的に境界性パーソナリティ障害と診断され，根底にある気分の障害が認知されない．性格傾向を臨床症状に進展させる要素を明らかにすることが，大うつ病性障害を予防するうえから重要と思われる．

本症と大うつ病性障害の鑑別は，両者の症状が共通し，持続期間と重症度が異なるだけなので非常に困難である．

　わが国では，神経症性うつ病，抑うつ神経症などと分類される疾患に近いが，これらの定義があいまいであり，必ずしも同じ状態とはいえない．

　なお本症の患者において，しばしば挿間的に大うつ病性障害を呈することがあるが，この状態は「ダブルデプレッション」と呼ばれる．

　昨今わが国の臨床において，いわゆる現代型うつ病が注目されている．従来から典型的うつ病として，多数の臨床医がイメージし，治療を行ってきたのは，メランコリー親和型ないし執着性格を病前性格として，ある発病状況で中高年の人々に出現してくる単極性うつ病であった．ところが最近は，このような病前性格を呈する人々が減少し，異質なタイプのうつ病が多くなったことが指摘されている．

　これらのタイプのうつ病に関しては，すでに30年以上前から議論されており，笠原・木村分類[1]でも葛藤反応型うつ病として分類された．その特徴として，未熟な若者にみられ，他者への配慮や秩序愛の少ない自己中心的な性格が指摘されたが，神経症的なニュアンスを含むタイプとされた．

　逃避型抑うつ[2]，現代型うつ病[3]，未熟型うつ病[4]，ディスチミア親和型うつ病[5]は，それぞれ特徴的な病像を呈するが，ほぼ共通する特徴としては，依存性の強い未熟なパーソナリティ傾向をもち，他者配慮に乏しく，自己愛が強く他責的な若い人々とでもいえようか．

　これらは，いわゆる「現代型うつ病」とされ，再び脚光を浴びている．逃避型抑うつや未熟型うつ病に関しては，再検討の結果，双極Ⅱ型障害とされ，Akiskalの双極スペクトラム概念[6]などとともに双極性障害に対しても注目が集まっている．

　しかしながら，わが国における「現代型うつ病」に関しては，その疫学的検討をはじめ多数例の分析もなされておらず，DSMの分類と同列において論じるには時期尚早といわざるをえない．

c. 最も新しい気分エピソードを記述する特定用語

　診断の特異性を増し，より均一な病型を作り，治療選択を手助けし，予後予測を改善するために気分障害に対する特定用語がある．

1）重症度

基準を満たす症状の数，症状の重症度と機能低下や苦痛の程度に基づいて，軽症，中等症または重症と判断される．

軽症エピソードは，うつ病症状が診断基準を満たす最低の数であり，機能障害は軽度である．

重症エピソードは，基準に挙げられた症状のほとんどが存在し，社会的・職業的機能障害がある．身のまわりのことも満足にできなくなる．自殺念慮・企図は重症に含まれる．

中等症エピソードは，軽症と重症の中間の重症度をもっている．

2）メランコリー

メランコリー型は，特徴的な身体症状を伴う大うつ病性障害の重症型で，薬物療法と電気けいれん療法に対する反応がよいといわれる．

3）精神病症状

大うつ病性障害は幻覚，妄想を伴うことがある．これらは，抑うつ気分と一致する場合と一致しない場合がある．

4）非定型

次のような特徴をもつ．
A. 気分の反応性
B. 次の特徴のうち2つ（またはそれ以上）
　（a）著明な体重増加または食欲の増加
　（b）過眠
　（c）鉛様の麻痺
　（d）長期間にわたり対人関係の拒絶を起こす．

過敏で，著しい社会的または職業的障害を引き起こしている非定型うつ病は大うつ病性障害の一群だが，一般的な大うつ病性障害と逆の自律神経症状を呈する．もともとは，MAO阻害薬の効果のあるうつ病として注目された．発症年齢は若く，不機嫌や情緒不安定を呈する．

5) 他の障害との併存(コモビディティ)

DSM の操作的診断を用いることにより,気分障害にも不安性障害や他の障害が同時に併存する.

全身性や脳に起源をもつ身体疾患の際にもうつ状態がみられ,これらの頻度は偶然の合併よりも多い.うつを適切に治療しないと身体疾患の予後にも悪い影響を及ぼす.

● 文献
1) 笠原 嘉,木村 敏:うつ状態の臨床的分類に関する研究.精神神経学雑誌 77:715–735, 1975 [E]
2) 広瀬徹也:「逃避型抑うつ」について.宮本忠雄(編):躁うつ病の精神病理 2, pp61–86, 弘文堂, 1977 [E]
3) 松浪克文,山下喜弘:社会変動とうつ病.社会精神医学 14:193–200, 1991 [E]
4) 阿部隆明:未熟型うつ病.精神療法 32:284–292, 2006 [E]
5) 樽味 伸,神庭重信:うつ病の社会文化的試論—とくに『ディスチミア親和型うつ病』について.日本社会精神医学会雑誌 13:129–136, 2005 [E]
6) Akiskal HS, Mallya G: Criteria for the "soft" bipolar spectrum: treatment implications. Psychopharmacol Bull 23:68–73, 1987 [E]

〈上島国利〉

II. 疫学

a. 有病率，発生率

　疾病の頻度は，大きく有病率(prevalence)と発生率(incidence)の2つに分かれる．これらの情報は疾患の成り立ちから経過，発症の増悪や危険因子の同定，その他疾患に影響を与えるさまざまなものを含んでおり，発症予防法の検討などには極めて重要といえよう．

　有病率は，ある時点(あるいはある期間)の患者数を母集団の人口で除した値である．その患者がいつその疾病に罹患したかは問わない．疾病の発生頻度そのものを表す指標ではない．すなわち発生にかかわる因子のみによって影響を受けているわけではなく，疾病の経過にかかわる諸因子にも影響されている．それゆえに疾病の公衆衛生学的な問題の大きさを検討する際に使用される．

　一方発生率は，ある期間にその疾病に新たに罹患した新規患者数を母集団の人口で除したものである．それゆえに疾病の発生にかかわる病因を論じる際に用いられる．

b. 気分障害の疫学研究の歴史

　気分障害の疫学研究は古くから行われてきており，それなりに貴重な情報となっている．しかしながら，これらの研究は，本症の概念，分類，診断基準が各研究者や各国の間で合意に至っていない時代のものであり，その結果の解釈や評価は困難である．特に診断基準があいまいであったり，明記されていないものや，その結果の統計の手法が現在の考え方からは容認されないものでは，資料としての価値に乏しいといわざるをえない．

　ところで，1970年代に入ると精神障害の診断基準がしだいに確立され，診断一致率が高まってきたが，1980年に発表された操作的診断基準DSM-IIIによりさらに信頼性の高い資料が得られるようになり，各疫学調査の相互比較は国際的にも可能となった．

c. 大うつ病性障害の疫学

疫学的手法が妥当で（構造化面接，操作的診断基準を用いている）対象人口も多数である研究は以下の通りである．

1）有病率

a）ECA（Epidemiologic Catchment Area）プロジェクト

全米 5 地域の一般住民約 18,000 名に対する地域疫学研究であり，地域の精神保健計画および健康保険体制の確立のために精神疾患を対象とした．この調査は精神科構造化面接が行われており，信頼性は高いといえよう．情報収集は Diagnostic Interview Schedule（DIS）構造化面接で行っており，診断基準は DSM-Ⅲ である．それによると時点有病率は，大うつ病性障害全体で 1.6％であり[1]，大うつ病エピソードで 2.2％[2]，6 か月有病率は，大うつ病性障害で 2.2％[1]，大うつ病エピソードでは 3.0％[2]であった．1 年間の有病率は，大うつ病性障害全体として 2.6％[1]であり，さらに生涯有病率は，大うつ病性障害で 4.4％[1]，大うつ病エピソードでは 5.8％[2]であった．

b）NCS（National Comorbidity Survey）

米国 48 州の 15〜54 歳 8,000 余名を対象とし，DSM-Ⅲ-R に基づき，Composite International Diagnostic Interview（CIDI）を用いた疫学調査である．CIDI は，疫学調査用の構造化面接である．それによると，大うつ病エピソードの時点有病率（1 か月以内の期間有病率も含む）は，4.9％であり[3]，1 年間の期間有病率は，大うつ病エピソードで男性 7.7％，女性 12.9％，全体としては 10.3％であった[4]．大うつ病性障害では男性 6.1％，女性 11.0％，全体では 8.6％であった[5]．

また生涯有病率は，大うつ病エピソードで男性 12.7％，女性 21.3％，全体 17.1％であり[4]，大うつ病性障害では，男性 11.0％，女性 18.6％，全体 14.9％であった[5]．

NCS の結果を含めて，1990 年以降の報告では，生涯有病率がほとんどの調査で 2 桁台であり，約 15％に達する勢いにあり，近年の増加傾向を如実に示している．

Kessler ら[6]は，NCS の replication として第 1 回調査から 10 年目に，第 2 回調査の結果を報告している．調査方法は 2001 年 2 月から 2003 年 4 月に 18 歳以上の 9,282 名に対して，WMH-CIDI（World Mental Health Survey version of the Composite International Diagnostic Interview)を使用して構造化面接調査を実施し，DSM-IVに従って分類している．その結果，大うつ病性障害の生涯有病率は16.6%であった．

c）DEPRES研究[7]

DEPRES(Depression Research in European Society)は，全ヨーロッパ地域を対象に，うつ病の有病率に関して調査した報告である．うつ病のスクリーニング法として，Mini-International Interview(MINI)を用いており，これは短時間で施行できる構造化されたスクリーニング用の質問項目から成り立っており，うつ病診断に関する信頼性，妥当性が証明されている．特にMINIの質問項目はDSM-IVおよびICD-10をもとにしており，最も新しいものといえる．ヨーロッパ6か国の一般社会全体の成人を対象としており，各国の一般人口とできる限り，性，年齢，その他雇用率などの統計的要素が一致するようデザインされている．

78,463名という多数の人々がスクリーニングを受けたが，その結果，大うつ病の6か月有病率が6.9%，小うつ病が1.8%，そして社会的機能障害は明確でないが，うつ病の診断基準を満たす抑うつ症候群が8.3%みられている．

d）DSM-IVによる有病率[8]

地球標本での大うつ病性障害の生涯有病率は，女性で10～25%，男性で5～12%とばらついている．時点有病率は女性で5～9%，男性で2～3%といわれる．

e）WHO研究[9]

世界14か国，15研究センターが参加したWHOの国際協同研究によれば，参加全センター25,916名中では一般診療科を受診した外来患者の10.5%がうつ病に罹患していた．長崎センター1,555名中，気分変調症を含むうつ病が3%にみられた．

f）わが国における研究

藤原ら[10]により甲府市で行われた疫学調査はDSM-III-R，ICD-10-JCM，RDCを診断基準とし，半構造化面接で施行された．その結果，時点有病率は大うつ病エピソードで1.0%，生涯有病率は14%であった．

わが国初の大規模な疫学調査[11]が，厚労省の科学研究費により施行された．本調査は，WHOが主導する世界28か国の国際共同研究であるWMH(World Mental Health)の日本調査として実施されたものである．2007年に最終報告書が出されており，2002～2006年に調査が実施された6県11地区の合計

4,134名のDSM-IVに基づく精神疾患の有病率が報告されている．それによると生涯有病率は，大うつ病性障害では，男性3.84%，女性8.44%，男女合計は6.16%であった．気分変調性障害は合計で0.72%，双極性障害（I型）は0.08%，双極性障害（II型）は0.13%であった．

2）発生率

ECAの4地域約1万名のうち，過去に病相のない人が1年の間に初めて大うつ病に罹患する率は，1989年に1.59%，1992年に1.4%であった[12,13]．

また生涯発病危険率は，カナダのエドモントンの住民3,258人に対してDISを用いて，DSM-IIIで判定したところ，男性16.4%，女性22.3%であった[14]．

d．気分変調性障害の疫学

DSM-IVの気分変調性障害（大うつ病性障害の併存の有無にかかわらず）の生涯有病率は約6%，時点有病率は約3%といわれる[8]．

e．疫学的特徴

1）性差

青年期および成人の女性は，男性の2倍近い罹患率を有する．その理由として，①女性の内分泌（ホルモン）の特性，②出産の影響，③女性特有の心理社会的ストレス要因，④遺伝的要因などが考えられる．

2）年齢

大うつ病性障害の平均初発年齢は，おおよそ40歳くらいと思われるが，最近は20歳代半ばとするものが多い．Weissmanら[1]によるECA研究によれば，平均初発年齢は27.4歳であり，一方NCS研究[4]でも，大うつ病エピソードの平均初発年齢は男性24.04歳，女性23.53歳であったという．

3）大うつ病性障害の危険因子

社会経済状態の悪いもの，離婚や別居をしているもの，家族歴のあるもの，早期に親が死亡しており小児期の環境が劣悪だったもの，慢性のストレス状態にあるもの，ストレスを与える出来事があったもの，都市生活者などは大うつ病性障害のリスクファクターとして挙げられているが，疫学的にも重要な事項といえよう．

● 文献

1) Weissman MM, Leaf PJ, Tischler GL, et al: Affective disorders in five United States communities. Psychol Med 18:141–153, 1988 [D]
2) Regier DA, Boyd JH, Burke JD Jr, et al: one-month prevalence of mental disorders in the United States. Arch Gen Psychiatry 45:977–986, 1988 [D]
3) Blazer DG, Kessler RC, McGonagle KA, et al: The prevalence and distribution of major depression in a national community sample: The National Comorbidity Survey. Am J Psychiatry 151:979–986, 1994 [D]
4) Kessler RC, McGonagle KA, Swartz M, et al: Sex and depression in the National Comorbidity Survey I: lifetime prevalence, chronicity and recurrence. J Affect Disord 29:85–96, 1993 [D]
5) Kessler RC, Nelson CB, McGonagle KA, et al: Comorbidity of DSM-III-R major depressive disorder in the general population: results from the US National-Comorbidity Survey. Br J Psychiatry 168(Suppl 30):17–30, 1996 [D]
6) Kessler RC, Berglund P, Demler O, et al: Lifetime prevalence and age-of-onset distributions of DSM-IV disorders in the National Comorbidity Survey Replication. Arch Gen Psychiatry 62:593–602, 2005 [D]
7) Lépine JP, Gastpar J, Mendlewicz J, et al: Depression in the community: the first pan-European study DEPRES (Depression Research in European Society). Int Clin Psychopharmacol 12:19–29, 1997 [D]
8) 米国精神医学会（髙橋三郎，大野 裕，染矢俊幸 訳）：DSM-IV-TR 精神疾患の診断・統計マニュアル新訂版．医学書院，2004 [D]
9) 中根允文，塚原美佐子，道辻俊一郎：うつ病の日本的特性．臨精医 23:5–12, 1994 [D]
10) 藤原茂樹，北村俊則：甲府市の一地区における精神科疫学調査：軽度精神障害の頻度及び発症要因に関する研究．厚生省 精神・神経疾患委託研究 精神・神経・筋疾患の頻度，発症要因及び予防に関する研究 平成 4 年度研究報告書，pp50–54, 1992 [C]
11) 川上憲人：こころの健康についての疫学調査に関する研究．平成 16–18 年度厚生労働科学研究費補助金 こころの健康科学研究事業「こころの健康についての疫学調査に関する研究」総合研究報告書，pp1–21, 2007 [C]
12) Eaton WW, Kramer M, Anthony JC, et al: The incidence of specific DIS/DSM-III mental disorders: data from the NIMH Epidemiologic Catchment Area Program. Acta Psychiatr Scand 79:163–178, 1989 [D]
13) Horwath E, Johnson J, Klerman GL, et al: Depressive symptoms as relative and attributable risk factors for first-onset major depression. Arch Gen Psychiatry 49:817–823, 1992 [C]
14) Newman SC, Bland RC, Orn H: Morbidity risk of psychiatric disorders. Acta Psychiatr Scand 77(Suppl 338):50–56, 1988 [D]

〈上島国利〉

III. 臨床症状

a. 大うつ病性障害
1) 精神症状
大うつ病性障害は1つ以上の大うつ病エピソードにより特徴づけられる臨床的経過である．

a) 抑うつ気分，興味・関心の低下
大うつ病エピソードの基準は**表1**(p.4)に記載されているが，抑うつ気分と興味または喜びの喪失が重要な症状とされている．抑うつ気分は，憂うつで，悲しく，希望のない，気落ちしたと表現されることが多い．抑うつ気分の存在はその人の表情や態度からも推測できる．

すべての活動における興味，喜びの著しい減退は，本人の訴えのみならず，他者の観察によっても明らかになる．社会的に引きこもり，以前の娯楽(スポーツ，読書，テレビ観賞など)に興味を示さず，性的関心や欲求レベルも低下する．

b) 気力の低下
気力の低下，疲労感，倦怠感もほとんど毎日出現する．

c) 精神運動性の変化
精神運動性の変化として焦燥(着座不能，足踏み，髪のかきむしりなど)や制止(思考抑制，思考内容の貧困や無口など)が含まれ，これらは他人にわかるほど重症である．

d) 思考力，集中力の減退
思考力や集中力の減退，決断困難もみられる．

e) 無価値感，罪責感
無価値感や罪責感には自己の価値の非現実的で否定的な評価や，罪へのとらわれ，過去の些細な失敗を繰り返し思い悩むことなどが含まれる．

f) 自殺
自殺念慮，自殺企図もしばしば存在する．自殺の正確な予測は困難であるが，自殺の動機は困難な障害と感じたことに直面して，断念したい欲求，その人が終わりがないと感じている，耐え難いほどつらい感情状態を終わらせ

たいという願望を含むと思われる．

　g）病的思考内容

　思考過程のみならず思考内容にも変化が生じ，悲観的となり自己評価が低下し，強い劣等感や自責感に悩まされる．将来に対しても悲観的にのみ考え，虚無的，厭世的な考えのみを強迫的に繰り返す．それらが発展すると訂正不能な抑うつ性妄想となる．うつ病の妄想は，自責感や劣等感を基盤としており，その感情状態から了解が可能なものと，不能なものがあり，気分に一致した妄想と一致しない妄想に分けられる．

　h）妄想

　うつ病にしばしばみられる妄想として次の3種の妄想が，高齢者を中心によく観察される．①罪業妄想，②心気妄想，③貧困妄想であり，その他，統合失調症との鑑別を必要とするような被害妄想や，Cotard症候群ではすべての実在性を否定する否定妄想などもみられる．

　i）その他の精神症状

(1) **不安・焦燥**：これらの症状は同時に出現することが多い．焦燥は内的不安が行動面に現れたもので，じっとしていられず廊下や室内を落ち着きなく歩き回ったりする．激越性うつ病は，不安・焦燥と強い運動興奮が前景に立つ初老期や老年期にみられるうつ病をいう．

(2) **離人症状**：実在感の喪失，疎隔感，違和感を訴える．抑うつ症状の変化と並行することが多い．

(3) **強迫症状**：抑うつ症状と強迫症状の近縁性は以前より指摘されている．うつ病と強迫性障害の併存（コモビディティ）もしばしばみられる．

　なお以上のような臨床症状のため，臨床的に著しい苦痛または社会的，職業的，または他の重要な領域における機能障害を引き起こしている．また，これらの症状は物質の直接的な生理学的作用，または一般身体疾患によるものでなく，死別反応でもうまく説明されない．

2) 身体症状

　身体症状は，うつ病発症の初期から多彩に出現する．全身倦怠感，頭痛・頭重，腰痛など身体諸所の痛み，動悸，息切れなどの症状を呈してくる．食欲も減退し，無理をして食べていると感じており，味を感じなかったり，砂を噛んでいるようだと述べる．著しい体重の減少をきたすこともある．季節性気分障害では食欲が亢進し，甘味や炭水化物を渇望する．

3）睡眠障害

睡眠障害は不眠が通例だが，時に過眠がみられる例もある．不眠のタイプとしては，中途覚醒し熟眠が妨げられ，再び眠りにつけない熟眠障害や，早朝に覚醒し再び眠れない早朝覚醒などが典型的といわれる．

このように，身体症状は常に多彩に出現するために，大部分の患者は各身体科を受診してしまい，身体疾患としての各種検査に異常が出ないため適切な診断が遅れる．

4）うつ病性仮性認知症

なお高齢者のうつ病では，思考障害，見当識障害，記憶障害などの器質性認知症を思わせる症状がみられることがある．これらはうつ病の症状の軽快とともに，認知症症状も消退する．このような状態は，不可逆性を原則とする認知症とは異なり，治療により改善することから，（うつ病性）仮性認知症〔(depressive) pseudodementia〕という．

b. 鑑別診断

うつ病が正しく診断されず適切な治療が行われないと，個人の苦悩のみならず社会的にも大きな損失を与える．特に説明のできない身体症状の持続などで長期間にわたり不適切な診断治療を受けている場合も多い．

生物学的マーカーによる客観的な診断法も REM 潜時，デキサメサゾン抑制試験，甲状腺機能検査などが試みられ，現在も研究が続けられているが，ルチーン検査として使用するには至っていない．

鑑別すべき疾患を以下に列記したが，詳細については成書を参照されたい．① 正常範囲の悲哀反応，② 不安障害，③ 統合失調症，④ 統合失調感情障害，⑤ パーソナリティ障害，⑥ アルコールおよび物質誘発性気分障害，⑦ 身体疾患に伴う抑うつ，⑧ うつ病性仮性認知症，⑨ 慢性疲労症候群．

〔上島国利〕

IV. 経過と予後

a. 経過

うつ病の特徴は多くの病相を反復し，病相間欠期は正常であるということである．また病相を反復しても完全に回復し，後遺症状も残さない．しかし一部に，完全に寛解せず遷延化，慢性化，神経症化するものがある．

1) 大うつ病性障害

大うつ病エピソード〔表1 (p.4) 参照〕は，不安症状や軽い抑うつ症状を前駆期として，通常数日から数週かけて発現する．その持続期間は，典型的には6か月以上続く．多数の症例では症状の完全な寛解があり，機能は病前の水準に戻る．大うつ病性障害のいくつかの症状が依然存在しているが，もはや基準を完全に満たさないか，あるいは症状は存在しないが，寛解の期間が2か月未満の際には「部分寛解」と呼ばれる．

2年以上続いて大うつ病エピソードの基準を完全に満たす者があり，このような例には「慢性」という特定用語が記される．

なお，うつ病はしばしば統合失調症と対比され，良性とされてきた．ところが，多くの研究結果は必ずしも良好な経過や予後を示すとは限らず，その経過においては患者に多大な苦悩や負荷を与えている．

なお，うつ病の最初の病相では，その後の病相に比べて生活上のストレス因子が先行することが多く，心理社会的因子が発症に一役演じている．最初の病相が消退しても，長時間持続した脳の生物学的変化によってその後の病相を引き起こす危険性が高くなるものと解釈されている．

大うつ病性障害の発症の平均年齢は20歳代半ばである．「大うつ病性障害，反復性」の経過は変動しやすい．おのおののエピソードが症状のまったくない数年間により隔てられて独立しているものもあれば，複数のエピソードがかたまっているものもある．疾患経過の初期には概して寛解期が長く続くが，発病年齢が遅いほど病相期間は長い傾向にあり，また繰り返すにつれて病相期間は長くなる．寛解期も繰り返すにつれ短くなる．

「大うつ病性障害，単一エピソード」の約50〜60%が2度目のエピソードを

もつことが予測される．エピソードを2回もった者が3度目のエピソードもつ可能性は70％で，エピソードを3回もった者が4度目のエピソードをもつ可能性は90％である．「大うつ病性障害，単一エピソード」の5～10％は，のちに躁病エピソードを発現する（双極Ⅰ型障害）[1]．

2）気分変調性障害

初発時においては，気分変調性障害と思われる症状が大うつ病性障害直後に出現した場合，適切な診断は大うつ病性障害の部分寛解になる．大うつ病性障害後の気分変調性障害は，気分変調性障害が出現する少なくとも6か月以上前に大うつ病エピソードが完全寛解している場合のみ診断が可能となる．

気分変調性障害が挿間的に大うつ病性障害を呈する状態を「ダブルデプレッション」という．ダブルデプレッションでは，気分変調性障害を伴わない大うつ病性障害と比較して完全寛解に至ることが少ない．

3）再発

1回の病相しかもたない患者もあるが，エピソードをもった患者の50～85％では，他の病相をもち，大うつ病性障害のクライテリアを満たす．気分変調性障害が重畳するものでは，しないものに比べて大うつ病性障害の再発の危険がはるかに大きい[2]．

再発性うつ病（大うつ病性障害，反復性）の経過はさまざまであり，数年間も正常に過ごしたのちに病相を反復する患者や，ある期間に一群のエピソードを多発する患者もいる．年齢が増すに従い病相の回数が増す患者もみられる．

再燃，再発の定義については，1つの病相の中で症状の再出現がみられることを「再燃」といい，一度消退した諸症状が再び出現することを「再発」という．しかし，この両者を臨床上鑑別することはなかなか難しい．

少なくとも2回またはそれ以上の大うつ病エピソードをもつものをDSM-Ⅳで，「大うつ病性障害，反復性」という[1]．病相の間欠期は，うつ病症状の目立たない期間が少なくとも2か月間続くことによって明らかなうつ病相が中断されることを必要とする．

なお，20～35％の患者では，残遺症状が持続し，社会的な活動に支障が出る[3]．経過中ずっと大うつ病性障害のクライテリアを満たす状態が続いている患者は「慢性型」といわれる．

4) 季節型

経過において大うつ病エピソードの開始と寛解が1年の特別な時期に関連をもつものを「大うつ病性障害，季節型」という．例えば北半球では10月のはじめから11月の終わりに症状が出現し，2月中旬から4月中旬にかけて寛解する[3]．

5) 経過に伴って生じる社会的諸問題

うつ病に罹患していることによって家庭生活も職場生活もすべてにおいて障害が生じてくる．そのため結婚生活の配偶者として，また親として期待される役割の遂行が難しい．職場においても十分な能力が発揮できず欠勤が多くなり，能率が落ち，場合によっては退職を余儀なくされる．

他の身体疾患の回復にも影響し，また心筋梗塞後の期間の大きな危険因子となる．

b. 予後

大うつ病性障害や双極Ⅰ型障害の患者500例以上の自然経過を研究したPsychobiology of Depression Studyの結果によれば，1年以内に50％が回復し，30％以下がその後の数年で回復した[4]．気分変調性障害が併存したものの回復は悪かった．大うつ病性障害では，回復後の早期再燃が多く，特に大うつ病性障害の既往が数回あったり，気分変調性障害が併存するものでは多い．

Leeら[5]の18年にわたる追跡調査の結果によれば，15％は社会生活ができていない．またKayら[6]は，5～7年間の追跡調査で，14％がHamiltonうつ病評価尺度の得点は15点以上であったという．

最も深刻で悲惨な予後は自殺であろう．自殺は発病後1～2年に多い．家族歴に自殺者をもつ場合は，家族歴をもたない患者の自殺率が2倍高い．また自殺の既往歴のある患者では再自殺企図の危険が高い．期間を長くとり観察すると，気分障害患者の約15％は自殺する．

良好な予後を予測する要因としては，病相期の症状が軽いこと，精神病症状がないこと，入院期間が短いこと，性格が柔軟で，対人関係が融和的でパーソナリティ障害がないこと，病前の社会機能が充実していたこと，入院回数が1回以下のこと，発症年齢が遅いことなどが挙げられている．

一方，予後不良の指標としては，気分変調性障害の併存，過去に数回の大うつ病性障害の既往があること，アルコールや他の物質の乱用，不安性障害の症状の存在などが挙げられている．女性よりも男性のほうが慢性の経過をとりやすい．

　なお長期予後に関しては，再発の頻度は双極性障害に比べて低く，疾病の予後，社会的予後のいずれも双極性よりもよい．

● 文献

1) 米国精神医学会(髙橋三郎, 大野 裕, 染矢俊幸 訳)：DSM-IV-TR 精神疾患の診断・統計マニュアル新訂版. 医学書院, 2004 [D]
2) Mueller TI, Leon AC, Keller MB, et al: Recurrence after recovery from major depressive disorder during 15 years of observational follow-up. Am J Psychiatry 156:1000–1006, 1999 [B]
3) American Psychiatric Association: Practice Guideline for the Treatment of Patients With Major Depressive Disorder (Revision). Am J Psychiatry 157:23, 2000 [A]
4) Akiskal HS: 14.1 Mood disorders: Introduction and overview. In Sadock B and Sadock V (eds): Comprehensive Textbook of Psychiatry, 7th ed, vol 1, p1307, Lippincott Williams & Wilkins, Baltimore, 2000 [D]
5) Lee AS, Murray RM: The long-term outcome of Maudsley depressives. Br J Psychiatry 153:741–751, 1988 [C]
6) Kay DW, Garside RF, Roy JR, et al: "Endogenous" and "neurotic" syndromes of depression: a 5-to 7-year follow-up of 104 cases. Br J Psychiatry 115:389–399, 1969 [C]

〔上島国利〕

第2章

治療計画の策定

I. 精神医学的管理

A 治療の場

a. 入院治療

入院の適応を決めるためには，その患者の状態の重症度，自殺の危険性，合併症の有無，家庭環境，職場環境などについて十分な評価を行うことが必要である．以下に各評価項目ごとの入院適応の判断基準を示す[1]．

1）自殺

自殺企図がある場合は原則として入院の絶対適応があると考えるべきである[III]．また，再発例の場合には，今回の病相では企図がみられなくても，過去の病相において企図の既往があれば，「自殺企図あり」に準じた判断をすべきである[III]．問題は行動には現れない自殺念慮や自殺願望がある場合の判断である．「死について時々考える」，「自分では死ねないが事故か何かで死ねれば」，「死ぬことばかり考えている」など，自殺念慮をもつ患者の自殺実行性には幅があるので，危険性を予測しなければならないが，これは必ずしも容易ではない．

2）身体の衰弱を伴う場合

多くはうつ病の重症度も高く，治療を受けていない例や高齢者のうつ病で身体的に衰弱している例などでは，うつ病の治療と同時に身体管理を行う必要があり，入院の適応になる[III]．

3) 身体合併症を伴う場合

合併症といってもさまざまな種類と重症度があるので，すべてが入院の対象になるわけではないが，うつ病の治療と身体疾患の治療を同時に行う必要がある場合には入院の適応となる［Ⅲ］．特に心臓疾患や肝疾患などの場合には抗うつ薬の副作用が大きく影響するので，慎重な対応をする意味でも入院が必要である．

また，わが国では欧米諸国ほど頻度は高くないが，アルコールをはじめとする精神作用物質依存にうつ病を合併している場合には，離脱への対応が必要になるので入院の適応となる［Ⅲ］．

4) 家庭環境

うつ病の治療の原則の1つは十分な休養であるが，休養が保証されない家庭環境(例えば，人の出入りの激しい自営業あるいは小さな子供がいて静寂な環境を保つことが困難な場合など)や家族の病気に対する無理解のために休養が許されない場合などでは入院が必要になる［Ⅲ］．

5) 重症のうつ病

なかでもCotard症候群やうつ病性昏迷など病識に欠ける場合には，外来での治療が困難であり，入院の適応となる［Ⅲ］．

6) 難治性うつ病

難治性うつ病がすべて入院の適応になるわけではないが，診断と治療の見直しと治療環境の変更を目的に入院をすすめる，あるいは患者自らが希望する場合がある［Ⅲ］．

b. 外来治療

大半のうつ病は外来治療が可能である．外来での治療のポイントを以下に整理しておく[2]．

1) 初診では十分時間をかけて病歴をとる

外来での治療が可能なケースは長い時間の問診にも耐えられるが，なかには疲れて中断せざるをえない場合もある．特に高齢患者では配慮が必要にな

る．その場合には，病歴聴取を2～3回に分けて行う．

2) 通院間隔

重症度にもよるが，原則として，最初の1か月は週1回の通院間隔が望ましい[III]．抗うつ薬の副作用チェック，増量，変更など初期はきめ細かな対応が必要である[III]．また，治療者と患者の信頼関係を築くうえでも，最初の1か月は重要である．2か月目以後は2週間の通院間隔で十分対応できる．

3) 治療計画の目安

これもまたケースバイケースではあるが，標準的には，急性期は最低6～8週間を要する[III]．この期間内に寛解が得られた場合には，再燃防止のための継続治療を16～20週間行う（継続期と呼ぶ）[III]．この間に再燃しない場合には，寛解を維持する維持期に入る[3][III]．

4) 病名の告知について

診療情報の提供やカルテ開示が推奨される今日の時代においては，原則として病名の告知は行われるべきである[III]．うつ病の場合は病気に対する一般の理解が浸透し，偏見も少なくなってきた．それでもまだ，うつ病は精神病であり，遺伝する病気であり，治らない病気であるといった見方が残っているのも事実である．したがって，単に病名を告げるのではなく，どのような性質の病気であるか，治療可能性はどうか，遺伝の関与はどうかといった内容を具体的に十分に説明することが大事である．

B 治療関係の確立

治療関係の確立はうつ病治療の基本であり，治療を成功させる鍵ともいえるものである[III]．治療関係は即座にできあがるものではなく，治療の過程の中でしだいに構築されるものであるが，特に初期の対応が重要なことはいうまでもない．治療関係を確立するうえで重要と思われる事項を以下にまとめる．

(1) **十分に話を聞くこと**[III]：基本中の基本であるが，まず患者が何を悩み，何を解決したいのかをできるだけ患者自身の言葉で表現してもらい，そ

表 4　急性期の小精神療法

1) 感情障害という「病気」であって単なる怠けでないことを本人ならびに家人に告げる
2) 急性期にはできる限り精神的休息をとるよう指示する．特に発病まもないとき，できるだけ早く休息に入るのが有効なことを告げる
3) 薬物が治療上必要である理由を説明し，無断で服薬を中止しないよう求める
4) しだいに精神的な苦痛は減っていくが，完治には短くても3か月，時には6か月はかかることをあらかじめ告げる
5) 治療中一進一退のありうることを告げる．したがって，治療途中で悪化するようなことがあっても悲観しないように，また特に終末期には理由のない短い気分動揺のあることを告げておく
6) 治療中自殺などの自己破壊的行為をしないことを誓約させる
7) 治療が終了するまで人生上の重大な決断(例えば自信がないという理由で退職するなど)をしないようすすめる

〔笠原 嘉：治療「一般的事項」．笠原 嘉，他(編)：感情障害―基礎と臨床, p347, 朝倉書店, 1997〕

れを受け止めることが重要である．

(2) **十分な病気の説明**[Ⅲ]：告知のところですでに述べたが，病気の性質，治療可能性，見通しなどについて，できる限り専門用語を使わずにわかりやすい説明をしたうえで患者の疑問にも十分耳を傾けて対応する．

(3) **治療方針の説明**[Ⅲ]：どのような治療を行うか，薬物療法であれば薬の種類，薬の効能，効果発現の時期，副作用，いつまで薬を服用するかなどについて説明する．およその見通しや休養の期間，日常生活で注意すべきこと，家族のサポートの仕方などについて説明する．

(4) **経過に則した心理教育**[Ⅲ]：急性期には休息と薬物療法の重要性を，継続期には再燃に関する知識とその防止策を，また維持期には再発予防に関する知識と方法について教育・指導を行う[3]．

治療関係を確立するうえで，小精神療法(笠原 嘉)は有用と考えられる[Ⅲ]．**表4**には急性期の小精神療法の7カ条を，また**表5, 6**には急性期を脱した場合の小精神療法および慢性化に際しての小精神療法のポイントを引用した[4]．

C　症状評価

初診時には，診断を行うための症状評価が必要である[Ⅲ]．現病歴を可能

表5　急性期を脱した場合の小精神療法

1) 精神的休息と並行して社会復帰訓練を開始する(例えば,ホワイトカラーなら午前中1～2時間図書館でデスクワークの練習をする).開始の目安は,うつ気分と不安焦燥が去り主観的心理的抑制が残遺する状態になったとき
2) 「緩徐な軽快の仕方」こそ望ましいこと,突然の症状消失はむしろ要注意であることを告げる
3) 本人や家人の「早すぎる出勤要求」に注意する
4) 必要とあれば家人に面接する用意のあることを告げる

〔笠原 嘉:治療「一般的事項」.笠原 嘉,他(編):感情障害―基礎と臨床,p347,朝倉書店,1997〕

表6　慢性化に際しての小精神療法

1) 気分障害は「必ず回復する性質をもった疾患である」ことを機会をとらえ繰り返し告げる
2) 一応の経過予測を述べ(例えば,どこまでよくなったか,まだ症状として何が残っているか),いわば全経過における現在位置のおおよそについて確認し合う
3) 慢性化に伴う周囲の人の心理的疲労に留意する
4) 主治医の側に生じる陰性の逆転移(例えば「神経症化」説に安易にくみするなど)に留意する

〔笠原 嘉:治療「一般的事項」.笠原 嘉,他(編):感情障害―基礎と臨床,p347,朝倉書店,1997〕

な限り詳細に聴取したのちに,症状を精神医学用語で記載し,同時にその重症度を評価しておく.この場合,狭義の症状のみでなく,日常生活を遂行するうえでどのような機能的障害があるかについても評価しておくことは,経過を追ううえでも,またサポートのあり方を考えるうえでも役立つ.

1) 評価の対象となる項目

評価対象となる項目を次に列記する.
(1) 精神症状:抑うつ気分,精神運動抑制,仕事などへの興味・関心,罪責感,自殺念慮,焦燥・不安,妄想,集中力,決断力など
(2) 身体症状:食欲,性欲,体重減少(増加),睡眠障害,易疲労性,頭痛・頭重などの痛み,発汗・口渇などの自律神経症状,その他の身体症状
(3) 身体合併症あるいはコモビディティのある場合には,それぞれの症状
(4) 機能障害の種類と程度:対人関係における障害,仕事あるいは生活上の機能障害.休職する場合にはサポートの必要性など

表7 自殺の危険を評価する項目
1）自殺念慮・企図，その計画 2）自殺手段の入手 3）自殺と関連する幻覚・妄想の存在 4）過去の自殺未遂歴 5）家族に自殺者

　この中でも特に自殺については注意深い評価が必要である．表7に自殺の危険を評価するうえで役立つ評価項目を整理した．

　日常臨床においては，評価尺度を用いることは一般的には行われていないが，臨床研究あるいは薬物の臨床試験を行ううえでは必須である．

2）うつ病評価尺度

a）医師用評価尺度

　わが国で最もポピュラーな評価尺度はHamiltonうつ病評価尺度である．これは1960年にMax Hamiltonが発表したもので，簡便さと有用性から世界中で広く使用されている．当初は重症度を評価する17項目が重視されたが，のちにうつ病の性質を表す4項目を加えた21項目版が普及した．

　Hamilton評価尺度自体にいくつかのバージョンがあることに加えて，日本語訳も多数存在するため，どのバージョン，どの日本語訳を用いるべきかについては，やや混乱があるが，現時点では1988年にJ.B.W. Williamsが作成したHDRSの構成的面接ガイドライン(SIGH-D)（日本語訳は中根監修）が最も信頼性が高いと評価されている．この他，Montgomery Åsberg Depression Scale (MADRS)も抑うつ症状とアンヘドニアを中心に評価する尺度として使用されている．

b）うつ病自己評価尺度

　患者自身による症状評価をするための尺度である．自己評価自体はさまざまなバイアスがかかりやすいので，これのみで診断あるいは症状の重症度の判定に用いるべきではないが，診察時のスクリーニングや面接時の補助的情報として役立てる意味がある[Ⅲ]．現在よく利用されているものに，Zungうつ病自己評価表とBeckのうつ病自己評価表がある．

D 疾患教育

疾患教育はうつ病の治療効果を上げるうえでも，また再発を防止するうえでも極めて重要である[Ⅲ]．疾患教育は患者を対象にするもの，家族を対象にするもの，職場などを対象として行われるものなどに分けることができる．以下，疾患教育で取り上げられるべき内容を整理しておく[3]．

1）疾患に関する知識の教育[Ⅲ]

まず，現在の状態が病気によるものであることを説明することから始まる．なかには，半ば強制的に家族に伴われて受診するケースで，かつ自責感の強いケースでは頑に病気であることを否定し，今の自分の状態は自身の怠慢と能力不足によって生じたものと決めつける場合がある．このように病識のないケースでは，すんなり「病気による」ことは受け入れられない．このような場合には，とりあえず治療を先行させて，症状が改善した段階で十分説明を行う．そこまで病識のないケースは別として，多くの場合は病気の説明が受け入れられる．これが治療の出発点でもある[Ⅲ]．

一方，家族に対する病気の説明も重要である[Ⅲ]．うつ病は往々にして周囲から怠け者，ずる休みと受け取られやすい．家族のそのような認識はうつ病の治療にとって大きなマイナス要因になる．一度の説明では理解されない場合も少なくない．繰り返し，折に触れて説明する必要がある．

2）治療の方法と方針に関する教育[Ⅲ]

一般的なうつ病治療の方法について，よく知ってもらう必要がある．薬物療法，精神療法，薬物以外の身体療法（電気けいれん療法など），環境調整などについて概略を説明する[Ⅲ]．できれば，わかりやすいパンフレットを用意するのもよい．

治療方針はできるだけ具体的でかつわかりやすいものであるべきである．その中には薬物療法，精神療法，休息，環境調整をどの時点でどのように行うかが含まれていなければならない．また，およその経過予測を示すことも重要である．

特に薬物療法に関しては，薬の種類，用量，用法，効果発現に要する期間，効果発現後の継続・維持療法の意味と期間などについて詳しく説明する．

3）再発予防に関する教育［Ⅲ］

うつ病が再発しやすいことを十分に説明したうえで，再発のリスクファクターについて検討する．初発はもちろん，再発も回数が少ない時期にはリスクファクターを特定できないことが多いが，繰り返す場合には明確になることもある．

E 再発早期発見と予防

直面するうつ病相の改善が得られたならば，次に考えるべきことは再発予防である［Ⅲ］．この場合，先に述べたように初発のエピソードのみでは方針が立てにくく，何度か再発して初めて方針が見えてくる場合も多い．再発の引き金になるストレスや状況因が明瞭な場合には，可能な限りこれらを除去することで再発を防止することも可能である［Ⅲ］．

うつ病の抗うつ薬や気分安定薬による予防の研究からは，抗うつ薬の長期投与が再発予防に有効であることがうかがえる［Ⅲ］．しかし，実際にはうつ病患者が予防のために長期間抗うつ薬を服用する率は高くはない[1]．

● 文献

1) Akiscal HS: The Clinical Management of Affective Disorders. *In* Michels R, Cooper AM, Guze SB, et al (eds): Psychiatry 1. chaper 61, JB Lippincott, Philadelphia, 1995 ［E］
2) American Psychiatric Association: Practice Guideline for the Treatment of Patients with Major Depressive Disorder (Revision). Am J Psychiatry 157(Suppl), 2000〔樋口輝彦（責任訳），山下さおり（訳）：米国精神医学会治療ガイドライン 大うつ病性障害（第2版）. 佐藤光源，樋口輝彦，井上新平（監訳）：米国精神医学会ガイドライン コンペンディアム. pp411–480, 医学書院, 2006〕［A］
3) Brown RA, Lewinsohn PM: A Psychoeducational Approach to the Treatment of Depression: Comparison of Group, Individualm and Minimal Contact Procedures. J Consult Clin Psychol 52:774–783, 1984 ［B］
4) 笠原 嘉：治療「一般的事項」. 笠原 嘉, 他（編）：感情障害—基礎と臨床, p347, 朝倉書店, 1997 ［E］

〈樋口輝彦〉

II. 治療相における目的

　うつ病治療は，おおまかに3つの治療相に分けて計画する．第1相（急性期）では，うつ病症状の速やかな軽減を目的とし，第2相（継続期）では，寛解を保持し，再燃しないように働きかける．寛解が半年以上続き，回復したのちの第3相（維持期）では，次のうつ病エピソードが再発しないように予防することが目的となる．各治療相の期間設定は各ガイドライン[1-7]により若干異なるものの，**表8**のように認識できる．再燃と再発の区別が困難であるため，継続・維持期をまとめて評価するほうが実際的という意見もある[8]．

表8　うつ病の治療相

相	期間	治療目標	治療過程
急性期	6〜8週	寛解[*1]	● 治療関係の構築 ● 心理社会教育 ● 治療法の選択 ● 症状の評価
継続期	急性期後 16〜20週	再燃[*2]を予防	● 心理社会教育 ● 副作用の管理 ● リハビリテーション ● 再燃症状の評価
維持期	年単位	再発[*3]を予防	● 心理社会教育 ● 再発症状の評価

[*1] 寛解：症状が消失し，発症以前の機能レベルに戻ること
[*2] 再燃：明らかな症状が再出現
[*3] 再発：エピソード終了後，新たに別のうつ病エピソードを呈する．

● 文献

1) American Psychiatric Association: Practice guideline for the treatment of major depressive disorder (revision). Am J Psychiatry 157(Suppl):4, 2000 [A]
2) Crismon ML, et al: The Texas medication algorithm project: Report of the Texas consensus conference panel on medication treatment of major depressive disorder. J Clin Psychiatry 60:142–156, 1999 [A]
3) Osser DN: Harvard Psychopharmacology Algorithms Project: Algorithm for the pharmacotherapy of depression. 1996 Feb (revised version 2.71), 2002 [B] http://www.mhc.com/Algorithms/Depression/
4) 塩江邦彦, 他：大うつ病の治療アルゴリズム．精神科薬物療法研究会（編）：精神分裂病と気分障害の治療手順―薬物療法のアルゴリズム，星和書店, 1998 [A]
5) Trivedi MH, et al: Texas implication of medication algorithms (TIMA) guideline for treating major depressive disorder. TIMA Physician Procedural Manual, Revised, 2000 [B]
6) Trivedi MH, et al: Algorithm for the treatment of chronic depression. J Clin Psychiatry 62(Suppl 6):22–29, 2001 [B]
7) American Academy of Child and Adolescent Psychiatry: Practice parameters for the assessment and treatment of children and adolescents with depressive disorders. J Am Acad Child Adolesc Psychiatry 37(10 Suppl):63S–83S, 1998 [E]
8) Reesal RT, et al: Clinical guidelines for the treatment of depressive disorders. II. Principles of management. Can J Psychiatry 46(Suppl 1):21S–28S, 2001 [A]

〈尾鷲登志美〉

Ⅲ. 急性期治療

A 治療関係の構築〔第2章Ⅰ(p.23)参照〕

どの治療法を選択する場合でも,良好な治療者−患者関係が要となる[Ⅰ].良好な治療関係は精神療法施行時の予後予測[1,2]だけでなく,薬物療法下における症状軽減や機能改善にも関係している[3,4].

B 心理社会教育〔第2章Ⅰ(p.23)参照〕

治療するにあたり,急性期からの患者教育が不可欠である[Ⅰ].急性期治療で薬物療法に良好な治療反応を呈した場合でも,その後の個人生活のストレスや服薬アドヒアランス・コンプライアンスの状況によって長期予後が大きく異なることが示唆されている[5].うつ病患者におけるアドヒアランス・コンプライアンスは悪いことが多く[6],各治療相で繰り返して教育する必要がある.患者自身および家族,可能な場合は学校・職場ともに心理社会教育を共有し,患者自身に過分な負荷がかからないように環境調整することも長期的に重要となる.

C 治療法の選択(図1)

a. 現症の把握〔第1章Ⅲ(p.15)参照〕

病像評価の際にDSMの多軸評定[7]を参考にすると,もれが比較的少なくて済むというメリットがある.治療者が患者を多角的に評価する際に患者を理解しようとする姿勢をとることで,良好な治療関係の構築にも役立つ.

1) Ⅰ軸で大うつ病性障害の診断の他に併存障害を評価する

うつ病と認知症との鑑別が困難な場合もある.また,現在までは大うつ病

```
大うつ病性障害の診断
        ↓
併存障害，パーソナリティ障害，
身体状況，心理社会的問題，        （第2章 I，4章 III，4章 IV 参照）
機能評価
        ↓
治療緊急性を要するか？ ──Yes──→ 入院治療・ECT を考慮
        │                        第2章 I，3章 II 参照
        No
        ↓
うつ病の亜型，ライフイベントを評価 ──亜型(+)／イベント(+)──→ 亜型別の治療法へ
        │                                                      第3章参照
        ↓
薬物療法と精神療法（CBT，IPT）
の併用（軽症では，片方でも可）     （第3章 I，III 参照）
        ↓
治療反応の評価 ──寛解に至らず──→ 再評価｛診断／併存障害／身体状態／薬剤の用量・用法／精神療法の適性／治療期間／アドヒアランス・コンプライアンス｝ ──→ 他の治療戦略
        │                                                                                                                    ・薬剤の増量
        寛解                                                                                                                  ・他の薬剤へ変更
        ↓                                                                                                                    ・増強療法
    継続・維持療法へ移行                                                                                                       ・精神療法の追加
                                                                                                                              　もしくは変更
心理社会教育                                                                                                                  ・身体的治療法の変更
（第2章 I 参照）                                                                                                               　（ECT など）
                                                                                                                              ・入院治療

ECT：電気けいれん療法
CBT：認知行動療法
IPT ：対人関係療法
```

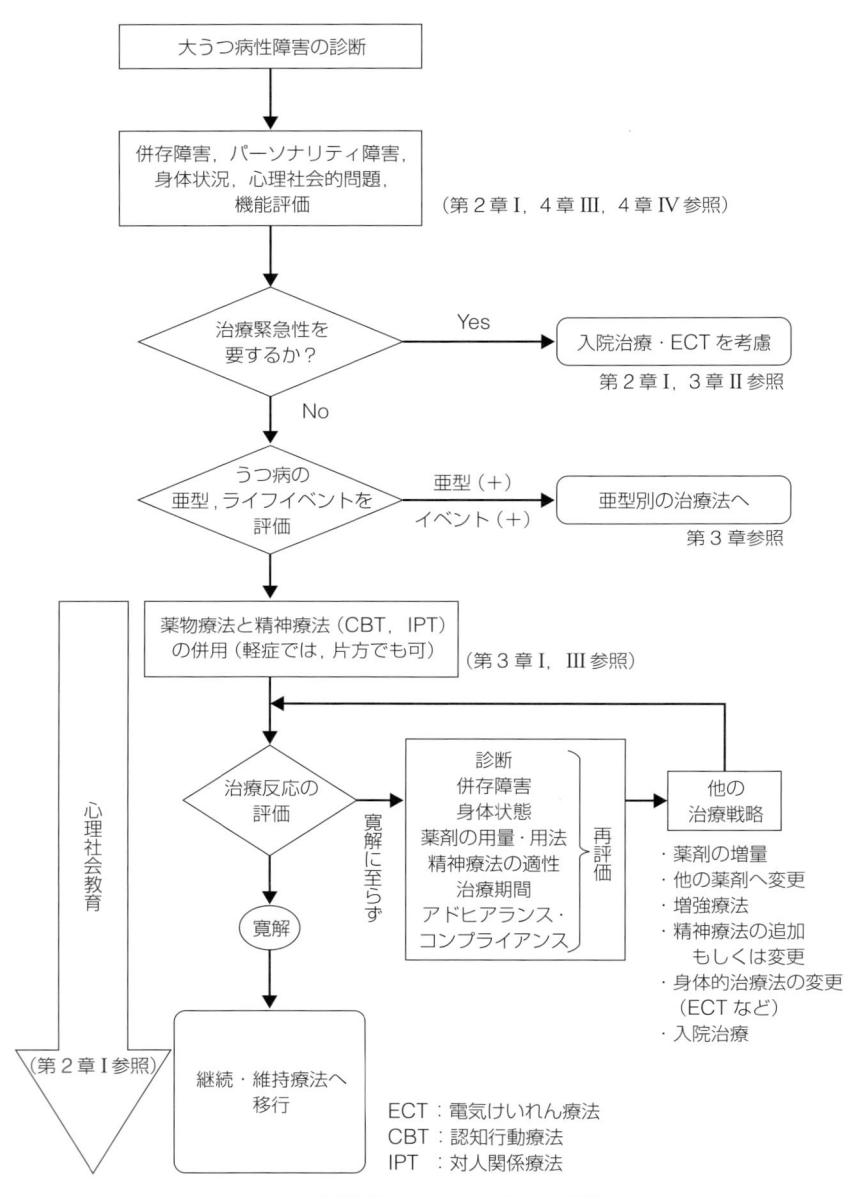

図1　急性期における治療法の選択

性障害の診断基準を満たしていても，経過中に双極性に変化する場合[8, 9]や，統合失調症の前駆期である場合があるため，治療開始後の観察も重要である．

a) 気分変調症

気分変調症が併存すると，併存しないうつ病よりも完全寛解に至りにくい[1]．まだエビデンスに乏しいが，十分な薬物療法と精神療法の併用がすすめられる[11, 12][II]．

b) 不安障害

不安障害は大うつ病性障害の約半数で併存し，単一恐怖，広場恐怖，社会恐怖，パニック障害，全般性不安障害，強迫性障害が併存することが多い[13-15]．不安障害が併存する場合には重症化，慢性化しやすく，予後が悪く，自殺率も高い[16]．薬物療法では選択的セロトニン再取り込み阻害薬(SSRI)およびセロトニン・ノルアドレナリン再取り込み阻害薬(SNRI)が第一選択薬となると考えられる[17][II]．不安障害が併存する大うつ病性障害に対して薬物療法と精神療法の併用が単独治療より有効であることが示唆されている[18][II]．

c) アルコールをはじめとする物質乱用・依存[13]

アルコール誘発性気分障害とうつ病との併存を鑑別するためには，まず1か月間以上の断酒がすすめられる[6]．物質乱用以前にうつ病症状がすでに存在したり，長期間の断酒にもかかわらず症状を呈している場合には併存障害が考えやすいが，実際のところ鑑別は困難な場合が多い．物質依存が併存した場合には自殺企図の危険性が高いことが知られている[19]．うつ病と物質乱用・依存に対する治療を同時に行うべきである[10]．現在報告されている有効な抗うつ薬には，イミプラミン[20]，fluoxetine[21]，nefazodone[22]がある．ベンゾジアゼピン系薬物は，離脱症状を抑制する際以外には，依存性を考慮して使用しないほうがよい．

d) 認知症

Alzheimer型認知症で大うつ病性障害および小うつ病性障害の併存率が高いことが報告されている．仮面うつ病や仮性認知症など，臨床の場では経時的にみなければ鑑別が難しい場合も多い．脳血管性うつ病と血管性認知症を個別に論じることも困難である．認知症でみられる無気力や能動性の低下などをどう評価するのかも問題となる．

薬物療法としてはSSRI(セルトラリンで二重盲検試験がある)がプラセボに勝るという報告がある[23]が，まだエビデンスには乏しい[24]．

2) II 軸でパーソナリティ障害および精神発達障害を評価する

境界性パーソナリティ障害，依存性パーソナリティ障害，自己愛性パーソナリティ障害，強迫性パーソナリティ障害でうつ病エピソードを呈しやすい．パーソナリティ障害が併存する場合には自殺リスクが増加する[25]ため，注意深い診療が必要である．パーソナリティ障害が併存する場合には，薬物療法と精神療法の併用が強くすすめられる[10][II]．患者本人以外が責任をもって服薬管理できない場合には大量服薬で致死的となる三環系抗うつ薬(tricyclic antidepressant; TCA)およびリチウムの処方は避けたほうがよいと思われる．抗うつ薬だけでなく，非定型抗精神病薬[26, 27]や気分安定薬[28]が抑うつ症状を軽減させるという報告がある．

3) III 軸で身体状態を評価する

身体状態の関与が大きい場合や薬剤起因性など，二次性の抑うつ状態である可能性がある場合には，まず身体管理を優先する．循環器系の障害や抗コリン作用のある薬物が禁忌となる状態など，身体的問題のある患者には，TCA よりも SSRI，トラゾドン，または電気けいれん療法(electroconvulsive therapy; ECT)による治療のほうが適している[10][I]．

4) IV 軸で心理社会的問題を評価する

おもに，家庭内や社会環境，教育，職業，経済上の問題，および医療機関までの交通の便，法的・犯罪問題などを把握する．

5) V 軸で機能レベルを評価する

重症度や今後の治療計画，また，治療に際しての効果比較に役立つ．

b. 緊急性の評価

治療導入時に治療緊急性を要するかどうかを判断する．速やかな治療効果が必要な場合には ECT を選択する[I]．入院治療を選択する際には，以下の点を検討する．

- 自殺企図/計画/念慮があり，患者の安全性が保障できない．
- 攻撃性や衝動性が亢進し[29]，殺人/他害に関した企図/念慮があり，患者自身および他者に対する安全性が保障できない(うつ病でも拡大自殺というか

たちで殺人の報告例がある).
- セルフケアが困難である.
- 精神病像を伴う.
- 昏迷がみられる.

c. 亜型の評価
　うつ病の亜型によって治療法の選択が異なるため，各亜型に特徴的な病像を伴うかを評価する．

1) 精神病像を伴う
　精神病像を伴ううつ病は，伴わないうつ病よりも自殺率が高く，再発しやすい[10]．抗うつ薬と抗精神病薬の併用[I]もしくはECT[I]が推奨される[10]．抗うつ薬単剤を使用する場合は抗ドーパミン作用のあるアモキサピン[II]およびスルピリド[III]が選択しやすい[30]．

2) 昏迷状態
　入院治療が望ましい．緊急の身体的治療を優先する．ベンゾジアゼピン系薬物および可能な場合は抗うつ薬を使用するが，経口摂取が困難な状態像であることが多く，ECTを考慮する．昏迷が軽快したのちに状態を再評価し，抗うつ薬やリチウム，抗精神病薬にて加療を継続する[10]．

3) 非定型うつ病
　DSM診断基準について疑問視する声もあるが[31]，非定型うつ病に対するTCAの反応率は低いといわれる．SSRIの有効性を肯定する報告や否定する報告が混在し[32,33]，まだ定説がない．

4) 季節性気分障害
　高照度光療法が有効である[34-36]．

5) メランコリー型
　メランコリー型の特徴を伴う場合は重症であることが多く，身体的治療(抗うつ薬もしくはECT)を優先的に選択する．メランコリー型に対してSSRIは他の抗うつ薬よりも治療反応に乏しいことを示唆する報告があるが[37,38]，

まだはっきりしていない.

d. ライフサイクル上のイベント
1) 性別
うつ病有病率が女性で高いことや，男性患者のほうで自殺完遂率が高いなどの性差は知られているが[39]，性差に関した薬効の相違については近年になって論じられるようになってきた[40]．短期間における薬効[41-43]，プラセボ反応の性差はないという報告[44,45]がある一方，サブタイプ別の検討をみると，慢性うつ病[46]や非メランコリーうつ病[47]では，女性のほうがイミプラミンよりセルトラリンに対する治療反応率が高かったという報告もある．今後，検討の余地がありそうである．

2) 小児・青年期
軽症から中等症のうつ病では，認知行動療法[48][I]と対人関係療法[49][II]がすすめられている．かつて，薬物療法施行時にはTCA[50,51]よりもSSRIの選択が望ましい[52]といわれていたが，2003年に英国がパロキセチンを18歳未満のうつ病に対して使用禁忌として以降，小児・青年期のうつ病に対してSSRIの禁忌・警告が世界各国で発令された．

わが国では2003年8月に18歳未満の大うつ病性障害患者に対してパロキセチンが使用禁忌となったが，2006年1月に禁忌項目は削除となった．理由として，市販後にわが国での自殺関連副作用報告がないこと，米国で小児患者を投与禁忌対象にしていないこと，2005年4月に英国が禁忌措置を見直したこと，国内の学会からの要望があったことなどが挙げられる．

さらに，SSRIやSNRIなどの新規抗うつ薬で実施された臨床試験24件のメタアナリシスの結果，未成年の大うつ病患者では，有効性の点でプラセボとの差がなく，しかも自殺企図・自殺念慮の出現の相対リスクが有意に高いことが報告された[53]．FDA（米国食品医薬品局）はさらに解析を加え，2007年5月に18～24歳の若年成人において，すべての抗うつ薬が自殺リスクを増加させることを追加報告した．

その後，小児・思春期における抗うつ薬使用が臨床上有用であることを示す論文が続出するも，自殺関連行動のリスクも否定されていない[54-56]．現時点では，小児・前青年期の患者に抗うつ薬を使用する場合，特に使用初期の1～2か月間程度は診察頻度を頻回（週に1回以上）にするなどして，十分に観

察する必要がある[II].

維持療法についてのデータは少ないものの,高い再発率が報告されている[57,58].薬物療法を施行する際,単独ではなく上記の精神療法や家族療法[59]を併用するほうがよい.

3) 妊娠時
a) 抗うつ薬

抗うつ薬の中で妊娠への影響に関したデータが多いのはTCAとfluoxetineで,両者ともに妊娠転帰は悪くなかったと報告されている[60].TCA治療群46名,SSRIのfluoxetine治療群40名と未服薬の健常対象者36名を比較した前方視的試験によると,抗うつ薬治療群は健常群に比して,出生児のIQや言語発達,行動に影響を与えることはなかった[60].また,TCAに関したメタアナリシス(うち妊娠初期の曝露414症例)でも,TCAと催奇形性との間に有意な関係は認められなかった[61].

妊娠時のSSRI使用に関する見解は,現在まで一定していない.妊娠中のSSRI(パロキセチン含む)曝露が先天異常の有意なリスク上昇と関連しないという大規模研究が複数ある[62-65].その一方,デンマークの一般住民対象のコホート研究では,約15万人中約1,000名に妊娠初期のSSRI使用歴があり,SSRI使用は先天異常,心血管系異常と関係していた[66].妊娠初期にSSRIを使用した6,481名(出生児6,555名)における調査では,SSRI全体としての催奇形性は認めなかったが,パロキセチンと出生児の心房中隔欠損症との関係は認められたという[67].別の研究でも,パロキセチンとセルトラリンでは有意なリスク上昇を認め,パロキセチン曝露と内反足,神経管欠損症ならびにセルトラリン曝露と肛門閉鎖症,四肢減形成との関連が報じられた[68].

催奇形性の他には,SSRI内服者では早産が多く[69,70],児の出生時体重が少ない傾向にあったという報告[70]や,妊娠20週以降でのSSRI使用によって新生児遷延性肺高血圧症が約6倍生じやすいという報告[71]がある.また,妊娠中にSSRIを使用していた場合,新生児において呼吸抑制[69]や振戦,けいれん,筋緊張の低下,過敏性などが報告されている[72,73].

2009年現在のところ,妊娠時に禁忌の抗うつ薬はない.しかし,SSRIのフルボキサミン,四環系抗うつ薬のマプロチリン,TCAのイミプラミンおよびクロミプラミンは,妊娠時「投与しないことが望ましい」と添付文書に明示されているため,可能であれば他剤へ変更しておくほうがよいかもしれな

い[Ⅲ]．また，SSRIのパロキセチンに関しては，前述した海外報告を受けて「本剤投与中に妊娠が判明した場合には，投与継続が治療上妥当と判断される場合以外は，投与を中止するか，代替治療を実施すること」という但し書きが2006年に付加された．

ただし，うつ病女性が妊娠を機に抗うつ薬の使用を中止すると，治療を継続していた場合に比して，妊娠期間中のうつ病再発リスクが高まることにも留意したい[Ⅰ]．妊娠期間中薬物療法を継続した群の26%が再発したのに対し，抗うつ薬を中断した群では68%が再発したという報告[74]や，児の行動には，妊娠時の子宮内SSRI曝露の有無より，むしろ母親のうつや不安症状が影響していたという報告[75]もある．

b）ベンゾジアゼピン系薬物

妊娠マウスにロラゼパムを大量投与した際，胎児に口蓋裂および眼瞼裂を認めた動物実験報告があり，ヒトでも，妊娠初期の使用によって口唇・口蓋裂の発症リスクが極めて少ないながらも疫学研究で指摘されているため[76]，妊娠初期では治療上の有益性が危険性を上回ると判断される場合にのみ投与を限定する[Ⅰ]．

妊娠後期の使用によっても新生児に哺乳困難，筋緊張低下，嗜眠，黄疸の増強などの症状や，中断・離脱症状と考えられる神経過敏，振戦，過緊張などが生じることが報告されている．

抗ヒスタミン薬であるヒドロキシジンも抗不安薬として処方される場合があるが，口蓋裂などの先天異常の報告があるため，妊娠時には <u>禁忌</u> である．

c）気分安定薬

気分安定薬は，増強療法としてうつ病患者に処方される場合がある．気分安定薬は催奇形性が高いため，少なくとも妊娠2〜4か月の間は減量，単剤化，中止が望ましい．

リチウムは妊婦への投与が <u>禁忌</u> である．Ebstein奇形がリチウム服用者では0.1〜0.2%と，一般人口の30〜40倍の頻度で発症した報告がある[77]．妊娠を考慮している時期から，計画的にリチウムを漸減中止するべきである[Ⅰ]．

バルプロ酸とカルバマゼピンは，てんかんが合併している場合を除いて，漸減中止するほうがよい．妊娠初期のバルプロ酸使用によって，出生児に二分脊椎などの神経管欠損症が5〜9%に生じるという報告や，心室中隔欠損などの心奇形や多指症，口蓋裂などの外表奇形などの先天異常の報告がある．また，特有の顔貌（前頭部突出，両眼離開，鼻根扁平など）を呈することが知られ

ており，妊婦には原則 禁忌 である．カルバマゼピンでも神経管欠損が0.5～1%で生じ，バルプロ酸と併用した場合には先天異常の発生頻度が上昇したという報告がある．どうしてもこれらの薬剤投与が必要な場合には，できる限り単剤を最小必要用量にとどめ，4 mg/日（参考：一般妊娠希望女性では0.4 mg/日）の葉酸補充が推奨される．

d）抗精神病薬

うつ病治療において，精神病性特徴を伴う場合や，焦燥が強い場合，増強療法として抗精神病薬を抗うつ薬に併用する場合がある．

ブチロフェノン系抗精神病薬のハロペリドールはアザラシ肢症などの先天異常の報告や，口蓋裂，脳奇形などの催奇形性および着床数の減少，流産率の上昇が動物実験で報告されており，妊婦への投与は 禁忌 である．チミペロンも，類似化合物ハロペリドールに則り 禁忌 である．ハロペリドールおよびチミペロン以外のすべてのブチロフェノン系抗精神病薬（モペロン，フロロピパミド，スピペロン）は，妊娠時 投与しないことが望ましい．イミノベンジル系抗精神病薬のモサプラミンは，動物で催奇形性が認められたため妊娠時投与 禁忌 である．

フェノチアジン系抗精神病薬のクロルプロマジンでは新生児における肢奇形や先天性心血管系異常の報告が，レボメプロマジンでは動物実験において胎児死亡や流産，早産が報告されている．フルフェナジンでは動物実験において催奇形性や胎児死亡などの胎児毒性が，ペルフェナジンでは動物実験で口蓋裂の増加が報告されている．そのため，これらの従来型抗精神病薬は，妊婦に 投与しないことが望ましい．

新規抗精神病薬（リスペリドン，オランザピン，クエチアピン，ペロスピロン，アリピプラゾール，ブロナンセリン）やピモジドでは，妊婦への使用は治療上の有益性が危険性を上回ると判断される場合にのみ投与可能である．

精神療法では対人関係療法の有用性が報告されている[78]．妊娠中でも安全かつ効果的な治療法としてはECTが挙げられる．

4）産後うつ病

産後の抑うつは軽度で可逆的なエピソードであり，時間と支持的精神療法が必要とされる．一方，産後うつ病は錯乱や困惑，精神病像を伴うなど，エピソードが重症で長期化する可能性があり[79]，注意が必要である．12週間の治療期間においてfluoxetineと認知行動療法がプラセボに勝る同等の効果を

得たという報告がある[80]．

5）閉経に関与したうつ病
更年期では，エストラジオールの経皮投与の有効報告例がある[81]．

6）高齢者
高齢者では身体合併症が多く，二次性うつ状態を鑑別することが重要となる．薬物療法では一般的に抗コリン性副作用の少ない SSRI および SNRI が推奨される．急性期だけでなく維持期においても SSRI[82] および SNRI[83] における忍容性および有用性が示されている．維持期において薬物療法と精神療法を併用したほうが，いずれか単独で治療するより有効である[84]〔II〕．

e．その他
- 過去の病相における治療反応性
- 気分障害の血縁者における重症度および治療反応性
- 患者自身の治療に対する嗜好
- コスト
- 特異的精神療法に対し適切なトレーニングおよび専門性を備えた臨床医がいるかどうか
- 心理社会的環境

を考慮して治療法を選択する．

D 治療法の実際

a．精神療法〔第3章 III（p.119）参照〕
現在，大うつ病性障害に対する効果が判明している精神療法は，認知行動療法と対人関係療法であり[10]，特に認知行動療法（cognitive behavioral therapy; CBT）における臨床研究が最も進んでいる〔I〕〔第3章 III-A「認知行動療法」（p.119）参照〕．また，CBT に匹敵する治療効果が，問題解決療法や集団サイコエデュケーションで得られたという報告もある[85,86]〔II〕．軽症から中等症のうつ病において，カウンセリングでも薬物療法に匹敵する効果が報告されている[87]．家族療法，行動療法，集団療法も行われることがある[10]〔II〕．

精神療法に即効性はないが，薬物療法とほぼ同等の抗うつ効果が示唆されている．治療者-患者関係が構築されやすいため，より早く寛解に至る場合もある．妊娠などで薬物療法が使用できない場合にも治療介入が可能である[I]．

時間やセッション回数を限定した精神療法(認知療法や対人関係療法)によると，TCAと同等の効果を得るには12～16週間かかるといわれている[88]．そのため，急性期において重症例に精神療法を単独で用いるのは好ましくないと思われる．軽症うつ病では精神療法単独で施行してもよいが，中等症から重症のうつ病では，薬物療法もしくはECTとの組み合わせで用いたほうがよい．

精神療法を選択する際に，患者の好みも重要な要素である．動機づけが不明瞭であると良好な治療反応が得られない可能性がある．また，各精神療法に対して良好な訓練を十分に受けた治療者が医療機関に従事していることが条件となる．

b. 薬物療法〔第3章 I (p.65)参照〕

抗うつ薬による薬物療法は，患者が拒絶しなければまず選択する治療法である[10][I]．中等症から重症うつ病では，ECTを施行しない場合に，抗うつ薬による薬物療法を単独で，もしくは精神療法と併用して施行する[I]．

1) 薬物の選択

現在わが国で利用できる第一選択薬としては，忍容性が高く，抗うつ効果がTCAに匹敵するとされるSSRIおよびSNRIが挙げられる．しかし，新規抗うつ薬と従来抗うつ薬の効果は相違ないという意見もあり[89]，現段階では，総合的に卓越した抗うつ薬はまだ存在しないといってよい．

新規抗うつ薬4剤(fluoxetine, パロキセチン, venlafaxine, nefazodone)の抗うつ効果に関して，プラセボ対照試験の論文，公開データ，FDAに報告された未公開の試験データなどを含む全データを検証した近年の研究結果では，抗うつ薬は試験開始時に重症(Hamiltonうつ病評価尺度で28点以上)でないとプラセボと比較して有意な抗うつ効果が示されなかった[90]．この点について，うつ病学会および日本臨床精神神経薬理学会が構成した「新規抗うつ薬検討ワーキンググループ」は，本論文にはカットオフ値，解析対象薬選択，試験期間，対象患者などの問題があると指摘している[91]．

過去にうつ病エピソードを有し，その際に奏効した抗うつ薬が判明してい

れば，同薬物を再投与するとよい結果をもたらす場合がある．同様に血縁者にうつ病患者がいる場合，血縁者に有効であった抗うつ薬が奏効することもある[92][III]．

身体合併症や，服用中の薬剤との相互作用の問題から，使用しづらい抗うつ薬をまず除外して選択する．また，発売年代の差やジェネリック薬の有無で抗うつ薬の薬価格差は大きく，コストも考慮するべきであろう．

薬物療法を開始する際，基本的には抗うつ薬の単剤療法がすすめられている．しかし抗うつ薬に即効性がないため，奏効するまでの間は抗不安薬や睡眠薬を併用してもよい．短期間のデータのみだが，抗うつ薬とベンゾジアゼピン系薬を組み合わせたほうが，抗うつ薬単剤処方よりも副作用による治療脱落率が少ないという報告がある[93]．しかし，治療初期4週以降のベンゾジアゼピン系薬物の有用性は明らかではなく，数週後には漸減中止の可能性を再評価するべきであろう．睡眠障害に対し，鎮静作用の比較的強い抗うつ薬であるトラゾドンやミアンセリン，ミルタザピンを併用することもある．また，精神病像を伴わないうつ病でも，焦燥が強い場合などに抗精神病薬を少量併用する場合がある．

亜型の特徴を伴う場合には，各亜型に有用な薬物を選択する．

2）患者の治療反応を評価

治療評価する際には，診察室での症状とともに職場や学校へ行けているか，その中での状況など社会面や人間関係などについても評価を行う．効果が不十分な理由としては，① 抗うつ薬の用量が不十分，または，② 治療期間が不十分，の2点が最も多いといわれる．また，③ アドヒアランス・コンプライアンスの評価も重要である．服薬アドヒアランス・コンプライアンスを患者と家族とともに振り返る．血漿濃度測定が有用な場合もある．ノルトリプチリンおよびイミプラミン，アミトリプチリン，desipramineでは血漿濃度と治療反応に関したデータがある．次に，④ 診断，併存障害，身体疾患についての再評価を行うことが重要である．

3）第一選択薬で効果がなかった場合

現在，最初に選択した抗うつ薬が奏効するのは，60～70％といわれている．第一選択薬を十分量に達してから十分な期間（6～8週間）使用しても治療反応が不十分な場合には，同じ作用機序の他の抗うつ薬（SSRIから他のSSRIへ

など),もしくは作用機序の異なる抗うつ薬(SSRIからSNRIへ,SSRIもしくはSNRIからTCAへ,など)への変薬を試みる[II]. このとき,前薬を急に中止すると離脱症状が出る可能性があるため,漸減するようにする[I]. あるいは,augmentation(増強療法)として投与中の抗うつ薬にリチウム[94,95][II]や甲状腺剤[II],もしくは他の抗うつ薬を付加する. 甲状腺剤は,特に女性において有用という報告がある[96]. リチウムをSSRIに組み合わせる場合には,セロトニン症候群に注意が必要である. カルバマゼピンやバルプロ酸を抗うつ薬に組み合わせて使用する場合,TCAの血中濃度が低下する可能性がある. TCAとSSRIを併用する際には,TCAの血中濃度が上昇するために注意が必要である. 近年ではエイコサペンタエン酸の付加が有効という報告がある[97]. また,抗うつ薬と少量の非定型抗精神病薬との併用[II]が有効であるという報告が近年では数多い[98-103].

その他の増強療法として,難治性および遷延性うつ病には中枢神経刺激薬の併用が認められていたが,かねてより乱用や依存が問題となっていた. 2007年9月にリタリン®依存者の自殺が報道されたのを機に,2007年10月にメチルフェニデートの適応からうつ病が削除された. ペモリンは2009年時点で軽症うつ病,抑うつ神経症に適応を有しているが,メチルフェニデートに準じて扱ったほうがよいだろう[III].

種々の処方薬に対して副作用の発現などのために薬物療法の続行が困難な場合や,3種類以上の抗うつ薬を使用しても反応に乏しい場合,病状の悪化がみられる場合にはECTの適応となりうる. 薬物療法への反応が悪くてもECTによる治療予後に影響しないことが報告されている[104].

治療薬や治療法を変更する際には,精神科的・身体的な状態,診断およびコンプライアンスを再評価する. また,治療転帰がよくない場合に他の医師へ相談してもよい.

4) その他の代替薬物療法

セント・ジョーンズ・ワート(SJW;西洋オトギリソウ)の有効性についての報告はまだ一定しない[105]. メタアナリシスの結果では,軽症から中等症のうつ病の短期治療ではプラセボよりも有効であるが,他の抗うつ薬と同様に効果的であるかは判明しなかった[106]. SJWの至適投与量は明確ではなく,また時として重篤な副作用がみられ,薬物相互作用の問題もあり推奨できないとするアルゴリズム[107]がある. 以上から,軽症うつ病で相互作用をきたす

併用薬がなく，患者自身が希望するような場合では使用してもよいかもしれない．ただし健康食品として市販されているため，処方指示ではなく患者自身が購入する必要がある．

薬物療法に抵抗のある患者でも漢方薬だと受容できる場合がある．また，身体症状を主訴とするうつ病患者で有効な場合もある．

c. 薬物療法と精神療法の併用

効果的な精神療法と薬物療法との組み合わせは，初期治療の選択として有用である[I]．特に，心理社会的問題や対人関係の問題をもつ患者，パーソナリティ障害が併存する患者に対して有用とされる[10]．さらに，1種類の治療法に部分的にしか反応したことのない患者に対しても，治療法を組み合わせることは有用である．精神療法を薬物療法に組み合わせることで，アドヒアランスの向上につながることが示されている[108]．

薬物療法と精神療法との併用療法では有効性が高く[109]，脱落者が低く，回復率も高いことから[110,111]，昏迷や精神病像を伴うなどで精神療法を患者自身が受容できない場合以外では積極的に併用してよいと思われる．

d. ECT〔第3章Ⅱ (p.105)参照〕

ECTは現在ある治療法の中で最も奏効率が高く即効性のある治療法である．ECTは適切な薬物療法を施行したにもかかわらず治療効果のない中等度から重症のうつ病症例に対して推奨される[10][I]が，特に精神病像を伴う場合や，昏迷，自殺の危険性が強い場合，摂食不良で栄養状態の不良な場合では，第一選択として考慮するべきである[I]．妊娠中[10][Ⅱ]，薬物療法に対して忍容性が低い場合，以前のうつ病エピソードでECTが有用であった場合，患者自身が希望する場合にも適応となる．焦燥が強い高齢患者でも修正型ECTが有用である．

e. 磁気刺激療法

抗うつ薬よりも効果発現が早く[112]，ECTのように麻酔や鎮静も必要としないことから，外来でも施行できるというメリットがある[113]．刺激強度や頻度の至適コンセンサスがまだなく，長期予後についてのデータもない点がデメリットである．

f. 高照度光療法〔第3章 V（p.153）参照〕

季節性気分障害に有効である[35,36][I]．特に，冬季に発病した症例に有効であるといわれる．非季節性の患者に対する治療効果については定説を得ていない．

g. 断眠療法〔第3章 IV（p.147）参照〕

その治療の特性上，プラセボ対照比較試験での評価は困難であるが，40時間以上の断眠により劇的な症状の改善がみられることが報告されている[114]．

入院患者で自殺の危険性が高く早急な治療が必要な場合などに有用と考えられる．薬物を使用したくない妊娠時および産後の治療に応用できる可能性も報告されている[115]．効果維持には抗うつ薬やリチウム，光療法を組み合わせることが多い．医療スタッフの負担が大きいことなどがデメリットとして挙げられる．

h. 運動療法

まだ運動療法に対する確実な評価は得られていないが[116]，運動療法群では薬物療法群よりも再燃・再発が低いことが報告されている[117]．軽症うつ病，特に高齢者[118,119]では有効である可能性がある［II］．

● 文献

1) Neale MS, et al: Therapeutic alliance and outcome in a VA intensive case management program. Psychiatr Serv 46:719–721, 1995 [C]
2) Martin DJ, et al: Relation of the therapeutic alliance with outcome and other variables: a meta-analytic review. J Consult Clin Psychol 68:438–450, 2000 [D]
3) Krupnick JL, et al: The role of the therapeutic alliance in psychotherapy and pharmacotherapy outcome: findings in the National Institute of Mental Health Treatment of Depression Collaborative Research Program. J Consult Clin Psychol 64:532–539, 1996 [B]
4) Weiss M, et al: The role of the alliance in the pharmacologic treatment of depression. J Clin Psychiatry 58:196–204, 1997 [C]
5) Reimherr FW, et al: Factors affecting return of symptoms 1 year after treatment in a 62-week controlled study of fluoxetine in major depression. J Clin Psychiatry 62(Suppl 22):16–23, 2001 [B]
6) Pampallona S, et al: Patient adherence in the treatment of depression. Br J Psychiatry 180:104–109, 2002 [D]

7) American Psychiatric Association: Diagnostic and Statistical Manual of Mental Disorders, 4th ed. American Psychiatric Press, Washington DC, 1995 [A]
8) Coryell W, et al: Long term stability of polarity distinctions in the affective disorders. Am J Psychiatry 152:385–390, 1995 [C]
9) Angst J, et al: Historical perspectives and natural history of bipolar disorder. Biol Psychiatry 48:445–457, 2000 [C]
10) American Psychiatric Association: Practice guideline for the treatment of major depressive disorder (revision). Am J Psychiatry 157(Suppl):4, 2000 [A]
11) Thase ME, et al: Double-blind switch study of imipramine or sertraline treatment of antidepressant-resistant chronic depression. Arch Gen Psychiatry 59:233–239, 2002 [B]
12) Browne G, et al: Sertraline and/or interpersonal psychotherapy for patients with dysthymic disorder in primary care: 6-month comparison with longitudinal 2-year follow-up of effectiveness and costs. J Affect Disord 68:317–330, 2002 [B]
13) Zimmerman M, et al: Major depressive disorder and axis I diagnostic comorbidity. J Clin Psychiatry 63:187–193, 2002 [C]
14) Regier DA, et al: Prevalence of anxiety disorders and their comorbidity with mood and addictive disorders. Br J Psychiatry (Suppl 34):24–28, 1998 [C]
15) Melartin TK, et al: Current comorbidity of psychiatric disorders among DSM-IV major depressive disorder patients in psychiatric care in the Vantaa Depression Study. J Clin Psychiatry 63:126–134, 2002 [C]
16) Bakish D: The patient with comorbid depression and anxiety: the unmet need. J Clin Psychiatry 60(Suppl 6):20–24, 1999 [E]
17) Enns MW, et al: CANMAT Depression Work Group: Clinical guidelines for the treatment of depressive disorders. VII. Comorbidity. Can J Psychiatry 46(Suppl 1):77S–90S, 2001 [A]
18) Ninan PT, et al: Symptomatic and syndromal anxiety in chronic forms of major depression: effect of nefazodone, cognitive behavioral analysis system of psychotherapy, and their combination. J Clin Psychiatry 63:434–441, 2002 [B]
19) Pages KP, et al: Determinants of suicidal ideation: the role of substance use disorders. J Clin Psychiatry 58:510–515, 1997 [C]
20) Nunes EV, et al: Imipramine treatment of opiate-dependent patients with depressive disorders. A placebo-controlled trial. Arch Gen Psychiatry 55:153–160, 1998 [B]
21) Cornelius JR, et al: Fluoxetine in depressed alcoholics. A double-blind, placebo-controlled trial. Arch Gen Psychiatry 54:700–705, 1997 [B]
22) Roy-Byrne PP, et al: Nefazodone treatment of major depression in alcohol-dependent patients: a double-blind, placebo-controlled trial. J Clin Psychopharmacol 20:129–136, 2000 [B]
23) Lyketsos CG, et al: Randomized, placebo-controlled, double-blind clinical trial of sertraline in the treatment of depression complicating Alzheimer's disease: initial results from the Depression in Alzheimer's Disease study. Am J Psychiatry 157:1686–1689, 2000 [B]
24) Bains J, et al: The efficacy of antidepressants in the treatment of depression in

dementia. Cochrane Database Syst Rev (4):CD003944, 2002 [A]
25) Skodol AE, et al: Functional impairment in patients with schizotypal, borderline, avoidant, or obsessive-compulsive personality disorder. Am J Psychiatry 159:276-283, 2002 [C]
26) Rocca P, et al: Treatment of borderline personality disorder with risperidone. J Clin Psychiatry 63:241-244, 2002 [C]
27) Benedetti F, et al: Low-dose clozapine in acute and continuation treatment of severe borderline personality disorder. J Clin Psychiatry 59:103-107, 1998 [C]
28) Hollander E, et al: A preliminary double-blind, placebo-controlled trial of divalproex sodium in borderline personality disorder. J Clin Psychiatry 62:199-203, 2001 [B]
29) Posternak MA, et al: Anger and aggression in psychiatric outpatients. J Clin Psychiatry 63:665-672, 2002 [C]
30) 岩波 明, 他：アンケート調査による薬剤選択の実態 海外との比較. 厚生労働省精神・神経疾患研究委託費による13年度総括研究報告書, 感情障害の薬物治療ガイドライン作成とその実証的研究, pp59-62, 2002 [E]
31) Parker G, et al: Atypical depression: a reappraisal. Am J Psychiatry 159:1470-1479, 2002 [D]
32) McGrath PJ, et al: Predictors of relapse during fluoxetine continuation or maintenance treatment of major depression. J Clin Psychiatry 61:518-524, 2000 [B]
33) McGrath PJ, et al: A placebo-controlled study of fluoxetine versus imipramine in the acute treatment of atypical depression. Am J Psychiatry 157:344-350, 2000 [B]
34) Terman M, et al: A controlled trial of timed bright light and negative air ionization for treatment of winter depression. Arch Gen Psychiatry 55:875-882, 1998 [B]
35) Eastman CI, et al: Bright light treatment of winter depression: a placebo-controlled trial. Arch Gen Psychiatry 55:883-889, 1998 [B]
36) Lee TM, et al: Dose-response relationship of phototherapy for seasonal affective disorder: a meta-analysis. Acta Psychiatr Scand 99:315-323, 1999 [D]
37) Parker G, et al: Assessing the comparative effectiveness of antidepressant therapies: a prospective clinical practice study. J Clin Psychiatry 62:117-125, 2001 [C]
38) Parker G: Differential effectiveness of newer and older antidepressants appears mediated by an age effect on the phenotypic expression of depression. Acta Psychiatr Scand 106:168-170, 2002 [C]
39) Paykel ES: Depression in women. Br J Psychiatry (Suppl 10):22-29, 1991 [D]
40) Yonkers KA, et al: The pharmacologic treatment of depression: is gender a critical factor? J Clin Psychiatry 63:610-615, 2002 [D]
41) Scheibe S, et al: Are there gender differences in major depression and its response to antidepressants? J Affect Disord 75:223-235, 2003 [C]
42) Parker G, et al: Gender differences in response to differing antidepressant drug classes: two negative studies. Psychol Med 33:1473-1477, 2003 [C]
43) Wohlfarth T, et al: Response to tricyclic antidepressants: independent of gender? Am J Psychiatry 161:370-372, 2004 [A]

44) Entsuah AR, et al: Response and remission rates in different subpopulations with major depressive disorder administered venlafaxine, selective serotonin reuptake inhibitors, or placebo. J Clin Psychiatry 62:869–877, 2001 [A]
45) Casper RC, et al: No gender differences in placebo responses of patients with major depressive disorder. Biol Psychiatry 15:158–160, 2001 [B]
46) Kornstein SG, et al: Gender differences in treatment response to sertraline versus imipramine in chronic depression. Am J Psychiatry 157:1445–1452, 2000 [B]
47) Baca E, et al: Gender differences in treatment response to sertraline versus imipramine in patients with nonmelancholic depressive disorders. Prog Neuropsychopharmacol Biol Psychiatry 28:57–65, 2004 [B]
48) Harrington R, et al: Systematic review of efficacy of cognitive behaviour therapies in childhood and adolescent depressive disorder. BMJ 23:1559–1563, 1998 [B]
49) Mufson L, et al: Efficacy of interpersonal psychotherapy for depressed adolescents. Arch Gen Psychiatry 56:573–579, 1999 [B]
50) Hazell P, et al: Efficacy of tricyclic drugs in treating child and adolescent depression: a meta-analysis. BMJ 8:897–901, 1995 [A]
51) Hazell P, et al: Tricyclic drugs for depression in children and adolescents. Cochrane Database Syst Rev (2):CD002317, 2002 [A]
52) Emslie GJ, et al: A double-blind, randomized, placebo-controlled trial of fluoxetine in children and adolescents with depression. Arch Gen Psychiatry 54:1031–1037, 1997 [B]
53) Hammad TA, et al: Suicidality in pediatric patients treated with antidepressant drugs. Arch Gen Psychiatry 63:332–339, 2006 [A]
54) Bridge JA, et al: Clinical response and risk for reported suicidal ideation and suicide attempts in pediatric antidepressant treatment: a meta-analysis of randomized controlled trials. JAMA 297:1683–1696, 2007 [A]
55) Hetrick S, et al: Selective serotonin reuptake inhibitors (SSRIs) for depressive disorders in children and adolescents. Cochrane Database Syst Rev (3): CD004851, 2007 [A]
56) Dubicka B, et al: Suicidal behaviour in youths with depression treated with new-generation antidepressants: meta-analysis. Br J Psychiatry 189:393–398, 2006 [A]
57) Emslie GJ, et al: Fluoxetine in child and adolescent depression: acute and maintenance treatment. Depress Anxiety 7:32–39, 1998 [B]
58) Fombonne E, et al: The Maudsley long-term follow-up of child and adolescent depression. 1. Psychiatric outcomes in adulthood. Br J Psychiatry 179:210–217, 2001 [C]
59) Diamond GS, et al: Attachment-based family therapy for depressed adolescents: a treatment development study. J Am Acad Child Adolesc Psychiatry 41:1190–1196, 2002 [B]
60) Nulman I, et al: Child development following exposure to tricyclic antidepressants or fluoxetine throughout fetal life: a prospective, controlled study. Am J Psychiatry 159:1889–1895, 2002 [C]
61) Altshuler LL, et al: Pharmacologic management of psychiatric illness in preg-

nancy: dilemmas and guidelines. Am J Psychiatry 153:592–606, 1996 [D]
62) Hallberg P, et al: The use of selective serotonin reuptake inhibitors during pregnancy and breast-feeding: a review and clinical aspects. J Clin Psychopharmacol 25:59–73, 2005 [C]
63) Louik C, et al: First-trimester use of selective serotonin-reuptake inhibitors and the risk of birth defects. N Engl J Med 356:2675–2683, 2007 [C]
64) Einarson A, et al: Evaluation of the risk of congenital cardiovascular defects associated with the use of paroxetine during pregnancy. Am J Psychiatry 165:749–752, 2008 [C]
65) Ramos E, et al: Duration of antidepressant use during pregnancy and risk of major congenital malformations. Br J Psychiatry 192:344–350, 2008 [C]
66) Wogelius P, et al: Maternal use of selective serotonin reuptake inhibitors and risk of congenital malformations. Epidemiology 17:701–704, 2006 [C]
67) Källén BA, et al: Maternal use of selective serotonin re-uptake inhibitors in early pregnancy and infant congenital malformations. Birth Defects Res A Clin Mol Teratol 79:301–308, 2007 [C]
68) Louik C, et al: First-trimester use of selective serotonin-reuptake inhibitors and the risk of birth defects. N Engl J Med 356:2675–2683, 2007 [C]
69) Oberlander TF, et al: Neonatal outcomes after prenatal exposure to selective serotonin reuptake inhibitor antidepressants and maternal depression using population-based linked health data. Arch Gen Psychiatry 63:898–906, 2006 [C]
70) Simon GE, et al: Outcomes of prenatal antidepressant exposure. Am J Psychiatry 159:2055–2061, 2002 [C]
71) Chambers CD, et al: Selective serotonin-reuptake inhibitors and risk of persistent pulmonary hypertension of the newborn. N Engl J Med 354:579–587, 2006 [C]
72) Moses-Kolko EL, et al: Neonatal signs after late in utero exposure to serotonin reuptake inhibitors: literature review and implications for clinical applications. JAMA 293:2372–2383, 2005 [D]
73) Sanz EJ, et al: Selective serotonin reuptake inhibitors in pregnant women and neonatal withdrawal syndrome: a database analysis. Lancet 365:482–487, 2005 [D]
74) Cohen LS, et al: Relapse of major depression during pregnancy in women who maintain or discontinue antidepressant treatment. JAMA 295:499–507, 2006 [C]
75) Misri S, et al: Internalizing behaviors in 4-year-old children exposed in utero to psychotropic medications. Am J Psychiatry 163:1026–1032, 2006 [C]
76) Dolovich LR, et al: Benzodiazepine use in pregnancy and major malformations or oral cleft: meta-analysis of cohort and case-control studies. BMJ 317:839–843, 1998 [D]
77) Yonkers KA, et al: Management of bipolar disorder during pregnancy and the postpartum period. Am J Psychiatry 161:608–620, 2004 [E]
78) Spinelli MG, et al: Controlled clinical trial of interpersonal psychotherapy versus parenting education program for depressed pregnant women. Am J Psychiatry 160:555–562, 2003 [C]
79) Kendell RE, et al: The epidemiology of puerperal psychoses. Br J Psychiatry

150:662-673, 1987 [D]
80) Hoffbrand S, et al: Antidepressant drug treatment for postnatal depression. Cochrane Database Syst Rev (2):CD002018, 2001 [A]
81) Soares CN, et al: Efficacy of estradiol for the treatment of depressive disorders in perimenopausal women: a double-blind, randomized, placebo-controlled trial. Arch Gen Psychiatry 58:529-534, 2001 [B]
82) Klysner R, et al: Efficacy of citalopram in the prevention of recurrent depression in elderly patients: placebo-controlled study of maintenance therapy. Br J Psychiatry 181:29-35, 2002 [B]
83) Gasto C, et al: Single-blind comparison of venlafaxine and nortriptyline in elderly major depression. J Clin Psychopharmacol 23:21-26, 2003 [B]
84) Reynolds CF 3rd, et al: Nortriptyline and interpersonal psychotherapy as maintenance therapies for recurrent major depression: a randomized controlled trial in patients older than 59 years. JAMA 281:39-45, 1999 [B]
85) Dowrick C, et al: Problem solving treatment and group psychoeducation for depression: multicentre randomised controlled trial. Outcomes of Depression International Network (ODIN) Group. BMJ 321:1450-1454, 2000 [A]
86) Mynors-Wallis LM, et al: Randomised controlled trial of problem solving treatment, antidepressant medication, and combined treatment for major depression in primary care. BMJ 320:26-30, 2000 [B]
87) Chilvers C, et al: Counselling versus Antidepressants in Primary Care Study Group.: Antidepressant drugs and generic counselling for treatment of major depression in primary care: randomised trial with patient preference arms. BMJ 31;322:(7289)772-775, 2001 [B]
88) Thase ME, et al: Relapse and Recurrence of Depression. A practical approach for prevention. CNS Drugs 4:261-277, 1995 [B]
89) Mulrow CD, et al: Treatment of depression: newer pharmacotherapies. Psychopharmacol Bull 34:409-795, 1998 [B]
90) Kirsch I, et al: Initial severity and antidepressant benefits: a meta-analysis of data submitted to the Food and Drug Administration. Plos Medicine, 5:e45, 2008 [A]
91) 「新規抗うつ薬検討ワーキンググループ」委員会報告. 新規抗うつ薬検討ワーキンググループ, 2008. http://www.jscnp.org/news/081215_kouutsu.pdf [E]
92) Institute for Clinical Systems Improvement: Health Care Guideline: Major Depression in Adults for Mental Health Care Providers, 2002. http:www.icsi.org [B]
93) Furukawa TA, et al: Antidepressant and benzodiazepine for major depression. Cochrane Database Syst Rev (1):CD001026, 2001 [A]
94) Bauer M, et al: Lithium augmentation in treatment-resistant depression: meta-analysis of placebo-controlled studies. J Clin Psychopharmacol 19:427-434, 1999 [A]
95) Januel D, et al: Multicenter double-blind randomized parallel-group clinical trial of efficacy of the combination clomipramine (150 mg/day) plus lithium carbonate (750 mg/day) versus clomipramine (150 mg/day) plus placebo in the treatment of unipolar major depression. J Affect Disord 76:191-200, 2003 [B]

96) Altshuler LL, et al: Does thyroid supplementation accelerate tricyclic antidepressant response? A review and meta-analysis of the literature. Am J Psychiatry 158:1617–1622, 2001 [A]
97) Peet M, et al: A dose-ranging study of the effects of ethyl-eicosapentaenoate in patients with ongoing depression despite apparently adequate treatment with standard drugs. Arch Gen Psychiatry 59:913–919, 2002 [B]
98) Shelton RC, et al: A novel augmentation strategy for treating resistant major depression. Am J Psychiatry 158:131–134, 2002 [B]
99) Hirose S, et al: An open pilot study combining risperidone and a selective serotonin reuptake inhibitor as initial antidepressant therapy. J Clin Psychiatry 63:733–736, 2002 [C]
100) Mahmoud RA, et al: Risperidone for treatment-refractory major depressive disorder: a randomized trial. Ann Intern Med 147: 593–602, 2007 [B]
101) Thase ME, et al: A randomized, double-blind comparison of olanzapine/fluoxetine combination, olanzapine, and fluoxetine in treatment-resistant major depressive disorder. J Clin Psychiatry 68:224–236, 2007 [B]
102) Reeves H, et al: Efficacy of risperidone augmentation to antidepressants in the management of suicidality in major depressive disorder: a randomized, double-blind, placebo-controlled pilot study. J Clin Psychiatry 69:1228–1336, 2008 [B]
103) Hellerstein DJ, et al: Aripiprazole as an adjunctive treatment for refractory unipolar depression. Prog Neuropsychopharmacol Biol Psychiatry 32:744–750, 2008 [B]
104) Rasmussen KG, et al: Antidepressant medication treatment failure does not predict lower remission with ECT for major depressive disorder: a report from the consortium for research in electroconvulsive therapy. J Clin Psychiatry 68:1701–1706, 2007 [C]
105) Shelton RC, et al: Effectiveness of St. John's wort in major depression: a randomized controlled trial. JAMA 285:1978–1986, 2001 [B]
106) Linde K, et al: St John's wort for depression. Cochrane Database Syst Rev (2):CD 000448, 2000 [A]
107) Osser DN: Harvard Psychopharmacology Algorithms Project: Algorithm for the pharmacotherapy of depression. 1996 Feb (revised version 2.71), 2002 [B] http://www.mhc.com/Algorithms/Depression/
108) de Jonghe F, et al: Combining psychotherapy and antidepressants in the treatment of depression. J Affect Disord 64:217–229, 2001 [B]
109) Pampallona S, et al: Combined pharmacotherapy and psychological treatment for depression: a systematic review. Arch Gen Psychiatry 61:714–719, 2004 [A]
110) de Jonghe F, et al: Combining psychotherapy and antidepressants in the treatment of depression. J Affect Disord 64:217–229, 2001 [B]
111) Hirschfeld RM, et al: Does psychosocial functioning improve independent of depressive symptoms? A comparison of nefazodone, psychotherapy, and their combination. Biol Psychiatry 51:123–133, 2002 [B]
112) George MS, et al: Transcranial magnetic stimulation: applications in neuropsychiatry. Arch Gen Psychiatry 56:300–311, 1999 [D]
113) Grunhaus L, et al: A randomized controlled comparison of electroconvulsive

therapy and repetitive transcranial magnetic stimulation in severe and resistant nonpsychotic major depression. Biol Psychiatry 15:324–331, 2003 [B]
114) Leibenluft E, et al: Is sleep deprivation useful in the treatment of depression? Am J Psychiatry 149:159–168, 1992 [D]
115) Parry BL, et al: Can critically timed sleep deprivation be useful in pregnancy and postpartum depressions? J Affect Disord 60:201–212, 2000 [B]
116) Lawlor DA, et al: The effectiveness of exercise as an intervention in the management of depression: systematic review and meta-regression analysis of randomised controlled trials. BMJ 322:763–767, 2001 [A]
117) Babyak M, et al: Exercise treatment for major depression: maintenance of therapeutic benefit at 10 months. Psychosom Med 62:633–638, 2000 [B]
118) Mather AS, et al: Effects of exercise on depressive symptoms in older adults with poorly responsive depressive disorder: randomised controlled trial. Br J Psychiatry 180:411–415, 2002 [B]
119) Babyak M, et al: Exercise treatment for major depression: maintenance of therapeutic benefit at 10 months. Psychosom Med 62:633–638, 2000 [C]

〔尾鷲登志美〕

IV. 回復期治療（継続療法）

a. 薬物療法
1）抗うつ薬の継続期間

早期における抗うつ薬の減量・中止は，再燃の大きなリスクとなる．薬物療法に反応後4～5か月以内に抗うつ薬を中止した場合の再燃率は50～70％で，同時期に抗うつ薬治療を継続した群では0～20％であったという報告[1]や，急性期治療後（回復期）にfluoxetine服薬を12，14，26週間継続した群と継続療法を施行しなかった群との間で再発に有意差を認め，長期間抗うつ薬を継続したほうが再発率が低かったという報告[2]がある．特に寛解後4か月までは再燃の危険が高く，副作用が管理できれば寛解後6か月以上の継続投与が推奨される[3,4][I]．

2）抗うつ薬の種類

わが国で再燃抑制効果が示された抗うつ薬は現在のところセルトラリンのみであるが[5]，メタアナリシスでは，各種抗うつ薬の再発予防効果は同等と報告されている．通常は急性期に有用であった抗うつ薬を継続して用いる．

ECT後はTCA（イミプラミン）による薬物療法下のほうが再燃・再発が有意に少なかったという報告がある[6]．

3）抗うつ薬の投与量

継続期にも急性期と同様の十分用量の抗うつ薬を維持療法期にも用いるべきという見解が主流である[7]．SSRIの登場後，抗うつ薬維持用量が少なくても再発率に差はないとする報告が散見される．例えば，急性期と同用量であれば，citalopram 20 mg/日群と40 mg/日群間で24週継続治療中の再発率に有意差を認めなかったという報告[8]や，反復性大うつ病性障害患者でセルトラリン50 mg/日群および100 mg/日群の両治療群ともにプラセボよりも有意に再発を予防し，用量間の差はなかったという報告[9]がある．一方，citalopramの用量を急性期より減量して維持療法に移った場合には，2年以内に50％が再発したという[10]．

以上から，うつ病治療の維持療法期には，抗うつ薬用量の絶対値よりも，「急性期に用いて有効であった用量を減量しない」という相対的な用量維持が重要である[I].

ただし，薬物療法の副作用はノンアドヒアランス・ノンコンプライアンスにつながりやすいため，急性期では目立たなくとも，体重増加や性機能障害など，遅発性の副作用が生じないか注意が必要である．

4）ベンゾジアゼピン系薬物

急性期治療時に抗うつ薬と抗不安薬や睡眠薬が併用されることが多い．中等度以上の不安もしくは不眠を伴ううつ病を対象とした無作為化比較対照試験のメタアナリシスでは，治療初期（1～2週）にはうつ病評価尺度の得点の改善率が，ベンゾジアゼピン系薬物の併用群で抗うつ薬単剤群よりも有意に高かった．しかし，4～8週目以降ではベンゾジアゼピン系薬物併用による有意差は消失していた[11]．よって，ベンゾジアゼピン系薬物は治療用量内であっても常用量依存となるリスクがあるため，治療4～8週目以降は漸減・中止が望ましい[I].

b. 精神療法

急性期で精神療法が有効であった場合では，8か月間以上精神療法を継続することで有意に再燃・再発を防げたという報告がある[12]．

c. ECT

ECT後の再燃率は高い．これには，ECTを選択する患者に，他法では治療効果の得られにくい患者が含まれていることも一因としてあるだろう．ECT後の継続療法として，薬物療法ではノルトリプチリンおよびリチウムがすすめられる[13]．しかし，薬物療法を施行しても再燃率は高いことが多く，継続ECT療法が必要な場合もある．

d. その他

アルコールなど物質乱用/依存など再発の危険因子となる併存障害にも注意しておく必要がある．

● 文献

1) Prien RF, et al: Continuation drug therapy for major depressive episodes: how long should it be maintained? Am J Psychiatry 143:18–23, 1986 [B]
2) Reimherr FW, et al: Optimal length of continuation therapy in depression: a prospective assessment during long-term fluoxetine treatment. Am J Psychiatry 155:1247–1253, 1998 [C]
3) Reesal RT, et al: Clinical guidelines for the treatment of depressive disorders. II. Principles of management. Can J Psychiatry 46(Suppl 1):21S–28S, 2001 [A]
4) 田所千代子, 他：うつ病患者における再燃・再発の危険因子. 精神医学 42:591–597, 2000 [C]
5) Kamijima K, et al: A placebo-controlled, randomized withdrawal study of sertraline for major depressive disorder in Japan. Int Clin Psychopharmacol 2:1–9, 2006 [B]
6) van den Broek WW, et al: Imipramine is effective in preventing relapse in electroconvulsive therapy-responsive depressed inpatients with prior pharmacotherapy treatment failure: a randomized, placebo-controlled trial. J Clin Psychiatry 67:263–268, 2006 [B]
7) Frank E, et al: Comparison of full-dose versus half-dose pharmacotherapy in the maintenance treatment of recurrent depression. J Affect Disord 27:139–145, 1993 [C]
8) Montgomery SA: A 24-week study of 20 mg citalopram, 40 mg citalopram, and placebo in the prevention of relapse of major depression. Int Clin Psychopharmacol 8:181–188, 1993 [B]
9) Lepine JP, et al: A randomized, placebo-controlled trial of sertraline for prophylactic treatment of highly recurrent major depressive disorder. Am J Psychiatry 161:836–842, 2004 [B]
10) Franchini L, et al: Two-year maintenance treatment with citalopram, 20 mg, in unipolar subjects with high recurrence rate. J Clin Psychiatry 60:861–865, 1999 [C]
11) Furukawa TA, et al: Antidepressant and benzodiazepine for major depression. Cochrane Database Syst Rev (1):CD001026, 2002 [A]
12) Jarrett RB, et al: Preventing recurrent depression using cognitive therapy with and without a continuation phase: a randomized clinical trial. Arch Gen Psychiatry 58:381–388, 2001 [B]
13) Sackeim HA, et al: Continuation pharmacotherapy in the prevention of relapse following electroconvulsive therapy: a randomized controlled trial. JAMA 285:1299–1307, 2001 [B]

〔尾鷲登志美〕

V. 再発予防治療（維持療法）

大うつ病性障害では初回エピソード後に50〜80％の患者で1回以上再発するという報告[1]がある．維持療法の適応対象および期間に関しては，再発のリスクや，大うつ病エピソードの重症度，維持療法下でみられた副作用，患者の好みなど考慮して総合的に判断することをすすめている[1]．

再発のリスクとしては，過去に大うつ病エピソードが複数回あることや，大うつ病エピソードから回復後の気分変調症状の残存などが挙げられている（表9）．

a. 治療同盟の維持と心理教育

再発予防にあたり，良好な治療同盟を継続していくことが大切である．再発の可能性を含めた疾患に関する知識，および各治療法の利点および欠点について，患者および家族などキーパーソンに教育する．急性期では，困惑や焦燥，思考抑制が強い場合や，病識が欠如する場合など，ある程度治療者側

表9 維持療法を考慮する再発の危険因子

- 3回以上の大うつ病エピソードの既往[2]
- 短期間に2回以上の大うつ病エピソード
   過去5年間に2回以上の大うつ病エピソード[3]
   過去2年間に2回以上[4]
- 気分変調症の併存（double depression）[1]
- 重症エピソード（自殺企図，精神病像を伴う）
- 慢性エピソード（2年以上持続）[4]
- 季節性[5]
- 気分障害の家族歴
- 継続療法に対する反応が不良
- 不安傷害の併存[6]
- 物質乱用の問題
- 若年発症[7,8]
- 高齢（65歳以上）[4,9]
- 治療中止を試みた際の再発
- 女性[10]

が治療方針を提案する割合が強いかもしれないが，維持期においては治療者側から一方的に治療方針を打ち出すのではなく，患者自身が治療に参加するかたちが望ましい．コンプライアンスのみならずアドヒアランスの向上に努める診療を心がける．

b. 精神療法

再発には人間関係や社会環境などの心理社会的要因が大きく寄与することが多く，維持期には精神療法が有用である[I]．精神療法は単独もしくは薬物療法との併用により，うつ病の再発に有用であることが，特にCBTにおいて数多く報告されている[11-15]．ただし，精神療法単独での再発予防効果ついて否定的な報告[16,17]もあるため，薬物療法を併用しない場合には注意が必要かもしれない．70歳以上の高齢の大うつ病性障害患者では，2年間の薬物による継続療法のほうが，1か月に1回の精神療法よりも再発予防に有用であったという報告[18]や，60歳以上の反復性うつ病患者では精神療法(対人関係療法)と薬物療法(ノリトリプチリン)を併用したほうが再発率が低く社会適応も良好であったという報告[19]がある．

c. 薬物療法

特に3回以上の大うつ病エピソードを経験している患者に対しては，薬物による数年単位の維持療法が強くすすめられる[2][I]．維持療法における抗うつ薬の有用性(＝再発率の低下，再発予防効果)は，TCA[16,20-22]，SSRI[23-27]，SNRI[28,29]，ミルタザピン[30]などで数多く報告されている．抗うつ薬以外に，リチウム治療下の反復性うつ病患者では自殺リスクが少ないことが報告され[31]，維持療法におけるリチウムの有用性は抗うつ薬と相違なかったという報告がある[32]．リチウム増強療法の奏効後には少なくとも1年以上継続する必要性が示唆されている[33]．

近年のフィンランドで施行されたVantaa Depression Studyでは，MDD患者を5年間追跡したところ，約4割では3回以上の障害エピソードを呈し，維持療法の適応を有していた．しかし，そのうち治療を受けていたのは57％のみで，維持療法の実施を予測していたのは急性期における薬物療法への良好なアドヒアランスであったという[34]．急性期治療でのアドヒアランス形成や薬物選択などがすでに長期治療を左右しているため，急性期から継続・維持治療を見据えての治療戦略が必要である[I]．

維持期においても，抗うつ薬を十分量で使用することが推奨される[5]．しかし，急性期には気にならなかった副作用が継続・維持期に顕在化することもある（性機能障害などがその典型である）．そのため，常に薬物療法の忍容性および安全性を確認する必要がある．アドヒアランス・コンプライアンスに影響しうる副作用があれば減量を考慮するが，その際，再発には十分注意する．

維持療法中にもかかわらず再発した場合に薬物療法面からまず実践できることは，抗うつ薬の増量である．実際に，増量治療戦略に反応することが報告されている[35, 36]．すでに抗うつ薬を最大用量使用している際には，心理社会的背景の吟味とともに診断および併存障害の再評価を行い，増強療法もしくは抗うつ薬の変更など，急性期として治療を行う．

● 文献

1) American Psychiatric Association: Practice guideline for the treatment of major depressive disorder (revision). Am J Psychiatry 157(Suppl):4, 2000 [A]
2) Crismon ML, et al: The Texas medication algorithm project: Report of the Texas consensus conference panel on medication treatment of major depressive disorder. J Clin Psychiatry 60:142–156, 1999 [A]
3) Institute for Clinical Systems Improvement: Health Care Guideline: Major Depression in Adults for Mental Health Care Providers, 2002. http:www.icsi.org [B]
4) Reesal RT, et al: Clinical guidelines for the treatment of depressive disorders. II. Principles of management. Can J Psychiatry 46(Suppl 1):21S–28S, 2001 [A]
5) Thase ME: Long-term nature of depression. J Clin Psychiatry 60(Suppl 14):3–9, 1999 [C]
6) Bakish D: The patient with comorbid depression and anxiety: the unmet need. J Clin Psychiatry 60(Suppl 6):20–24, 1999 [E]
7) Klein DN, et al: Age of onset in chronic major depression: relation to demographic and clinical variables, family history, and treatment response. J Affect Disord 55:149–157, 1999 [C]
8) Kovacs M, et al: A controlled family history study of childhood-onset depressive disorder. Arch Gen Psychiatry 54:613–623, 1997 [C]
9) Beekman AT, et al: The natural history of late-life depression: a 6-year prospective study in the community. Arch Gen Psychiatry 59:605–611, 2002 [C]
10) Mueller TI, et al: Recurrence after recovery from major depressive disorder during 15 years of observational follow-up. Am J Psychiatry 156:1000–1006, 1999 [C]
11) Petersen T, et al: Continuation cognitive-behavioural therapy maintains attributional style improvement in depressed patients responding acutely to fluoxetine. Psychol Med 34:555–561, 2004 [C]
12) Kocsis JH, et al: Continuation treatment of chronic depression: a comparison

of nefazodone, cognitive behavioral analysis system of psychotherapy, and their combination. Psychopharmacol Bull 37:73-87, 2003 [B]
13) Scott J, et al: Use of cognitive therapy for relapse prevention in chronic depression: cost-effectiveness study. Br J Psychiatry 182:221-227, 2003 [B]
14) Klein DN, et al: Cognitive-behavioral analysis system of psychotherapy as a maintenance treatment for chronic depression. J Consult Clin Psychol 72:681-688, 2004 [B]
15) Paykel ES, et al: Prevention of relapse in residual depression by cognitive therapy: a controlled trial. Arch Gen Psychiatry 56:829-835, 1999 [B]
16) Frank E, et al: Three-year outcome for maintenance therapies in recurrent depression. Arch Gen Psychiatry 47:1093-1099, 1990 [B]
17) Perlis RH, et al: Effects of adding cognitive therapy to fluoxetine dose increase on risk of relapse and residual depressive symptoms in continuation treatment of major depressive disorder. J Clin Psychopharmacol 22:474-480, 2002 [C]
18) Reynolds CF 3rd, et al: Maintenance treatment of major depression in old age. N Engl J Med 354:1130-1138, 2006 [B]
19) Lenze EJ, et al: Combined pharmacotherapy and psychotherapy as maintenance treatment for late-life depression: effects on social adjustment. Am J Psychiatry 159:466-468, 2002 [B]
20) Coppen A, et al: Continuation therapy with amitriptyline in depression. Br J Psychiatry 133:28-33, 1978 [C]
21) Prien RF, et al: Drug therapy in the prevention of recurrences in unipolar and bipolar affective disorders. Report of NIMH Collaborative Study Group comparing lithium carbonate, imipramine, and a lithium carbonate-imipramine combination. Arch Gen Psychiatry 41:1096-1104, 1984 [B]
22) Kupfer DJ, et al: Five-year outcome for maintenance therapies in recurrent depression. Arch Gen Psychiatry 49:769-773, 1992 [B]
23) Lepine JP, et al: A randomized, placebo-controlled trial of sertraline for prophylactic treatment of highly recurrent major depressive disorder. Am J Psychiatry 161:836-842, 2004 [B]
24) Montgomery SA, et al: Paroxetine is better than placebo in relapse prevention and prophylaxis of recurrent depression. Br J Psychiatry 8:189-195, 1996 [B]
25) Fanchini L, et al: Fluvoxamine and lithium in long-term treatment of unipolar subjects with high recurrence rate. J Affect Disorder 38:67-69, 1996 [C]
26) Kocsis JH, et al: Psychosocial outcomes following long-term, double-blind treatment of chronic depression with sertraline vs placebo. Arch Gen Psychiatry 59:723-728, 2002 [B]
27) Koran LM, et al: Sertraline versus imipramine to prevent relapse in chronic depression. J Affect Disord 65:27-36, 2001 [B]
28) Rouillon F, et al: Milnacipran efficacy in the prevention of recurrent depression: a 12-month placebo-controlled study. Milnacipran recurrence prevention study group. Int Clin Psychopharmacol 15:133-140, 2000 [B]
29) Simon JS, et al: Extended-release venlafaxine in relapse prevention for patients with major depressive disorder. J Psychiatr Res 38:249-257, 2004 [B]
30) Thase ME, et al: Efficacy of mirtazapine for prevention of depressive relapse:

a placebo-controlled double-blind trial of recently remitted high-risk patients. J Clin Psychiatry 62:782–788, 2001 [B]
31) Guzzetta F, et al: Lithium treatment reduces suicide risk in recurrent major depressive disorder. J Clin Psychiatry 68:380–383, 2007 [A]
32) Cipriani A, et al: Lithium versus antidepressants in the long-term treatment of unipolar affective disorder. Cochrane Database Syst Rev (4):CD003492, 2006 [A]
33) Bschor T, et al: How long should the lithium augmentation strategy be maintained? A 1-year follow-up of a placebo-controlled study in unipolar refractory major depression. J Clin Psychopharmacol 22:427–430, 2002 [B]
34) Holma IA, et al: Maintenance pharmacotherapy for recurrent major depressive disorder: 5-year follow-up study. Br J Psychiatry 193:163–164, 2008 [C]
35) Schmidt ME, et al: Treatment approaches to major depressive disorder relapse. Part 1: dose increase. Psychother Psychosom 71:190–194, 2002 [B]
36) Fava M, et al: Treatment approaches to major depressive disorder relapse. Part 2: reinitiation of antidepressant treatment. Psychother Psychosom 71:195–199, 2002 [B]

〔尾鷲登志美〕

VI. 治療の終結

　薬物療法を終結することになった場合，抗うつ薬とベンゾジアゼピン系薬物では退薬(離脱)症候が生じることがあるため，数か月かけて漸減中止とする．
　患者と家族に再燃・再発の可能性があることを説明し，その際に起こりうる症状を説明し，再燃・再発の初期に治療が再開できるようにする[1]．

● 文献

1) Kupfer DJ, et al: The advantage of early treatment intervention in recurrent depression. Arch Gen Psychiatry 46:771-775, 1989 [C]

（尾鷲登志美）

第 3 章

治療法の解説

I. 薬物療法

A 選択的セロトニン再取り込み阻害薬(SSRI)

a. SSRIの種類と特徴

　現在(2009年)日本で使用できる選択的セロトニン再取り込み阻害薬(selective serotonin reuptake inhibitor; SSRI)は，フルボキサミン，パロキセチンおよびセルトラリンである．いずれもうつ病，うつ状態に適応をもつが，これらが有効なのは単極型のうつ病，うつ状態であり，双極性障害のうつ病相に対しては効果が劣り，かつ症状を不安定化し躁転を起こすリスクもある．本稿の記述は，単極性のうつ病を対象としている．

　SSRIは，その名の通り薬理作用がセロトニン再取り込み阻害作用にほぼ限局し，ノルアドレナリン再取り込み阻害作用はないか極めて弱く，三(四)環系抗うつ薬と異なり，抗コリン作用，抗ヒスタミン作用，抗ノルアドレナリン作用をほとんどもたない．このような薬理学的特性を共有する薬物は，その化学構造の如何によらず，臨床効果と副作用の特性をある程度共有するものと考えられる．SSRI同士の臨床特性の微妙な違いには，セロトニントランスポーターへの結合親和性の差異，他の神経伝達物質のトランスポーターや受容体へのわずかな作用の有無などの薬力学的差異と，吸収や代謝などの薬物動態学的差異が関与していると推定される．

　表10に各種抗うつ薬とともに現在日本で使用されているSSRIを示した．

表10 抗うつ薬の種類と特徴

種類	名称	用量 (mg/日)	半減期 (時間)	主作用	抗コリン	鎮静・眠気	起立性低血圧	心毒性	けいれん	悪心嘔吐	性機能障害	体重増加
三環系												
3級アミン	イミプラミン	25〜200	14	NRI>SRI	++	++	++	++	+	−	+	+
	クロミプラミン	50〜225	21	NRI=SRI	++	++	++	++	+	+	++	+
	アミトリプチリン	30〜150	15	NRI>SRI	++	++	++	++	+	−	+	++
	トリミプラミン	50〜200	24	NRI	++	++	++	++	+	−	?	+
	ロフェプラミン	20〜150	27	NRI	+	+	+	+	+	−	?	−
	ドスレピン	75〜150	14	NRI>SRI	++	++	++	++	+	−	?	+
2級アミン	ノルトリプチリン	30〜150	27	NRI	+	+	+	++	+	−	+	−
ジベンゾキサゼピン	アモキサピン	25〜300	30	NRI, D_2	+	+	+	++	+	−	−	+
四環系	マプロチリン	30〜75	46	NRI	+	+	+	++	++	−	−	+
	ミアンセリン	30〜60	18	α_2, 5-HT_2, NRI	+	++	+	+	+/−	−	−	+
	セチプチリン	3〜6	24	α_2, 5-HT_2, NRI	+	++	+	+	+	−	−	+
トリアゾロピリジン	トラゾドン	75〜200	7	NRI<SRI, 5-HT_2	+	++	++	+	+/−	+	−	+
NaSSA	ミルタザピン	15〜30	32	α_2, 5-HT_2, 5-HT_3	−	++	−	+/−	−	−	−	++
SSRI	フルボキサミン	50〜150	9〜14	SRI	−	−	−	−	−	++	++	−
	パロキセチン	10〜40	15	SRI	−	−	−	−	−	++	++	−
	セルトラリン	25〜100	22〜24	SRI	−	−	−	−	−	++	++	−
SNRI	ミルナシプラン	30〜100	8	NRI=SRI	−	−	−	−	−	+	+	−
	デュロキセチン	20〜60	12	NRI=SRI	−	−	−	−	−	++	++	−
ベンザミド	スルピリド	50〜300	6〜15	D_2	−	+	−	−	−	−	−	+

NRI：ノルアドレナリン再取り込み阻害作用，SRI：セロトニン再取り込み阻害作用，α_2：α_2受容体阻害作用，5-HT_2：セロトニン2受容体阻害作用，5-HT_3：セロトニン3受容体阻害作用，D_2：ドーパミン受容体阻害作用
[文献3および文献4に基づいて作表]

b. 標的症状と治療効果
1) うつ病エピソード

　単極性のうつ病エピソードに対するSSRIの効果は確立している．プラセボを対象とする無作為化比較対照試験(randomized controlled trial; RCT)のメタアナリシスによれば，治験参加者のうち数週(大部分は6〜8週)の試験期間中に改善反応(response；多くの場合，抑うつ症状スコアの半分以下への減少と定義される)がみられる割合は，SSRI群が大部分を構成する新規抗うつ薬群で51%であり，プラセボ群では32%であった[1]．なお，新規抗うつ薬群の残る49%は，この期間には症状半減には至らないか，または試験から脱落する．

　従来の三(四)環系抗うつ薬と効果を比較すると，数週の治験期間中に抑うつ症状を半減するものの割合は，SSRI群が大部分を構成する新規抗うつ薬群で54%であり，従来の抗うつ薬群でも同じく54%であったので，まったく同等の効力をもつと考えられる[1]．SSRI群との比較を，第一世代の三環系，第二世代の三環系，四環系あるいはトリアゾロピリジン系の間に絞った分析でも，SSRIはいずれの種類の抗うつ薬と比べても同等の効果を示していた[1]．改善反応の割合が，抗うつ薬群で50〜65%程度であり，プラセボ群で25〜30%程度であることや[2,3]，SSRIの効果が三環系や四環系と同等であることは，他の解析にも共通している[5,6]．

　数週間の試験期間中に寛解(通常Hamiltonうつ病評価尺度で7点以下またはそれと同等程度までの改善と定義される)に達する割合は，改善反応の割合よりいくらか下がり，薬物を使用した場合に35〜50%であり，プラセボでは25〜35%である[3]．

　SSRIの間では，効果や有効性(efficacyやeffectiveness)における明瞭な差は認められていない[7]．セルトラリンがfluoxetineよりも，あるいはescitalopramがcitalopramよりも，効果に勝るとするメタアナリシス[7]があるが，差はわずかである．総じてSSRI同士の間では効果に臨床的に意味のあるほどの差はないとみられる[3,8]．

2) 軽症うつ病エピソード

　うつ病エピソードの定義を満たさないほどの軽度の抑うつ状態や最軽症のうつ病エピソードは，抗うつ薬を処方しなくても改善する率が少なくない[9,10]．プラセボ対照試験でメタアナリシスを行うと，治療開始時のHamiltonうつ

病評価尺度が高いほどプラセボとの差が顕著となり，低いほど差が少なくなるとも報告されている[11]．感情表現や行動様式が異なる日本では，Hamilton評価尺度の得点をそのまま移しにくいが，軽度抑うつ状態や最軽症のうつ病エピソードでは，抗うつ薬の有効性は中等症ほどには明確ではないと考えられる．

しかし，軽うつ状態が長期間持続する気分変調症に対しては抗うつ薬の効果は実証されている[1,12]．また，うつ病エピソードの既往がある場合には，ごく軽度の抑うつ状態に対しても，抗うつ薬の使用は推奨される[2]．抗うつ薬の有効性を決めるのは，症状の軽重だけでなく，抑うつ症状の性質にもよる．

3) 重症エピソード

重症うつ病エピソードに対してもSSRIは有効である[13]．しかし，その効果は三環系に比べて弱いのではないかという臨床的印象が指摘されている[14]．実際，入院重症例においては，三環系（クロミプラミン）はSSRI（citalopramおよびパロキセチン）よりも有効性が高いとする研究がある[15,16]．メタアナリシスでも，うつ病入院例の治療では三（四）環系抗うつ薬がSSRIに有意に勝るという結果を示したものがある[5]．しかし，入院例ではなくHamilton評価尺度の高い患者を対象とすると，三（四）環系抗うつ薬とSSRIの有効性に違いを認めていない[5]．他方で，重症例においてもSSRIと三環系の効果は同等とする報告も少なくなく[13]，さらにはSSRIのescitalopramが他のSSRIや三（四）環系抗うつ薬と比べて重症例に有効であるという分析もあって[17]，研究結果と見解が分かれている．

重症例に関する研究結果が一定しない要因の1つには，重症度の定義が一定していないという問題もある．重症うつ病の指標として，入院，Hamilton評価点，機能障害レベル，病型（メランコリー症状や精神病症状の有無）などのさまざまな指標が用いられている．Hamilton評価尺度は頻用されるが，これは重症度を誤って評価する可能性が指摘される．不安感の強い患者は多くの自覚的症状を訴え，他方で重篤なうつ病患者の中には，自発的には症状を訴えない者もいるからである．

副作用の項で述べるように，SSRIは三（四）環系とは副作用プロフィルが異なり，忍容性（tolerability）に優れている．副作用面における特徴は重症例においても変わりがない[13]．個々の重症例におけるSSRIの意義は，作用と副作用の両面を勘案して判断する必要がある．

4) メランコリー症状の有無

メランコリー症状を伴ううつ病に対してもSSRIは有効である[13]．メランコリー症状を伴う群のみでプラセボに有意に勝り，伴わない群ではプラセボと差がないという報告からみると[18]，メランコリー症状の存在は，より積極的な適応の指標となるかもしれない．三環系との優劣比較においては，重症例全般と同様に見解が分かれている[3]．

5) 精神病症状を伴う重症うつ病

精神病症状を伴う重症うつ病に対象を絞った治療研究は意外に少ない．最近のSSRIと三(四)環系を含む10本の比較的小規模の研究をもとにしたメタアナリシスによると，抗うつ薬と抗精神病薬の併用が，抗精神病薬単独に優位に優越し，抗うつ薬単独に優越する傾向を認めている[19]．SSRIのfluoxetineをオランザピンと併用すると有効だが，オランザピン単独ではプラセボに優越しなかったという報告がある[20]．この研究ではfluoxetine単独群は設定されていない．

6) 気分変調症

気分変調症に対してもSSRIは有効である．メタアナリシスによれば，12週間以内の治療期間において，抑うつ症状の半減した症例は，プラセボ群の37%に対し，SSRI服用者が大部分を構成する新規抗うつ薬群で59%，三環系抗うつ薬を用いた群でも同じく59%であった[1]．したがって，SSRIは気分変調症に対しても有効であり，その効果は三環系抗うつ薬と同等である[1,12]．副作用による脱落は，新規抗うつ薬群で4%，三環系抗うつ薬群では9%であり，前者で有意に少ない[1]．

7) 持続療法・維持療法

抗うつ薬は，うつ病の再燃(今回エピソードの再増悪)予防のための持続療法および反復性うつ病の再発(完全回復後の新エピソードの出現)予防のための維持療法にも有効である．三環系抗うつ薬および新規抗うつ薬を対象とした最近のメタアナリシスでは，6か月から36か月にわたる持続・維持療法において，再燃・再発はプラセボ群では41%であるのに対し，抗うつ薬使用群では18%であり，薬物使用は再燃・再発を有意に減少させることを示してい

る[21]. この効果に，三環系と新規抗うつ薬の間に差はみられない．脱落率は抗うつ薬がプラセボ群よりもわずかに高かった（18%対15%）．別のメタアナリシスでも，プラセボ群では24週以内にうつ状態が再燃する割合が35%であるのに対し，SSRI群では10%であった[1].

8) うつ病・うつ状態以外の適応

フルボキサミンは強迫性障害と社会不安障害に，パロキセチンは強迫性障害とパニック障害に，セルトラリンはパニック障害に認可された適応をもっている．臨床的な標的症状は，全般性不安障害，摂食障害，慢性疼痛，チック，抜毛症，心的外傷後ストレス障害（PTSD）などに広がっている．

c. 副作用

副作用の発現に細心の注意を払い，適切に対応することは，患者の服薬コンプライアンスを高め，よりよい治療効果につなげるための要点の1つである．頻度の高い副作用については，投与開始に先立ってわかりやすく解説し，生じた場合にとりうる対応についてもよく説明しておく．あらかじめ説明されていれば，それが生じた場合にも患者は比較的冷静に対処できることが多い．

副作用は治療開始直後に出現することもあれば，治療用量に達してから初めて出現することもあり，またうつ病症状が改善したのちに顕在化することもある．治療経過に沿って注意深く副作用の発現を見守り，早期に把握して，薬剤の変更や副作用に対する治療などの適切な対処方法をとらなければならない．副作用が軽微であれば，それが重大な結果をもたらさないことを説明し，副作用に伴う心理的不快感を和らげれば，そのまま処方を継続できることもある．

1) 副作用全般の三（四）環系抗うつ薬との比較

副作用全般の比較には，無作為化比較対照試験（RCT）からの脱落率が指標となる．SSRIは第一世代の三環系と比べ，数パーセント程度の比較的小さな違いではあるが，有意に脱落率が低いか[5,22,23] 低い傾向を示す[1]．第二世代の三環系と比べても，有意に低いか[23] 低い傾向を示す[1,22]．四環系とSSRIは脱落率に違いはない[1,22,23]．

脱落率は，副作用による脱落の他に改善の欠如とプロトコール違反による脱落を含んでいる．副作用による脱落率に限ってみても，SSRIは第一世代

の薬物と比べると，数パーセントの違いではあるが有意に低い値を示す[1,5]．第二世代の三環系や四環系と比べても低い傾向にはあるが有意差には達しない[1]．すなわち，治療中断に至る耐え難い副作用の発現が第一世代の三環系と比べると少なく，第二世代の三環系や四環系とは同等である．

SSRIは，治療の全体的な受容性(acceptability)や忍容性(tolerability)において，第一世代三環系と比べると優越しているが，第二世代三環系や四環系と比べると明瞭な優越性は認めない．ただし，これらの結論を導く基礎データとなる二重盲検比較試験は，数週間という短い期間の観察であることは留意しておくべきである．治療初期に生ずるSSRIの副作用は治療継続するうちに消失ないし減少することが多く[24]，対照的に三環系の副作用は消失しにくいので[25]，長期間にわたって服用する場合にはSSRIのメリットは増加すると予想される[26]．

SSRIと三(四)環系の副作用の違いは，その頻度以上にそのプロフィルにある．SSRIは，主作用のセロトニン再取り込み阻害作用以外の薬理作用がほとんどなく，三(四)環系には認める抗コリン作用，α_1受容体遮断作用，抗ヒスタミン作用，キニジン様作用がない．このため，三(四)環系抗うつ薬により生ずる過剰鎮静，中枢性抗コリン作用，末梢性抗コリン作用，心血管系の副作用を生じない．けいれん閾値を下げず，心刺激伝導系に対する影響もない．これらの薬理学的特徴から大量服薬の際の安全性において三(四)環系より優れている．

SSRIには以下に述べるような副作用があり，その多くは中枢や末梢におけるセロトニン再取り込み阻害作用に由来している．SSRIの副作用は，いずれの薬物も類似しているが，個々の薬物によってわずかに性質が異なることが指摘されている[7]．

2) 消化器系

悪心，嘔吐，下痢，食欲不振などの消化器症状が最も頻度の高い副作用である．悪心は20％程度の患者に出現し，時には嘔吐を伴う．投与初期に出現することが多く，継続して服用すると2～3週以内にしだいに消失することが多い．出現は用量依存的であり，初期用量を少なくすると出現率を下げられる．悪心や嘔吐に対しては制吐薬を併用するという対策もある．SSRIによって若干頻度がことなり，吐気はフルボキサミンが[3]，下痢はセルトラリンが[7]高いことが報告されている．

3）不眠と眠気

SSRI により不眠をきたす患者が存在する．この不眠に対し，トラゾドンが有効であるといわれる[2]．SSRI は三(四)環系抗うつ薬と異なり鎮静作用がないので出現は少ないが，眠気を訴える患者もいる．

4）頭痛

投与初期に片頭痛と筋緊張性頭痛を増悪させるが，服用を続けると 2～3 週のうちに軽減し消失するとされる[2]．

5）体重増加

三環系ではしばしば生ずる体重増加は，SSRI では不明瞭である．SSRI の中でも薬物によって体重に対する効果が異なることを示唆され，パロキセチンに体重増加が多いという報告がある[3,7]．

6）焦燥感，自殺念慮，activation syndrome

服用初期に，一過性に不眠，不安，いらいら感が出現することがあることは，三(四)環系抗うつ薬時代から知られ，jitteriness syndrome と呼ばれることがあった[27]．SSRI でも焦燥感や落着きなさが増悪したり新たに出現したりすることがあるが，服薬を継続すると軽減することも多い[2]．

SSRI が，自殺念慮を発現し自殺行動を促進する可能性については，fluoxetine に関する最初の報告以来，重大な関心が寄せられてきている．特に，青少年におけるうつ病臨床試験の集計から，パロキセチンはプラセボに勝る効果が証明されず，自殺企図，自殺念慮や自傷行為などを含む情動不安定の出現頻度がプラセボに比べ 1.5～3.2 倍に増加するという報告は大きな論議を呼んだ[28]．英国ではこれを受けて，2003 年に 18 歳未満のうつ病患者への使用は禁忌とし，日本の規制当局も同年これにならった．米国食品医薬品局（FDA）は，同様の報告[29]を受けて 18 歳以下の未成年への抗うつ薬の使用はリスクとベネフィットを慎重に考慮するよう 2004 年に警告を発した．

FDA は，2007 年には，18～24 歳の青年に対しても自殺のリスクを増加させることを追加した．FDA の資料によれば，SSRI による自殺念慮と自殺企図のリスクは年齢が進むと下降し，18 歳以下ではプラセボに対し増加させ，18～24 歳でもその傾向があるが，それ以上ではプラセボと同等となり，64 歳

以上になると明らかに減少している[30]．日本では，パロキセチンへの禁忌は2006年に解除されたが，18歳未満のうつ病への投与は適応を慎重に検討することという警告がつき，またパロキセチンを含むすべての抗うつ薬についてFDAの警告に倣って24歳以下には慎重な投与を求めている．

ごく最近の児童青年期のうつ病，強迫性障害，不安障害を対象とした27本のプラセボ対照試験をすべてまとめたメタアナリシスでは[31]，自殺既遂例の増加はないが，自殺念慮と自傷行動がわずかだが増加することが示唆されている．しかし，この増加は疾患別に解析すると認められなかった．児童青年に限定せず無作為化比較対照試験（RCT）における自殺既遂例を調べた報告では，SSRIと他の抗うつ薬およびプラセボの間に自殺の頻度に有意差はなく，また自殺の手段にも差異はみられていない[32]．しかし，別のメタアナリシスでは[33,34]，自殺完遂例を増加させることはないが，自殺関連ないし自傷行動がプラセボ群に比べてわずかに増加することが示唆されている．

一方，臨床調査[35]からは，自殺関連行動は初診前の1か月間に最も高く，治療開始とともにしだいに低下し，このパターンは成人でも児童青年期例でも変わらず，かつSSRIでも三（四）環系抗うつ薬でも同様であることが示されている．また，青少年に対するSSRIを主体とする抗うつ薬処方量の増加は自殺率の低下と関連するという報告[36]があり，逆に青少年へのSSRI使用に警告が出て以来，SSRIの使用量が下がり自殺はかえって増加したことを示唆する報告[37]もある．SSRIには全般的な抗うつ効果という利点とともに，一部の症例における自殺念慮の増加というリスクがあるのかもしれず，特に青少年へ使用する際にはきめ細かい経過観察が必要である．

SSRIと自殺の関連の討論の過程で，抗うつ薬によって誘発される症状増悪が注目されるようになった．不安，焦燥感，パニック発作，不眠，易刺激性，敵意，攻撃性，衝動性，アカシジア，軽躁などが含まれる．これらを"activation syndrome（賦活症候群）"と呼ぶことがあるが，多種多様な症状と状態を含んでいて，その性質は一概には論じにくい．しかし，これらの症状増悪は，潜在的に双極性の素地をもつうつ状態に抗うつ薬が加わって生じる薬物誘発性の混合状態であろうという見解[38]は，少なくとも一部の症例における症状増悪の背景として注目される．日本では2009年にすべての抗うつ薬の添付文書が改訂され，抗うつ薬服用時の症状増悪について注意を促し，自殺企図の既往や自殺念慮をもつ患者だけでなく衝動性の高い併存障害を有する患者に対しても，慎重に使用することを求めている．

7) 躁転

　SSRIによる治療中に躁病エピソードや軽躁病エピソードが誘発されることがある．双極性障害の家族歴が存在する場合，既往に過活動期の疑われる場合，病前性格に循環気質の要素の強い場合などは特に注意して症状の変化を観察する．SSRIは三環系と異なり躁転は少なくプラセボと同等であって[39]，双極性障害に投与しても三環系と比べて安全であるとされるが[40]，必ずしもそうではないことを示唆する報告[41,42]もある．

8) 錐体外路症状

　SSRIによって，アカシジア，パーキンソン症状，ジストニア，ジスキネジアなどの錐体外路症状が頻度は少ないが出現することがある[43]．

9) 性機能障害

　男性において勃起障害，射精遅延や射精不能，両性において性欲低下とオルガスム障害が出現する．性機能障害は抗うつ薬すべてに出現するがSSRIにおいて頻度が高い[44]．SSRIでも薬物によって出現頻度が異なり，パロキセチンがいくらか高いことを示唆する解析がある[3,7]．性機能障害はうつ病の症状としても出現するので，鑑別に注意を要する．

　うつ病症状全体が重篤である際には，この副作用は顕在化しにくく，軽症例または回復期や回復後の維持療法期間に問題となる．問題となれば，経過をみるとともに，治療薬の減量やSSRIから他の抗うつ薬への変更を考慮する．米国のガイドライン[2]では，勃起障害に対する薬物治療としてシルデナフィル，ヨヒンビン，ネオスチグミンを，オルガスム障害に対してシルデナフィル，シプロヘプタジン，アマンタジンを例示している．

10) セロトニン症候群

　中枢セロトニン活動亢進によって生ずるもので，SSRIとMAO阻害薬を併用すると生ずるリスクが高いので，両者の併用は禁忌である．SSRI単独でも生じうる．セロトニン作動薬の投与開始や増量に際して生じ，精神状態の変化(不安，焦燥，錯乱，興奮など)，神経症状(ミオクローヌス，反射亢進，振戦，協調運動障害など)および自律神経・身体症状(発熱，発汗，悪寒，下痢など)をおもな臨床症状とする．

表 11 セロトニン症候群の診断基準(Sternbach による)

A. セロトニン作動薬の投与開始や増量に一致して,次の症状のうち少なくとも3つを認める.
　1) 精神状態の変化(錯乱,軽躁)
　2) 焦燥
　3) ミオクローヌス
　4) 反射亢進
　5) 発汗
　6) 悪寒
　7) 振戦
　8) 下痢
　9) 協調運動障害
　10) 発熱
B. 他の病因(例えば感染,代謝疾患,精神作用物質乱用やその離脱)が否定される.
C. 上記の症状と徴候の出現に先立って抗精神病薬の投与開始や増量が行われていない.

〔文献 45 に基づいて作成〕

Sternbach の診断基準[45]を表 11 に示す.国外の MAO 阻害薬併用例では死亡例も報告されている.発症した場合には,セロトニン作動薬を中止すればほとんどの例では 1〜2 日以内に症状は消失する.血中濃度と相関して軽度のセロトニン症候群症状が出現するという報告があることから[46],典型的症状の出そろう重症例は少なくても,軽症例や不全例は少なくない可能性がある.

11) 悪性症候群

SSRI が単独で典型的な悪性症候群を起こすことはまれであるが,見落とせば致命的となる.抗精神病薬と併用された場合には,それ単独よりも生じやすくなる可能性がある[47].症状は,高熱,錐体外路症状(筋強剛,ジストニア,不随意運動),自律神経症状(発汗,頻脈,血圧上昇),意識障害などである.検査所見としては,血中クレアチンホスホキナーゼ(CPK)やミオグロビンの上昇,白血球増加などが重要である.

治療は抗精神病薬による悪性症候群の場合と同様に,直ちに薬物を中止するとともに,バイタルサインを継時的にチェックし,十分な輸液とダントロレンの投与を開始する.

12）中断症候群（discontinuation syndrome）

急激な中断によって生ずることが多いが，減量によって生ずることもある．症状は，平衡障害（めまい，ふらつき），胃腸症状（悪心，嘔吐），感冒様症状（倦怠感，悪寒，筋肉痛），感覚障害（知覚過敏，しびれ感），睡眠障害（不眠，悪夢），精神症状（不安，焦燥，過敏など）などである．これらの症状が薬物の減量・中止後1週間以内に出現し，その発現が他の要因では説明がつかず，通常は重篤でなく，持続期間も2週以内であり，再服薬によって消失するなどの特徴を示せば，中断症候群が疑われる[48, 49]．

半減期の短い薬物において生じやすい．fluoxetine，セルトラリンまたはパロキセチンを服用中の寛解患者を対象として，二重盲検で行ったプラセボへの置き換え試験によれば，5〜8日間のプラセボ期間中に退薬関連症状が出現したのは，パロキセチンとセルトラリン群のみであり，半減期が長い（数日）fluoxetine では出現していない[50]．パニック障害の二重盲検比較試験を利用した調査では，プラセボの14%に対しパロキセチンでは35%に認めている[51]．

対策の基本は，治療中は飲み忘れや自己中断を避けるように患者によく説明すること，および減量・中止の際は段階を踏んでゆっくり行うことである．減量・中止の過程で中断症候群が生じた場合には，軽度ならば経過観察し，症状が強ければ服薬をいったんもとに戻す．

13）妊娠中の服用の安全性

胎児が薬剤に曝露されることによる毒性作用は，子宮内胎児死亡，形態学的催奇形性，胎児成長障害，行動催奇形性および新生児毒性の5つに分類される[52]．

フルボキサミン，パロキセチン，セルトラリンの催奇形性や妊娠への影響を調べたコホート研究[53]によれば，SSRI 服用妊婦は催奇形性因子非曝露妊婦と比較して，重大な奇形の頻度や，流産，死産，早産の発生率に増加は認められていない．出生体重と出産週数も両群で同等であった．しかし，最近のコホート研究[54]では，奇形や成長遅延はみられないが，平均0.9週出産が早まり，体重が平均175g軽く，第3期に服用していると Apgar スコア平均0.29点低くなることが観察されている．別の研究でも，妊娠後期の服用は，Apgarスコアの軽度の低下とセロトニン症候群様症状の出現と関連すると報告されている[55]．大規模な症例対照研究[56, 57]では，SSRI は催奇形性を全体として

増加させることはないが,一部の奇形をわずかに増加させる可能性が示唆されている.

また,妊娠後期にSSRIを服用した場合に,新生児に肺高血圧の頻度をわずかだが増加させるという報告[58]がある.SSRIを使用していた妊婦から生まれた新生児が中断症候群を呈するという報告[59]がある.

行動催奇形性に関しては,出生前に三環系抗うつ薬あるいはfluoxetineに曝露された子供の知能,言語能力,気質,気分,活動レベル,注意散漫性などは,対照群と比較して差異を認めていない[60].

胎児への潜在的なリスクを考慮すると妊娠中は投与しないことが望ましいが,うつ病の増悪や再燃は妊娠の継続を危うくすることもある.使用による潜在的リスクと不使用による症状の増悪や再燃・再発のリスクを勘案して判断する.使用する場合には,医師は慎重になり,投与量が控え目になりやすい.しかし,妊娠中には,肝代謝の亢進と分布容量の増加が生ずるため,一般的には血中濃度を保つためには投与量を増やさなければならない.

授乳婦がSSRIを服用すると母乳中にSSRIとその代謝産物が分泌される.そのため,授乳中の女性には投与しないことが望ましく,投与する際は授乳を避ける.なお,一般的には,乳児が母乳を通して摂取する量は極めて微量であり,乳児の血中濃度は母体と比べ低い[61].

d. 薬物代謝と薬物相互作用

フルボキサミンは,経口で速やかに吸収され,半減期は十数時間である.肝臓でおもに酸化的脱メチル化により代謝される.代謝にはおもにCYP2D6が関与する.血漿蛋白結合は80%程度であり,95%以上が蛋白結合する他のSSRIと比べると少なく,併用薬物との競合による結合率の変化は少ない.セロトニン症候群誘発のリスクのためモノアミン酸化酵素阻害剤との併用は禁忌,代謝を阻害して心室性不整脈などを生ずる恐れがあるためピモジド,チザニジン(テルネリン®)との併用は禁忌,同じ理由でシサプリドとの併用は原則禁忌である.

パロキセチンは,経口で速やかに吸収され,半減期は十数時間であり,肝臓でおもにCYP2D6によって代謝される.パロキセチン自身がCYP2D6の阻害作用をもつため,服用量の増加とともに代謝の遅延が生じ,血中濃度が非線形に増加する.血漿蛋白結合は95%程度である.相互作用のため,モノアミン酸化酵素阻害剤およびピモジドとの併用は禁忌である.

表 12　SSRI のチトクローム P450(CYP)阻害作用

	CYP1A2	CYP2C19	CYP2D6	CYP3A4
阻害作用				
フルボキサミン	強い	強い	弱い	中等度
パロキセチン	弱い	弱い	強い	弱い
セルトラリン	弱い	弱い	弱い	弱い
代謝される おもな薬物	三環系抗うつ薬 (3 級アミン) プロプラノロール テオフィリン カフェイン	三環系抗うつ薬 (3 級アミン) オメプラゾール	三環系抗うつ薬 ハロペリドール リスペリドン チオリダジン プロプラノロール	アルプラゾラム トリアゾラム ジアゼパム クロナゼパム イミプラミン カルバマゼピン テルフェナジン アステミゾール

〔文献 62-67 に基づいて作表〕

　セルトラリンは，経口で速やかに吸収され，半減期は約 24 時間であり代謝には CYP2C19，CYP2C9，CYP2B6，CYP3A4 などいくつかの酵素が関与しており，多代謝経路を示す．血漿蛋白結合 98％程度である．相互作用のため，モノアミン酸化酵素阻害剤およびピモジドとの併用は禁忌である．

　SSRI は肝臓のチトクローム P450(CYP)のいくつかのイソフォームを阻害する[62-67]．表 12 に，フルボキサミン，パロキセチンおよびセルトラリンの CYP 阻害作用と影響を受けるおもな薬物を示した．

　フルボキサミンは，CYP1A2，CYP2C19 および CYP3A4 に対して明らかな阻害作用がある．ある程度の CYP2D6 に対する阻害作用も認める[62,66]．CYP1A2 と CYP2C19 は，イミプラミン，アミトリプチリン，クロミプラミンなどの 3 級アミン三環系抗うつ薬の脱メチル化に関与するので，併用するとそれらの抗うつ薬の代謝が阻害される．また多くの抗不安薬や睡眠薬(アルプラゾラム，ジアゼパム，ミダゾラム，トリアゾラムなど)が CYP3A4 で代謝されるので，これらが併用された場合には，その代謝が遅れる[62,66]．

　パロキセチンは強力な CYP2D6 阻害作用を有する．イミプラミン，クロミプラミン，アミトリプチリン，ノルトリプチリンを含む多くの三環系抗うつ薬の水酸化には CYP2D6 が関与するので，それらと併用するとそれらの抗うつ薬の血中濃度が増加する[62,66]．また，CYP2D6 は多くの抗精神病薬(ハロペリドール，レボメプロマジン，リスペリドンなど)の代謝にも関与す

るので，これらの抗精神病薬と併用するとその代謝が遅延する[62,66]．

セルトラリンは，CYP2D6 を含むいくつかの酵素の阻害作用をもつが，比較的軽度である．

CYP には遺伝的多型性が存在し，CYP2D6 では白人の 5～10％が poor metabolizer であるが，東洋人では 1％以下である[63-65]．しかし，東洋人の平均 CYP2D6 活性は白人の平均よりも低く，このため東洋人では抗うつ薬の投与量が少なくて済むのかもしれない[64,65]．

CYP2C19 にも遺伝的多型性が存在し，日本人の 18％が poor metabolizer であり，標準投与量でも代謝が遅れて作用が増強する可能性がある[68]．

e. 実際の治療法

薬物療法導入のために，うつ病と抗うつ薬について説明することは，必要欠くべからざる重要な治療行為である．疾患と薬に関する説明が，コンプライアンスを高め，ひいては治療成功率を高めることは実証されている．プライマリケアにおける診療で，トレーニングを受けた看護師による適切な説明があると，12 週間目の治療継続率は 63％となり，ない場合の 39％に比較して有意に高くなる．説明冊子を渡しただけではこの効果はない[69]．

適切な通院間隔に関する実証的な研究はないが，症状の把握，治療効果と副作用のチェック，服薬遵守の向上および自殺リスク軽減のために，治療初期には毎週の通院が望ましい[2,7]．

1）薬物選択

それぞれの SSRI の間に抗うつ効果の程度に臨床的に意味のある差異はないと考えられる[3,7]．副作用も基本的には同様であるが，焦燥感，眠気，性機能障害，体重変化などの出現頻度には，多少の違いがある可能性がある．体重増加と性機能障害と中断症候群はパロキセチン[3,7]が，吐気はフルボキサミン[3]が，下痢はセルトラリン[7]が，比較するとわずかに高いという報告がある．これらの副作用特性および半減期や薬物相互作用などの薬物動態学的な違いは，薬物選択の着目点となる．

2）投与量

三環系が治療用量への増量に日数を要するのに対し，SSRI は 2～3 日内の治療用量への増量や治療用量からの開始が可能ともいわれるが[70]，日本では，

悪心などの副作用をできるだけ避けるために少量から開始し，漸次治療用量にまで増量する漸増法が一般的である．

　三環系抗うつ薬がしばしば治療用量以下で処方されやすいことに比べ，SSRIは適正な治療用量で処方される傾向が，欧米の，特にプライマリケア医に認められる[70]．SSRIの投与量あるいは血中濃度と抗うつ効果との関係は十分には判明していない[2,3]．中等量で反応がみられない場合に，そのままの投与量の継続と増量を比較すると，必ずしも増量が有効とはいえないという報告[71]がある．副作用が防げない限り，効果不十分ならば治療量上限までは増量することが一般的に推奨されているが，通常治療量からさらに増量するのは有効ではないとみられる[72]．

　高齢者では若年者と比べ同量を用いても血中濃度が高くなるので[73]，開始用量も治療用量も低用量で十分である[2,7]．抗コリン作用を避けるためには，SSRIは使用しやすい抗うつ薬である．高齢者では，しばしば身体疾患の治療薬を服用しているので，薬物相互作用には注意を要する．

　症状改善後の再燃・再発予防のための持続・維持療法における投与量については，三(四)環系抗うつ薬については用量依存性が知られているが，SSRIについては検討が十分ではない．標準量上限の継続がより有効であるという報告[74]と中等量と差がないという報告[75]がある．三環系抗うつ薬の場合から類推すると，ある程度の用量は必要とみられる．

3）投与期間

　SSRIの効果発現は，三(四)環系抗うつ薬と同様に緩徐であり，通常は2週間程度の期間が効果発現に必要である．比較的長いうつ病相の患者を対象としたfluoxetine治療において，4週間目ないし長くみて6週目までに効果発現(Hamilton評価点の30％減少)がみられなければ，その後に反応がみられる可能性は極めて低いことが示されている[76]．

B セロトニン・ノルアドレナリン再取り込み阻害薬(SNRI)

a. SNRIの種類と特徴

　セロトニンおよびノルアドレナリンの両モノアミンの再取り込みを阻害し，かつ従来の三(四)環系抗うつ薬とは異なり抗コリン作用，抗ヒスタミン作用，

抗ノルアドレナリン作用のない薬物をセロトニン・ノルアドレナリン再取り込み阻害薬(serotonin noradrenaline reuptake inhibitor; SNRI)と呼ぶ．このクラスの抗うつ薬として，2000年にミルナシプランが，2010年にデュロキセチンが導入された．国外ではvenlafaxinも使用されている．

b. 標的症状と治療効果

1) うつ病エピソード

　SNRIとSSRIの効果を両群間で比較すると，実質的な差はみられない[7]．しかし，セロトニンおよびノルアドレナリンの両モノアミン系に作用を有する薬物は，セロトニン系に選択的に作用するSSRIよりも有効性がわずかに高い可能性を指摘する報告[77]もある．

　ミルナシプランと三環系抗うつ薬とを比較したメタアナリシス[78]によれば，Hamilton評価尺度を指標とした改善反応はミルナシプラン群の64%に対し三環系抗うつ薬群では67%，MontgomeryÅsbergうつ病評価尺度を指標とした改善反応はミルナシプラン群の63%に対し三環系抗うつ薬群では68%と同等である．寛解状態に達した割合は，ミルナシプラン群の39%に対し三環系抗うつ薬群では42%であり，両者に差はない．

　SSRIと比較したメタアナリシス[79]によれば，ミルナシプランの改善反応は59%，SSRIの改善反応は58%であり，両者に差はない．治療中断率全体にも，有害事象による中断率にも，無効による中断率にも両者の間には差はない．別の解析でも，効果は三環系抗うつ薬ともSSRIとも同等であり，治療中断率は三環系抗うつ薬よりは少ないことが示されている[80]．

　デュロキセチンとSSRIの比較では，デュロキセチンの改善反応は51.6%，SSRIの改善反応は51.4%であり，効果は同等である[77]．他の解析でもSSRIと同等であることが示されている[7]．

2) 重症エピソード

　対象患者を内因性うつ病入院患者に限定して，ミルナシプラン100 mg/日群，同200 mg/日群およびfluoxetine群(20 mg/日)を比較した研究では，ミルナシプラン100 mg/日群において優れる傾向はあるものの，3群間に有意な効果の違いは認めなかった[81]．SNRIのvenlafaxineについての報告を参照すると，入院患者を対象とした試験では全般にSSRIを上回る有効性を示すメタアナリシス[82]がある．

3）持続療法・維持療法

SNRI の反復性うつ病に対する再発予防効果は実証されている．ミルナシプランによって症状改善し寛解状態が4か月続いた反復性うつ病患者を対象として，薬物継続投与群とプラセボ投与群とに分けて1年間経過を追った無作為化比較対照試験（RCT）では，継続投与群における再発率はプラセボ投与群と比べ有意に低かった[83]．同様に，デュロキセチンによって寛解が維持されている反復性うつ病患者を，デュロキセチン群とプラセボ群に無作為に割り振って1年間経過を追った試験では，実薬群の再発率は有意に低かった[84]．

c. 副作用
1）副作用全般の三環系抗うつ薬および SSRI との比較

ミルナシプランと三環系抗うつ薬とを比較した RCT をまとめたメタアナリシスによれば，副作用による脱落率はミルナシプラン群で 7.6% であり，三環系抗うつ薬群の 14.8% に比べ有意に少ない[78]．SSRI との比較でも，脱落率はミルナシプラン群で 7.6% であり，SSRI 群の 7.8% と違いはみられない[85]．したがって，忍容性において三環系抗うつ薬より優れ，SSRI と同等であると考えられる．デュロキセチンも，SSRI を主とする他の新規抗うつ薬全般と同等の安全性をもっている[86]．

SNRI の副作用のプロフィールは，三環系とも SSRI とも異なっている．SNRI の薬理作用は，セロトニン再取り込み阻害作用とノルアドレナリン再取り込み阻害作用に限定しており，抗コリン作用，抗ヒスタミン作用，抗ノルアドレナリン作用，キニジン様作用はないが，次のような副作用が認められる．治療初期に出現しやすく継続するうちに軽減ないし消失する傾向がある[87]．

2）消化器系

RCT をまとめた報告[78]によれば，ミルナシプランの副作用として悪心が 11% に，便秘が 6.5% に，腹痛が 6.5% に，嘔吐が 3.9% に認められている．口渇は 7.9% である．同じ集計のプラセボにおける頻度は，悪心が 10.9%，便秘が 4.3%，腹痛 5.1% に，嘔吐が 3.6%，口渇が 5.6% である．国内臨床試験において，デュロキセチンでは悪心が 26.9% に，嘔吐が 3.4% に，便秘が 10.3% に，口渇が 11.4% に認められたが，同じ試験におけるパロキセチンではそれぞれ

24.4%, 5.5%, 15.9%, 10.4%であり, 有意差はない. なお, 同じ試験におけるプラセボでは, それぞれ 9.6%, 1.3%, 4.5%, 3.8%であった[88].

3) 心血管系

動悸が三環系の4.0%に対し, ミルナシプランでは2.7%に, 起立性低血圧(20 mmHg以上の低下)は前者の34%に対し, 後者では21%に認められた[78]. 三環系と異なり, 心電図変化はきたさない[87]. 同じSNRIに属するvenlafaxineでは血圧上昇が報告されているが[2,87], ミルナシプランでは生じない. デュロキセチンにおいても, 国内承認用量では血圧変化は問題とならず, 心電図変化もみられない[89].

4) 排尿障害

排尿障害は三環系抗うつ薬やSSRIにおける頻度以上に発生する副作用である. RCTをまとめた報告によれば, 三環系の0.6%に対し, ミルナシプランでは2.1%である[78]. この副作用は尿路に対するノルアドレナリン刺激の亢進によると考えられ, 動物実験では α_1 アドレナリン受容体阻害薬によって拮抗されることが知られている[87]. ミルナシプランは尿閉のある患者には禁忌である. 一方, デュロキセチンに関しては, 数本のRCTをまとめた解析によると, 尿閉感の出現は0.4%でありプラセボ(0%)と比べ有意差は認めていない[90]. 国内臨床試験でも, 軽度の排尿困難が1.7%(3/175)に出現しているが, プラセボ(0%)と有意差には至らない[88].

5) 焦燥感, 自殺念慮, activation syndrome

SNRIに絞って解析した報告は少ないが, リスクはSSRIと同様と推定される. SSRI同様に, ミルナシプランにも24歳以下には慎重な投与が求められている. デュロキセチンに対してもFDAは24歳以下には慎重な投与が求められている.

6) 躁転

SNRIにも生じる. SSRIの項目(p.74)参照.

7) セロトニン症候群

SNRIにも生じることがある. SSRIの項目(p.74)参照.

8）中断症候群

SNRI にも生じることがある．SSRI の項目（p.76）参照．

d. 薬物代謝と薬物相互作用

　ミルナシプランは消化管からよく吸収され，半減期は約 8 時間である．血漿蛋白結合は 13％と低く，他の薬物を血漿蛋白から引き離して，その薬物の遊離血中濃度を増加させるリスクが少ない．90％以上が尿中に排出され，便中への排出は 5％以下である．尿中排出のうち，50～60％が未変化体のまま，20％程度がグルクロン酸抱合体として，残りが不活性代謝産物とそのグルクロン酸抱合体とされる．血中に活性代謝産物は検出されない[87]．肝臓のチトクローム P450 の代謝を受けず，それらを阻害することもなく[87]．低い血漿蛋白結合率と合わせ，薬物動態学的な相互作用のリスクが少ない．しかし，モノアミン系機能の急激な増強という薬力学的な相互作用のため，モノアミン酸化酵素阻害剤との併用は禁忌である．

　FDA の prescribing information[91]によれば，デュロキセチンは経口で速やかに吸収され，半減期は 12 時間程度である．血漿蛋白結合は 90％以上と高い．肝臓でおもに CYP1A2 と CYP2D6 で代謝される．代謝産物は多いが，それらに薬理活性はほとんどない．モノアミン酸化酵素阻害薬との併用は，ミルナシプランや SSRI と同様に危険である．デュロキセチンは CYP2D6 の阻害作用を中程度に有する．そのため，CYP2D6 で代謝される薬剤の分解が遅れる可能性がある．

e. 実際の治療法
1）投与量

　ミルナシプランは，初回投与 25 mg/日から開始し，100 mg/日に増量する．高齢者では 60 mg/日までである．半減期を考慮し，1 日 2 回に分服する．この用量で，セロトニンとノルアドレナリンの再取り込みを十分に阻害する（80％以上）とされる[87]．したがって一般的にはそれ以上の増量は必要ではない．実際，200 mg/日と 100 mg/日で有効性に変わりはなかったという報告[81]がある．デュロキセチンは，1 日 1 回，初回用量 20 mg から開始し，40 mg から 60 mg まで増量する．なお，国外の臨床試験では 120 mg まで増量されていることがある．

2）投与期間

日本で行われた臨床試験において，イミプラミンよりも効果発現が早かった点は注目される[92]．しかし，早期効果発現はメタアナリシスでは確認されていない[93]．

C スルピリド

スルピリドはベンザミド系のドーパミン D_2，D_3 および D_4 受容体遮断薬であり，薬理作用はほぼそこに限られる．抗うつ作用のメカニズムは定かではないが，ドーパミン受容体遮断がなんらかのかたちで抗うつ効果発現につながるものと考えられる．シナプス前受容体を遮断してドーパミン放出を促進する可能性がある．

a. 標的症状と治療効果

スルピリドは，比較的少量で用いると抗うつ作用が認められる．ICD-10 の軽症および中等症うつ病エピソードを対象として，スルピリド（150〜300 mg/日；平均 181 mg）とプラセボとの比較を行った二重盲検比較試験において，有意な抗うつ作用が確認されている[94]．またアミトリプチリンと同等の抗うつ効果を示した研究もある[95]．気分変調症に対する有効性も示唆されている[96]．

b. 副作用

少量で用いた場合には，副作用は比較的少ない．上記のプラセボ対照研究において高プロラクチン血症以外の副作用頻度はプラセボ群と差がなかったと報告されている[94]．しかし，ドーパミン受容体遮断作用に由来する，パーキンソン症状，ジストニア，ジスキネジアなどの錐体外路系副作用の発現には注意しなければならない．アカシジアは抑うつ症状の増悪と鑑別を要する場合がある．体重増加および乳汁漏出症を生ずることもある．

c. 実際の治療法

うつ病に対しては，通常は 100〜300 mg の用量で用いられる．効果発現時期はアミトリプチリンとほぼ同様である[95]．妄想を伴ううつ病に対しては，

抗うつ薬に併用して高用量を用いることがある．

D ミルタザピン

　ミルタザピンは最近市販されたSSRIともSNRIとも異なる作用機序の抗うつ薬である．主作用はシナプス前α_2自己受容体およびα_2ヘテロ受容体の遮断作用であり，これによりノルアドレナリンとセロトニンの遊離を促進する．5-HT_2と5-HT_3受容体の遮断作用があるが，5-HT_1受容体は遮断しない[97]．これらの性質からセロトニン神経伝達促進は5-HT_1受容体などを介したものに特異化される．そのためミルタザピンはnoradrenergic and specific serotonergic antidepressant（ノルアドレナリン作動性・特異的セロトニン作動性抗うつ薬；NaSSA）と呼ばれる．ヒスタミンH_1受容体に対する強い遮断作用とα_1受容体に対する中程度の遮断作用がある．ミアンセリンと構造的に類似し，薬理学的にも類似するが，ミアンセリンはセロトニン系への作用は弱い．

　ミルタザピンは，三環系抗うつ薬，SSRI，およびSNRIと比べて同等の効果を有している[98,99]．他の抗うつ薬と比較して，効果発現が早い可能性が注目される[7,98,99]．この即効性をもたらすのは，睡眠改善作用ではなく，抗うつ効果に由来するともいわれている[98]．

　経口からよく吸収され，半減期は20〜40時間程度，血漿蛋白結合は85％程度である．代謝はCYP2D6，CYP1A2などが関与する[97]．副作用としては，眠気の頻度が高く，食欲増加と体重増加もみられる．

E 三（四）環系抗うつ薬

a．三（四）環系抗うつ薬の種類と特徴
1）三環系抗うつ薬（TCA）

　現在，日本で用いられている三環系抗うつ薬（tricyclic antidepressant；TCA）には，イミプラミン，アミトリプチリン，クロミプラミン，トリミプラミン，ドスレピン，ロフェプラミン，ノルトリプチリン，アモキサピンがある．アモキサピン以外の三環系抗うつ薬は，分子構造として3つの環構造

を共通にもっている．

このうちノルトリプチリンは側鎖に1つメチル基をもつので2級アミンと呼ばれている．それ以外のものは側鎖に2つのメチル基をもつので3級アミンと呼ばれる．3級アミンは生体内で対応する2級アミンに代謝される．すなわち，アミトリプチリンは代謝されてノルトリプチリンとなる．

これらの薬物は化学構造も薬理作用も共通するところが多い．セロトニンとノルアドレナリンの再取り込み阻害作用の比率と，抗コリン作用，抗アドレナリン作用，抗ヒスタミン作用の程度の違いが，それぞれの薬物を特徴づけている．

なお，アモキサピンは側鎖を含めると四環と数えられるが，基本骨格は三環である．その基本三環構造は他の三環系抗うつ薬とは異なっている．

2）四環系抗うつ薬

現在，日本で用いられている四環系抗うつ薬（tetracyclic antidepressant）には，マプロチリン，ミアンセリン，セチプチリンがある．マプロチリンはノルアドレナリン再取り込み阻害作用が強い．ミアンセリンとセチプチリンは，ノルアドレナリン再取り込み阻害作用とともにシナプス前 α_2 受容体遮断作用をもつ．

トラゾドンは，三環系とも四環系とも構造の異なるトリアゾロピリジン系の抗うつ薬であるが，この項に含めて論ずる．最近では作用点に注目して serotonin 2 antagonist/reuptake inhibitor（SARI）と呼ばれることがある．セロトニンの再取り込み阻害作用が強く，抗コリン作用は弱いが，抗ヒスタミン作用と抗アドレナリン作用はある．

現在日本で使用されている三（四）環系およびその他の抗うつ薬の種類と特徴を**表 10**（p.66）に示す．

b．標的症状と治療効果
1）うつ病エピソード

三（四）環系抗うつ薬の標的症状は，うつ病・うつ状態である．SSRI の項で述べたように（p.67），本稿の記述は単極性のうつ病を対象としている．双極性のうつ病には少なくとも単独での使用は推奨されない．

プラセボを対象とする無作為化比較対照試験（RCT）からみると，治験参加者のうち数週の試験期間中に改善反応がみられる割合は，三（四）環系抗うつ

薬群で50〜65%程度である[1,2,5,6]．ちなみに，残る35〜50%は，試験から脱落するものと，試験期間内には改善反応がみられないものである．これに対しプラセボ群では試験期間中に改善反応がみられる割合は25〜30%程度である[1,2,5,6]．三(四)環系抗うつ薬は，SSRIをはじめとする新規抗うつ薬と効果において変わりがない．

2) 重症エピソード

いくつかの研究は，重症例においては，三(四)環系抗うつ薬は新規に導入されたSSRIよりも有効という結果を示している[15,16]．メタアナリシスにおいても，うつ病入院例の治療では三(四)環系抗うつ薬はSSRIに有意に勝るという結果がある[5]．入院例ではアミトリプチリンが他の三(四)環系抗うつ薬やSSRIに勝るという解析もある[3]．しかし，入院例ではなく，Hamiltonの評価尺度の高い患者を対象とする差異は認めていない[5]．他方で，両薬物に効果に違いはないとする見解もあり[13]，結論が出ていない．

3) メランコリー症状

メランコリー症状(ICD-10では身体性症状)の有無にかかわらず，三(四)環系抗うつ薬は有効である[100]．しかし，メランコリー症状を伴う場合には，プラセボや精神療法に反応しにくいとされる[101]．したがって，メランコリー症状の存在は，より積極的に抗うつ薬療法を導入するべき指標である．

4) 精神病症状を伴う重症うつ病

精神病症状を伴う重症うつ病に対象を絞った治療研究は意外に少ない．最近のSSRIと三(四)環系を含む10本の比較的小規模の研究をもとにしたメタアナリシスによると，抗うつ薬と抗精神病薬の併用が，抗精神病薬単独に優位に優越し，抗うつ薬単独に優越する傾向を認めている[19]．アミトリプチリンのみでは41%，ペルフェナジンのみでは19%，両薬を併用すると78%に改善を認めたとする報告[102]がある．三(四)環系抗うつ薬と抗精神病薬の併用がこれまで推奨されてきた[103]．

抗うつ薬でありながらドーパミンD_2受容体遮断作用という抗精神病薬の性質を併せ持つアモキサピンは，単剤で用いても抗精神病薬を併用した場合とほぼ同等の効果がある[104,105]．

5) 気分変調症

気分変調症に対しても SSRI と同様に三(四)環系抗うつ薬はプラセボに比較して有効である．メタアナリシスによれば，12週間以下の治療期間において，抑うつ症状の半減した症例は，プラセボ群の37％に対し，三環系抗うつ薬を用いた群では59％であった[1]．SSRIを使用した研究を含む別のメタアナリシスでも，ほぼ同様の数値でありプラセボへの反応率は30％であるのに対し，抗うつ薬には55％の反応率を示している[12]．

6) うつ病の再燃・再発予防

再燃予防に関しては，三(四)環系抗うつ薬によって抑うつ症状が寛解したのちに，プラセボに切り替えると，その後の数か月間における再燃が50％にみられるのに対し，薬物治療を持続した場合には，20％程度にとどまる[106]．持続的薬物服用によって再燃が半減することはメタアナリシスによっても確かめられている[107]．持続療法の投与量は，急性期治療用量を減量せず，そのまま継続すること，投与期間としては20週程度が推奨されている[2]．

再発予防に関しては，平均6回のエピソードをもつ比較的頻回に再発する反復性うつ病を対象とした研究は，イミプラミンを維持した群では80％近くが再発を免れたのに対し，プラセボ服用群では再発を免れたのは20％程度であることを示している[108]．この再発予防効果は5年目まで確認されている[109]．減量すると再発予防効果が減弱するので，急性期治療用量をそのまま継続するのがよい[110]．

7) うつ病・うつ状態以外の標的症状

三(四)環系抗うつ薬の認可されている適応はうつ病・うつ状態であり，一部の抗うつ薬(イミプラミン，アミトリプチリン，クロミプラミン)が遺尿症に対する適応をもっている．しかし抗うつ薬の臨床的な標的症状は，全般性不安障害，社交(社会)恐怖，摂食障害，慢性疼痛，ナルコレプシー，チック，抜毛症などに広がっている．

c. 副作用

三(四)環系抗うつ薬の副作用は，抗うつ作用発現のための主作用であるノルアドレナリンやセロトニンの再取り込み阻害作用に由来するのではなく，

抗コリン作用，抗アドレナリン作用（α_1 アドレナリン受容体遮断作用），抗ヒスタミン作用，キニジン様作用などに由来するものが多い．それらをおおまかにまとめると以下のようになる．

1）抗コリン作用

　三（四）環系抗うつ薬はほぼ共通して抗コリン作用を有している．これによる副作用の中で頻度の高いものは，口渇，便秘，排尿障害（尿閉），視力調節障害（かすみ目）である．重度となると，便秘は麻痺性イレウスに，排尿困難は尿閉に至ることがある．中枢性抗コリン性の副作用として，認知・記憶障害があり，記憶障害や，せん妄の誘因となる．

　抗コリン性の副作用はある程度は慣れが生ずるが，しかし長期間使用している患者にも持続する[25]．これらを回避するには，抗コリン作用のないSSRIなどを使用する．

　なお閉塞隅角緑内障に対しては，緑内障発作が生ずる恐れがあるため抗コリン作用のある抗うつ薬は禁忌である．レーザー光彩切除術を施行されていれば使用できる[111]．

2）心血管系

　起立性低血圧は，α_1 アドレナリン受容体遮断作用に起因する頻度の高い副作用である．高齢者や身体疾患を伴う者では失神や転倒の危険があり，骨折や外傷につながる．程度が強ければ，SSRIなどの抗うつ薬に変更する．

　三（四）環系抗うつ薬は，キニジンやプロカインアミドなどのキニジン様作用をもつ抗不整脈薬（Ia型抗不整脈薬）と同様な作用をもち[112]，伝導興奮を抑制し抗不整脈作用を示すが，他方では不整脈を促進することがある．身体状態のよい成人が通常用量を用いる場合は臨床的に問題とならない．しかし，伝導障害を有する患者には有害となる．心電図上，T波の平板化，QT間隔延長，ST低下がみられることがある．

3）鎮静作用

　主として抗ヒスタミン作用に起因するもので，多くの患者が自覚し，「ボーッとする」，「だるい」，「すっきりしない」，「モヤモヤする」，「ぼんやりする」，「眠気が残る」などと訴える．鎮静作用は，不眠や焦燥の強い患者には治療効果として利用できる．

4) けいれん

三(四)環系抗うつ薬はけいれん域値を低下させる．けいれん発作の発生率は，薬物にもよるが，通常は1%未満である[113]．一般に投与量が大きいほどリスクも大きい[114]．なかでもマプロチリンは，特に高用量で用いると発現頻度が高い[115]．実際の発作の出現には，けいれんの既往，家族歴，脳器質疾患の有無，併用薬の有無，アルコールや抗不安薬や睡眠薬などの使用と離脱の有無，発熱や脱水の有無など，多くのリスクファクターが関与する．けいれん発作が生じた場合には，これらのファクターを再検討するとともに，抗うつ薬の減量や変更を行う．SSRIやトラゾドンは，けいれん発生頻度が少ない[114]．

5) 振戦とミオクローヌス

舌や上肢の軽度のミオクローヌスや振戦が出現することがある．中毒徴候の可能性もあるので，投与量や服薬量をチェックする．軽度の姿勢性あるいは動作性の振戦はまれならず認められ，不安・緊張によって誘発あるいは増悪する．β遮断薬が有効なことがある[116]．

6) 錐体外路症状

抗精神病薬に比べて頻度は少ないが，パーキンソン症状やアカシジアを生ずることがある[117]．特に，ドーパミン受容体遮断作用をもつアモキサピンは，錐体外路症状を出現させやすく，遅発性ジスキネジアの報告もある[118]．

7) セロトニン症候群

セロトニン取り込み阻害作用の強いクロミプラミンなどではセロトニン症候群が出現することがある．セロトニン症候群に関しては，SSRIの項目(p.74)を参照．

8) 悪性症候群

三(四)環系抗うつ薬が典型的な悪性症候群を惹起することがある．症状は，SSRIの項目(p.75)を参照．

9）体重増加

三(四)環系抗うつ薬は，体重増加を引き起こすことがある．抗ヒスタミン作用に起因するとされるが，詳細は不明である．

10）性機能障害

男性における勃起障害，射精遅延や射精不能，両性における性欲低下とオルガスム障害は，ほとんどすべての三(四)環系抗うつ薬により生じうる．クロミプラミンやSSRIにおいてより多く生ずるので[44]，セロトニンとの関連が示唆される．対応としては，減量またはセロトニン再取り込み阻害作用のない抗うつ薬に変更する．

トラゾドンでは，持続性勃起症が報告されている．トラゾドン服用中の1,000〜10,000人に1人の頻度があり，投与量とは無関係に投与後1か月以内の発症が多い[119]．放置されると壊死に至る．

11）躁転

三(四)環系抗うつ薬による治療中に躁病エピソードや軽躁病エピソードが誘発されることがある．双極性障害の家族歴が存在する場合，既往に過活動期の疑われる場合，病前性格に循環気質の要素の強い場合などは，特に注意して症状の変化を観察する．

12）不眠・不安

一過性の不眠，不安，いらいら感が，服用初期に現れることがあり，"jitteriness syndrome"と呼ばれることがある[27]．

13）焦燥感，自殺念慮，activation syndrome

SSRIの項目(p.72)で述べた症状増悪の可能性は，三(四)環系抗うつ薬でも同様であると推定される．24歳以下では慎重投与となっている．

14）アレルギー反応

アレルギー性の皮膚発疹が，2〜4％に出現し，抗うつ薬の中ではマプロチリンが他の2倍ほど頻度が高い[120]．まれに肝機能障害も生ずる．血液系では，まれに無顆粒球症，白血球減少症，白血球増加症，好酸球増加症などが

発生する．

15）大量服薬

三(四)環系抗うつ薬は大量に服薬した場合，せん妄，けいれん，腸管膀胱麻痺，不整脈，昏睡状態，呼吸抑制に至る重篤かつ致命的な状態を生じうる．イミプラミン換算で 2,000 mg 以上で致死量となるので，2 週間分の処方量が致命的となりうる[2]．

治療の基本は薬物除去，全身管理および中毒症状に対する治療である．大量服薬の場合は抗コリン作用による消化管の活動低下のために吸収が遅延し，服用後 12 時間以内ならば胃洗浄が有効とされる[121]．薬物の大部分は血漿蛋白と結合し，しかも脂溶性で組織に広く分布しているため，血液透析は効果がない．三(四)環系抗うつ薬は全般に半減期が長いので，2～3 日は症状が持続する．

16）中断症候群

SSRI だけでなく三(四)環系抗うつ薬にも中断症候群は認められる．突然の断薬から 2～3 日以内に生ずることが多いが，減量に際しても認められることがある[122,123]．症状として，次の 5 つの項目が提案されている[122]．
①不安を伴う身体症状(食欲不振，悪心，嘔吐，下痢，発汗，頭痛，悪寒，脱力)
②睡眠障害(不眠，多夢，悪夢)
③運動障害(パーキンソン症状，アカシジア)
④行動賦活(軽躁状態，不安発作，せん妄)
⑤不整脈
これらのうち①～③は，コリン系の反跳性過剰活動に起因すると推定している[122]．高用量を長期服用後に急激に中断すると生じやすい．

17）妊娠中の服用の安全性

妊娠第一期に三環系抗うつ薬に曝露した群と，fluoxetine に曝露した群および対照群の妊娠転帰を比較したコホート研究[124]によると，3 群間に重大な奇形の発生率に差異は認めていない．レトロスペクティブ研究をまとめた報告でも，先天奇形の頻度を増すことはないと結論している[125]．

行動催奇形性に関しては，出生前に三環系抗うつ薬あるいは fluoxetine に曝露された子供の知能，言語発達，気質あるいは一般的行動特性は，対照群

と比較して差異を認めなかったことが報告されている[60]．

　それでも胎児への潜在的なリスクを考慮すると妊婦には投与しないことが望ましいが，一方でうつ病の増悪は妊娠継続を危うくすることもある．使用による潜在的リスクと不使用による症状の増悪や再発・再発のリスクを勘案して判断する．

　妊娠中には，肝代謝の亢進と分布容量の増加が生ずるため，血中濃度を保つためには抗うつ薬の投与量を増やさなければならず，特に妊娠第3期には妊娠前の平均1.6倍が必要と報告されている[126]．

　三環系抗うつ薬を使用していた妊婦から生まれた新生児が中断症候群を呈することが知られている．症状は，けいれん発作，過呼吸，摂食不良，過剰発汗などである[52]．新生児に抗コリン作用による便秘や排尿困難が認められることもある．

　授乳婦が抗うつ薬を服用すると母乳中に抗うつ薬とその代謝産物が分泌される．服用中は授乳を中止させる．

d. 薬物代謝と薬物相互作用

　三(四)環系抗うつ薬のほとんどは，経口投与時の腸管からの吸収は不完全である．肝臓を最初に通過する際の初回通過効果により，活性代謝産物が生ずる．3級アミンは一部は脱メチル化されて対応する2級アミンに代謝される．次いで環構造の一部が水酸化され，グルクロン酸抱合を受けて腎臓から尿中へ排泄される．半減期は薬物によって6～46時間まで幅がある．

　三(四)環系抗うつ薬は血漿中では90％以上が蛋白質と結合しているので，脳内への移行は非結合型の拡散による．脂溶性が高いので，蛋白非結合型は容易に脳やその他の組織に移行する．

　抗うつ薬は肝臓のチトクローム P450(CYP)によって代謝される．CYPには数多くの分子種があるが，三環系抗うつ薬の代謝に特に重要なのはCYP2D6である[62]．CYP2D6には遺伝的多型性が存在し，白人の5～10％が poor metabolizer であるが，東洋人では1％以下である[63-65]．しかし，東洋人の平均CYP2D6活性は白人の平均よりも低く，このため東洋人では抗うつ薬の投与量が少なくて済むのかもしれない[64,65]．CYP2D6は抗うつ薬のみでなく他の向精神薬の代謝にも重要な働きをしている．

　CYP3A4は，CYPの中で最も豊富に存在する酵素であり，この酵素も多くの抗うつ薬の代謝に関与していることが知られている．この他，イミプラ

ミン，アミトリプチリン，クロミプラミンなどの三環系3級アミン抗うつ薬の代謝にはCYP2C19とCYP1A2も関与している．CYP2C19にも遺伝的多型性が存在し，日本人の18%がpoor metabolizerであり，標準投与量でも代謝が遅れて作用が増強する可能性がある[68]．

　SSRIのいくつかはCYP2D6の基質であるとともにそれに対する阻害作用を有している．特にパロキセチンは強力な，セルトラリンもある程度の阻害作用をもつので，三(四)環系抗うつ薬と併用するとその血中濃度が増加する[62,66]．また，フルボキサミンはCYP2D6の阻害作用は弱いが，CYP1A2とCYP3A4の阻害作用のために，三(四)環系抗うつ薬と併用するとやはりその血中濃度が増加する[57,62]．CYP2D6は多くの抗精神病薬の代謝にも関与し，CYP3A4は多くの抗不安薬の代謝に関与する[62,66]．そのため，同じ酵素によって代謝される薬物を併用すると，一方の代謝が阻害され血中濃度が上昇することがある．

e. 実際の治療法
1) 薬物選択

　三(四)環系抗うつ薬は，うつ病エピソードに対しいずれもほぼ同等の効果をもつ[2]．三(四)環系抗うつ薬の中での薬物選択において考慮すべき要因としては，①2級アミンと3級アミン，②第一世代と第二世代，③薬理学的プロフィルの特徴，④副作用プロフィルの特徴，⑤半減期や薬物相互作用などの薬物動態学的特徴などが挙げられる．

2) 投与量

　副作用を避けるため少量(三環系で75 mg以下)から開始する．少量で著効が認められれば，そのままで経過をみることもある．しかし，通常は初期用量では効果不十分であり，1～2週かけて治療用量(通常125 mg以上)にまで漸増する．

　投与量と効果の関係は，イミプラミンにおいて最もよく研究されており，一定以上の濃度閾値を超えると治療効果が発現されるとする報告が多い[127]．またノルトリプチリンでは，therapeutic windowが存在し，ある濃度範囲において治療反応があり，その閾値以下でも以上でも反応率が下がるとされる[127]．抗うつ薬全般に関しては，投与量と治療効果に一定の関係を見出しにくいが[1,3]，三環系に関しては，75 mg未満では効果が期待できず，75 mg程

度の中等量にとどめるよりも125～150mgに増量するほうが有効性に優れるとする見解がある[1,3]．最近のメタアナリシスでも，イミプラミン換算にして100mg以下の少量，100～200mgの標準量，および250mg以上の高用量を比べると，服薬できた患者での改善率は用量に応じて向上することが示されている[128]．しかし，同時に副作用頻度も増えるので，標準量からさらに増量すると，改善率向上のメリットは相殺される[128]．増量のメリットは副作用のために治療中断しないことが前提となる．

しかし，国外の有効投与量や有効血中濃度をそのまま日本の臨床に当てはめにくい．日本では，欧米と比較して低用量で使用されていることが指摘され，その背景として，薬物の代謝や体内動態の違いも考えられている[129]．血中濃度の測定は，適切な治療用量の設定や副作用発現の指標として有用であるが，保険適応がないため臨床現場では用いることができない．

三環系に関しては処方用量がしばしば低用量にとどまり[3]，それが反応不良の原因となることがある．したがって，副作用発現に注意しながら，反応不十分ならば最高用量まで増量する必要がある．

高齢者では若年者と比べ同量を用いても血中濃度が高くなるので[73]，より低用量で十分である．身体状態不良な場合や抗うつ薬の代謝能や排泄能が低下している場合も，少量で十分であり，通常の半分量程度でよいかもしれない[1,3]．

3）投与期間

効果発現は緩徐であり，通常は2週間程度の期間が効果発現に必要といわれている．1つの薬物を使用し始めたら，原則として4週間は継続してみる．初期治療反応が良好ならば，その後の経過も良好なことが多い[130]．4週間までに反応がない場合は，同じ治療を継続しても改善する見込みは乏しい[131]．4週間までにわずかな改善がみられる場合は，6週目まで待てば治療反応が認められることもある[131,132]．

高齢者では効果発現により長期間を要し，6週以降になって効果が発現することもあるという報告[133]がある．

4）過量服薬への対策

三（四）環系抗うつ薬の大量服薬は重篤ないし致命的な結果をもたらす．イミプラミン換算で2,000mg以上で致死量となるので2週間分の処方量が致命的となりうる[1,2]．大量服薬が危惧される場合には，入院治療への切り替え，

こまめな受診,あるいは家族による薬物管理などの方策をとる.なお,致命的な中毒症状は,モノアミン取り込み阻害作用に由来するものではなく,抗コリン作用,抗アドレナリン作用,キニジン様作用などに起因する.それらの作用のない SSRI や SNRI を用いれば,大量服薬の際の安全性は格段に向上する[134, 135].

● 文献

1) Williams JW, et al: A systematic review of newer pharmacotherapies for depression in adults: evidence report summary. Ann Intern Med 132:743–756, 2000 [A]
2) American Psychiatric Association: Practice guideline for the treatment of patients with major depressive disorder (Revision). Am J Psychiatry 157(Suppl):1–44, 2000 [A]
3) Anderson IM, et al: Evidence-based guidelines for treating depressive disorders with antidepressants: a revision of the 2000 British Association for Psychopharmacology guidelines. J Psychopharmacol 22:343–396, 2008 [A]
4) 融 道男:向精神薬マニュアル 第3版. 医学書院, 2008 [C]
5) Anderson IM: Selective serotonin reuptake inhibitors versus tricyclic antidepressants: a meta-analysis of efficacy and tolerability. J Affect Disord 58:19–36, 2000 [A]
6) Geddes JR, et al: SSRIs versus other antidepressants for depressive disorder. Cochrane Database Syst Rev (2):CD001851, 2000 [A]
7) Gartlehner G, et al: Comparative benefits and harms of second-generation antidepressants: background paper for the American College of Physicians. Ann Intern Med 149:734–750, 2008 [A]
8) Qaseem A, et al: Clinical Efficacy Assessment Subcommittee of American College of Physicians. Using second-generation antidepressants to treat depressive disorders: a clinical practice guideline from the American College of Physicians. Ann Intern Med 149:725–733, 2008 [A]
9) Elkin I, et al: National Institute of Mental Health Treatment of Depression Collaborative Research Program. General effectiveness of treatments. Arch Gen Psychiatry 46:971–982, 1989 [B]
10) Paykel ES, et al: Predictors of therapeutic benefit from amitriptylin in mild depression: A general practice placed-controlled trials. J Affect Disord 14:83–95, 1988 [B]
11) Kirsch I, et al: Initial severity and antidepressant benefits: a meta-analysis of data submitted to the Food and Drug Administration. Plos Medicine 5(2):e45, 2008 [A]
12) de Lima MS, et al: A comparison of drugs versus placebo for the treatment of dysthymia. Cochrane Database Syst Rev (2):CD001130, 2000 [A]
13) Hirschfeld RAM: Efficacy of SSRIs and newer antidepressants in severe depression: comparison with TCAs. J Clin Psychiatry 60:326–335, 1999 [A]

14) Schatzberg AF: Treatment of severe depression with the selective serotonin reuptake inhibitors. Depress Anxiety 4:182–189, 1996–1997 [A]
15) Danish University Antidepressant Group. Citalopram: Clinical effect profile in comparison with clomipramine. A controlled multicenter study. Psychopharmacology 90:131–138, 1986 [B]
16) Danish University Antidepressant Group. Paroxetine: A selective serotonin reuptake inhibitor showing better tolerance but weaker antidepressant effect than clomipramine in a controlled multicenter study. J Affect Disored 18:289–299, 1990 [B]
17) Montgomery SA, et al: Which antidepressants have demonstrated superior efficacy? A review of the evidence. Int Clin Psychopharmacol 22:323–329, 2007 [A]
18) Heiligenstein JH, et al: Response patterns of depressed outpatients with and without melancholia: a double blind placebo-controlles trial of fluoxetine versus placebo. J Affect Disord 30:163–173, 1994 [B]
19) Wijkstra J, Lijmer J, Balk FJ, et al: Pharmacological treatment for unipolar psychotic depression systematic review and meta-analysis. Br J Psychiatry 188:410–415, 2006 [A]
20) Rothschild AJ, Williamson DJ, Tohen MF, et al: A double-blind, randomized study of olanzapine and olanzapine/fluoxetine combination for major depression with psychotic features. J Clin Psychopharmacol 24:365–373, 2004 [B]
21) Geddes JR, et al: Relapse prevention with antidepressant drug treatment in depressive disorders: a systematic review. Lancet 361:653–651, 2003 [A]
22) Hotopf M, et al: Discontinuation rates of SSRIs and tricyclic antidepressants: a meta-analysis and investigation of heterogeneity. Br J Psychiatry 170:120–127, 1997 [A]
23) Barbui C, et al: Selective serotonin reuptake inhibitors versus tricyclic and heterocyclic antidepressants: comparison of drug adherence. Cochrane Database Syst Rev (4):CD002791, 2000 [A]
24) Zajecka J, et al: Changes in the adverse events reported by patients during six months of fluoxetine therapy. J Clin Psychiatry 60:389–394, 1999 [C]
25) Bryant SG, et al: Long-term versus short amitriptyline side effects as measured by a postmarketing surveillance system. J Clin Psychopharmacol 7:78–82, 1987 [D]
26) Peretti S, et al: Safety and tolerability considerations: tricyclic antidepressants vs. selective serotonin reuptake inhibitors. Acta Psychiatr Scand 403(Suppl):17–25, 2000 [C]
27) Pohl R, et al: The jitteriness syndrome in panic disorder patients treated with antidepressants. J Clin Psychiatry 49:100–104, 1988 [D]
28) Varley CK: Psychopharmacological treatment of major depressive disorder in children and adolescents. JAMA 290:1091–1093, 2003 [B]
29) Hammad TA, et al: Suicidality in pediatric patients treated with antidepressant drugs. Arch Gen Psychiatry 63:332–339, 2006 [A]
30) Leon AC: The Revised Warning for Antidepressants and Suicidality: Unveiling the Black Box of Statistical Analyses. Am J Psychiatry 164:1786–1789, 2007 [E]
31) Bridge JA, et al: Clinical response and risk for reported suicidal ideation and

suicide attempts in pediatric antidepressant treatment: a meta-analysis of randomized controlled trials. JAMA 297:1683–1696, 2007 [A]
32) Khan A, et al: Suicide rates in clinical trials of SSRI, other antidepressants, and placebo: Analysis of FDA reports. Am J Psychiatry 160:790–792, 2003 [B]
33) Gunnell D, Saperia J, Ashby D: Selective serotonin reuptake inhibitors (SSRIs) and suicide in adults: meta-analysis of drug company data from placebo controlled, randomised controlled trials submitted to the MHRA's safety review. BMJ 330(7488):385, 2005 [A]
34) Fergusson D, Doucette S, Glass KC, et al: Association between suicide attempts and selective serotonin reuptake inhibitors: systematic review of randomised controlled trials. BMJ 330(7488):396, 2005 [A]
35) Simon GE, Savarino J, Operskalski B, et al: Suicide risk during antidepressant treatment. Am J Psychiatry 163:41–47, 2006 [C]
36) Olfson M, et al: Relationship between antidepressant medication treatment and suicide in adolescents. Arch Gen Psychiatry 60:978–982, 2003 [C]
37) Gibbons RD, Brown CH, Hur K, et al: Early evidence on the effects of regulators' suicidality warnings on SSRI prescriptions and suicide in children and adolescents. Am J Psychiatry 164:1356–1363, 2007 [C]
38) Akiskal HS, Benazzi F, Perugi G, et al: Agitated "unipolar" depression reconceptualized as a depressive mixed state: implications for the antidepressant-suicide controversy. J Affect Disord 85:245–258, 2005 [E]
39) Peet M: Induction of mania with selective serotonin re-uptake inhibitors and tricyclic antidepressants. Br J Psychiatry 164:549–550, 1994 [E]
40) American Psychiatric Association: Practice guideline for the treatment of patients with bipolar disorder (revision). Am J Psychiatry 159(Suppl):1–50, 2002 [A]
41) Leverich GS, et al: Risk of switch in mood polarity to hypomania or mania in patients with bipolar depression during acute and continuation trials of venlafaxine, sertraline, and bupropion as adjuncts to mood stabilizers. Am J Psychiatry 163:232–239, 2006 [B]
42) Post RM, et al: Mood switch in bipolar depression: comparison of adjunctive venlafaxine, bupropion and sertraline. Br J Psychiatry 189:124–131, 2006 [B]
43) Arya DKl: Extrapyramidal symptoms with selective serotonin reuptake inhibitors. Br J Psychiatry 165:728–733, 1994 [D]
44) Gitlin MJ: Psychotropic medication and their effects on sexual function: Diagnosis, biology, and treatment approaches. J Clin Psychiatry 55:406–413, 1994 [D]
45) Sternbach H: The serotonin syndrome. Am J Psychiatry 148:705–713, 1991 [D]
46) Hegerl U, et al: The serotonin syndrome scale: first results on validity. Eur Arch Psychiatry Clin Neurosci 248:96–103, 1998 [C]
47) Stevens DL: Association between selective serotonin-reuptake inhibitors, second-generation antipsychotics, and neuroleptic malignant syndrome. Ann Pharmacother 42:1290–1297, 2008 [E]
48) Schatzberg AF, et al: Serotonin reuptake discontinuation syndrome: A hypothetical review. J Clin Psychiatry 58(Suppl 7):5–10, 1997 [D]
49) Shelton RC: The nature of the discontinuation syndrome associated with an-

tidepressant drugs. J Clin Psychiatry 67(Suppl 4):3–7, 2006 [D]
50) Rosenbaum JF, et al: Selective serotonin reuptake inhibitor discontinuation syndrome: A randomized clinical trial. Biological Psychiatry 44:77–87, 1998 [B]
51) Oehrberg S, et al: Paroxetine in the treatment of panic disorder: a randomized double blind controlled study. Br J Psychiatry 167:374–379, 1995 [B]
52) Wisner KL, et al: Pharmacological treatment of depression during pregnancy. JAMA 282:1264–1269, 1999 [C]
53) Kulin NA, et al: Pregnancy outcome following maternal use of the new selective serotonin reuptake inhibitors: a prospective controlled multicenter study. JAMA 279:609–610, 1998 [C]
54) Simon GE, et al: Outcomes of Prenatal Antidepressant Exposure. Am J Psychiatry 159:2055–2061, 2002 [C]
55) Laine K, et al: Effects of exposure to selective serotonin reuptake inhibitors during pregnancy of serotonergic symptoms in newborns and cord blood monoamine and prolactin concentration. Arch Gen Psychiatry 60:720–726, 2003 [C]
56) Alwan S, et al: Use of Selective Serotonin-Reuptake Inhibitors in Pregnancy and the Risk of Birth Defects. N Engl J Med 356:2684–2692, 2007 [C]
57) Louik C, et al: First-trimester use of selective serotonin-reuptake inhibitors and the risk of birth defects. N Engl J Med 356:2675–2683, 2007 [C]
58) Chambers CD: Serotonin-reuptake inhibitors and risk of persistent pulmonary hypertension of the newborn. N Engl J Med 354:579–587, 2006 [B]
59) Chambers CD, et al: Birth outcomes in pregnant women taking fluoxetine. N Engl J Med 335:1010–1015, 1996 [C]
60) Nulman I, et al: Neurodevelopment of children exposed in utero to antidepressant drugs. N Engl J Med 336:258–262, 1997 [C]
61) Weissman AM, et al: Pooled analysis of antidepressant levels in lactating mothers, breast milk, and nursing infants. Am J Psychiatry 161:1066–1078, 2004 [B]
62) 下田和孝, 染矢俊幸: 選択的セロトニン再取り込み阻害薬の薬物相互作用について. 精神医学 39:1329–1336, 1997 [C]
63) Glue P, et al: Psychiatry, psychopharmacology and P450s. Hum Psychopharmacology 11:97–114, 1996 [C]
64) Bertilson L, et al: Polymorphic drug oxidation; relevance to the treatment of psychiatric disorders. CNS Drugs 5:200–223, 1996 [C]
65) 渡辺雅幸: 向精神薬の代謝と相互作用. 臨床精神医学講座 14 巻, 精神科薬物療法, pp546–564, 中山書店, 1999 [C]
66) Mitchell PB: Drug interaction of clinical significance with selective serotonin reuptake inhibitors. Drug Safety 6:390–406, 1997 [C]
67) Greenblatt DJ, et al: Drug interactions with newer antidepressants: role of human cytochrome P450. J Clin Psychiatry 59(Supple 15):19–27, 1998 [C]
68) Nakamura K, et al: Interethnic differences in genetic polymorphism of debrisoquin and mephenytoin hydroxylation between Japanese and Caucasian populations. Clin Pharmacol Ther 38:402–408, 1985 [C]
69) Peveler R, et al: Effect of antidepressant drug counselling and Information leaflets on adherence to drug treatment in primary care: randomized controlled trial. Br Med J 319:612–615, 1999 [B]

70) Spigset O, et al: Drug treatment of depression. Br Med J 318:1188-1191, 1999 [A]
71) Adli M, et al: Is dose escalation of antidepressants a rational strategy after a medium-dose treatment has failed? A systematic review. Eur Arch Psychiatry Clin Neurosci 255:387-400, 2005 [B]
72) RuhHG, et al: Dose escalation for insufficient response to standard-dose selective serotonin reuptake inhibitors in major depressive disorder: systematic review. Br J Psychiatry 189:309-316, 2006 [A]
73) Hammerlein, et al: 1998 Pharmacokinetics and pharmacodynamic changes in the elderly. Clinical implications. Pharmacokinetics 35:49-64, 1998 [C]
74) Franchini L, et al: Four-year follow-up study of sertraline and fluvoxamine in long-term treatment of unipolar subjects with high recurrence rate. J Affect Disord 58:233-236, 2000 [B]
75) Lépine JP, et al: A randomized, placebo-controlled trial of sertraline for prophylactic treatment of highly recurrent major depressive disorder. Am J Psychiatry 161:836-842, 2004 [B]
76) Nierenberg AA, et al: Timing of onset of antidepressant response with fluoxetine treatment. Am J Psychiatry 157:1423-1428, 2000 [C]
77) Papakostas GI, et al: Are antidepressant drugs that combine serotonergic and noradrenergic mechanisms of action more effective than the selective serotonin reuptake inhibitors in treating major depressive disorder? A meta-analysis of studies of newer agents. Biol Psychiatry 62:1217-1227, 2007 [A]
78) Kasper S, et al: Comparative studies with milnacipran and tricyclic antidepressants in the treatment of patients with major depression: a summary of clinical trial results. Int Clin Psychopharmacol 11(Suppl 4):35-39, 1996 [A]
79) Papakostas GI, Fava M: A meta-analysis of clinical trials comparing milnacipran, a serotonin–norepinephrine reuptake inhibitor, with a selective serotonin reuptake inhibitor for the treatment of major depressive disorder. Eur Neuropsychopharmacol 17:32-36, 2007 [A]
80) Nakagawa A, et al: Efficacy and tolerability of milnacipran in the treatment of major depression in comparison with other antidepressants: a systematic review and meta-analysis. CNS Drugs 22:587-602, 2008 [A]
81) Guelfi JD, et al: A double-blind comparison of the efficacy and safety of milnacipran and fluoxetine in depressed inpatients. Int Clin Psychopharmacol 13:121-128, 1998 [B]
82) Einarson TR, et al: Comparison of extended-release venlafaxine, selective serotonin reuptake inhibitors, and tricyclic antidepressants in the treatment of depression: a meta-analysis of randomized controlled trials. Clin Ther 21:296-308, 1999 [A]
83) Rouillon F, et al: Milnacipran efficacy in the prevention of recurrent depression: a 12-month placebo-controlled study. Milnacipran recurrence prevention study group. Int Clin Psychopharmacol 15:133-140, 2000 [B]
84) Perahia DG, et al: Duloxetine in the prevention of depressive recurrences: a randomized, double-blind, placebo-controlled trial. J Clin Psychiatry 70(5):706-716, 2009 [B]

85) Lopez-Ibor J, et al: Milnacipran and selective serotonin reuptake inhibitors in major depression. Int Clin Psychopharmacol 11(Suppl 4):41–46, 1996 [B]
86) Gartlehner G, et al: The general and comparative efficacy and safety of duloxetine in major depressive disorder: a systematic review and meta-analysis. Drug Saf 32(12):1159–1173, 2009 [A]
87) Briley M: Specific serotonin and noradrenaline reuptake inhibitors: a review of their pharmacology, clinical efficacy and tolerability. Human Psychopharmacology 13:99–111, 1998 [C]
88) 樋口輝彦, 他：Duloxetineの大うつ病性障害に対する臨床評価—Placeboおよびparoxetineを対照薬とした二重盲検比較試験, 臨床精神薬理 12:1613–1634, 2009 [B]
89) Thase ME, et al: Cardiovascular profile of duloxetine, a dual reuptake inhibitor of serotonin and norepinephrine. J Clin Psychopharmacol 25(2):132–140, 2005 [B]
90) Viktrup L, et al: Urinary Side Effects of Duloxetine in the Treatment of Depression and Stress Urinary Incontinence. Prim Care Companion J Clin Psychiatry 6(2):65–73, 2004 [A]
91) FDA Duloxetine prescribing information: http://www.fda.gov/cder/foi/label/2007/021427s009s011s013lbl.pdf [B]
92) 松原良次, 他：塩酸ミルナシプランのうつ病, うつ状態に対する薬効評価—塩酸イミプラミンを対照薬とした第III相臨床試験. 臨医薬 11:819–842, 1995 [B]
93) Montgomery SA, et al: Efficacy and tolerability of milnacipran: an overview. Int Clin Psychopharmacol 11(Supple 4):47–51, 1996 [B]
94) Ruther E, et al: Antidepressant action of sulpiride. Results of a placebo-controlled double-blind trial. Pharmacopsychiatry 32:127–35, 1999 [B]
95) Standish-Barry HM, et al: A randomized double blind group comparative study of sulpiride and amitriptyline in affective disorder. Psychopharmacology 81:258–260, 1983 [B]
96) Maier W, et al: Treatment of chronic depression with sulpiride: evidence of efficacy in placebo-controlled single case studies. Psychopharmacology 115:495–501, 1994 [B]
97) FDA Mirtazapine prescribing information: http://www.fda.gov/medWatch/SAFETY/2004/jun_PI/RemeronTabs_PI.pdf [B]
98) Benkert O, et al: An overview of the clinical efficacy of mirtazapine. Hum Psychopharmacol Clin Exp 17:S23–S26, 2002 [B]
99) Watanabe N, et al: Mirtazapine versus other antidepressants in the acute-phase treatment of adults with major depression: systematic review and meta-analysis. J Clin Psychiatry 69:1404–1415, 2008 [A]
100) Zimmerman M, et al: Melancholia: from DSM-III to DSM-III-R. Am J Psychiatry 146:20–81, 1989 [E]
101) Fairchild CJ, et al: Which depressions respond to placebo? Psychiatry Res 18:217–226, 1986 [E]
102) Spiker DG, et al: The pharmacyological treatment of delusional depression. Am J Psychiatry 142:430–436, 1985 [B]
103) Iwanami A, et al: Algorithms for the pharmacotherapy of psychotic depression. Psychiatry Clin Neurosci 53(Suppl):S45–S48, 1999 [A]

104) Anton RF Jr, et al: Amoxapine versus amitriptyline combined with perphenazine in the treatment of psychotic depression. Am J Psychiatry 147:1203–1208, 1990 [B]
105) Anton RF Jr, et al: Response of psychotic depression subtypes to pharmacotherapy. J Affect Disord 28:125–131, 1993 [B]
106) Prien RF, et al: Continuation drug therapy for major depressive episodes: how long should it be maintained? Am J Psychiatry 143:18–23, 1986 [B]
107) Loonen AJ, et al: Continuation and maintenance therapy with antidepressive agents. Meta-analysis of research. Pharm Weekbl Sci 13:167–175, 1991 [A]
108) Frank E, et al: Three-year outcomes for maintenance therapies in recurrent depression. Arch Gen Psychiatry 47:1093–1099, 1990 [B]
109) Kupfer DJ, et al: Five-year outcomes for maintenance therapies in recurrent depression. Arch Gen Psychiatry 49:769–773, 1993 [B]
110) Frank E, et al: Comparison of full-dose versus half-dose pharmacotherapy in the maintenance treatment of recurrent depression. J Affect Disord 27:139–145, 1993 [B]
111) 坂上紀幸, 他：抗うつ薬の副作用とその対策. 臨床精神医学講座 14, 精神科薬物療法, pp151–169, 中山書店, 1999 [D]
112) Stoudemire A, Atkinson P: Use of cyclic antidepressants in patients with cardiac conduction disturbance. Gen Hosp Psychiatry 10:389–397, 1988 [B]
113) Peck AW, et al: Incidence of seizures during treatment of tricyclic antidepressant drugs and bupropion. J Clin Psychiatry 44:197–201 1983 [D]
114) Rosenstein DL, et al: Seizures associated with antidepressant; a review. J Clin Psychiatry 54:289–299, 1993 [D]
115) Dessain EC, et al: Maprotiline treatment in depression: a perspective on seizure. Arch Gen Psychiatry 43:86–90, 1986 [D]
116) Kronfol, et al: Imipramine induced tremor: Effects of a beta-adrenergic blocking agents. J Clin Psychiatry 44:225–226, 1983 [C]
117) Zubenko G, et al: Antidepressant-related akathisia. J Clin Psychopharmacol 7:254–257, 1987 [D]
118) Lapierre YD, Anderson K: Dyskinesia associated with antidepressant therapy: a case report. Am J Psychiatry 140:493–494, 1983 [D]
119) Warner MD, et al: Trazodone and priapism. J Clin Psychiatry 48:1987 [D]
120) Warnock JK, et al: Adverse drug reactions to antidepressants. Am J Psychiatry 145:425–430, 1988 [D]
121) 長沼英俊, 藤井 薫：抗うつ薬中毒. 日医師会誌 115:689–693, 1996 [D]
122) Dilsaver SC, et al: Antidepressant withdrawal syndromes: phenomenology and physiopathology. Int Clin Psychopharmacol 2:1–19, 1987 [D]
123) Lejoyeux M, Ades J: Antidepressant discontinuation: A review of the literature. J Clin Psychiatry 58(Supple):11–16, 1997 [D]
124) Pastuszak A, et al: Pregnancy outcome following first-trimester exposure to fluoxetine. JAMA 269:2246–2248, 1993 [C]
125) Altshuler LL, et al: Pharmacological management of psychiatric illness during pregnancy: Dilemmas and guidelines. Am J Psychiatry 153:592–606, 1996 [C]
126) Wisner KL, et al: Tricyclic dose requirements across pregnancy. Am J Psychia-

try 150:1541–1542, 1993 [C]
127) Perry PJ, et al: The relationship between antidepressant response and tricyclic antidepressant plasma concentrations. A retrospective analysis of the literature using logistic regression analysis. Clin Pharmacokinet 13:381–392, 1987 [C]
128) Bollini P, et al: Effectiveness of antidepressants: meta-analysis of dose-effect relationships in randomized clinical trials. Br J Psychiatry 174:297–303, 1999 [A]
129) 横田則夫, 他：日本における抗うつ薬・気分安定化薬の用法・用量. 精神科薬物療法研究会（編）：精神分裂病と気分障害の治療手順, pp174–178, 星和書店, 1997 [D]
130) Katz MM, et al: The timing, specificity and clinical prediction of tricyclic drug effects in depression. Psychol Med 17:297–309, 1987 [C]
131) Quitkin FM, et al: Duration of antidepressant drug treatment. What is an adequate trial? Arch Gen Psychiatry 41:238–245, 1984 [C]
132) Quitkin FM, et al: Chronological milestones to guide drug change. When should clinicians switch antidepressants? Arch Gen Psychiatry 53:785–792, 1996 [B]
133) Georgotas A, et al: Factors affecting the delay of antidepressant effect in responders to nortriptyline and phenelzine. Psychiatry Res 28:1–9, 1989 [C]
134) Henry JA, et al: Relative mortality from overdose of antidepressant. Br Med J 310:221–224, 1995 [D]
135) Kapur S, et al: Antidepressant medications and the relative risk of suicide attempt and suicide. JAMA 268:3441–3444, 1992 [D]

〔大森哲郎〕

II. 電気けいれん療法（双極性障害の治療も含む）

　電気けいれん療法(electroconvulsive therapy; ECT)は，1938年にイタリアのCerlettiとBiniによって開発されたが，わが国でもその翌年，彼らとは独立して，安河内五郎と向笠広次によって創始された[1]．そして，統合失調症や躁うつ病(気分障害)に対する向精神薬による治療が定着するまではECT治療全盛の時代があった．しかし，「脳に通電し，全般性けいれんを起こす」という方法そのものに対する抵抗感や一部の医療者によるECTの乱用に対する批判，さらに薬物療法の進歩とあいまって，ECTはほとんど使用されなくなった．また，その後の研究[2,3]によってECTの気分障害に対する効果は統合失調症のそれと比べ優れていることが明らかにされたが，それでも副作用の問題，抗うつ薬の開発などによりあまりECTは用いられなかった．

　しかし，修正型電気けいれん療法(modified ECT; m-ECT)の開発によって高齢者や身体合併症のある患者にも比較的安全にECTが施行できるようになり，薬物療法に反応しないCotard症候群などの難治例に対しての有効性が明確になるに従って，その効果が再認識されるようになってきた[4,5]．

　また最近，米国からm-ECTよりさらに患者に侵襲が少ないと考えられる反復性経頭蓋磁気刺激法(repetitive transcranial magnetic stimulation; rTMS)を用いた大うつ病に対する治療も報告された[5-7]．rTMSの抗うつ効果はRCT(無作為化比較対照試験)を用いた研究[8]でもsham刺激と比較して有意にHamiltonうつ病評価尺度(HAM-D)の改善が認められている．

　さらに，m-ECTおよびrTMSによる治療でも，抗うつ薬による治療と同様に脳由来神経栄養因子(brain-derived neurotrophic factor; BDNF)の増加を認めたという報告[9,10]がなされた．また原法ECTと比較した研究でも，ECTと同等の抗うつ効果が認められている．

　ただし，精神病像を伴った患者に対する効果はECTのほうが勝っていると報告された[6]．しかし，うつ病に対するrTMSの試みはわが国ではまだ症例報告にとどまっており，m-ECTよりもさらに一般には普及していない．

　本稿では，日本版気分障害のアルゴリズムに従って，ECTの標的症状とその治療効果，副作用，わが国での実際の方法について述べることにする．

a. 標的症状と治療効果

1) 単極性うつ病

Shioeら[11]がまとめた軽症および中等症，少なくとも HAM-D で 18～20 点を示す単極性うつ病に対する治療アルゴリズムによれば，① 合併症や② 抗うつ薬による有害な作用がある場合，③ 自殺企図などの緊急を要する場合は，かなり早期から ECT，特に m-ECT の使用をすすめている[12]．しかし，それ以外の場合は三環系およびその他の抗うつ薬，さらに効果がない場合には抗うつ薬にリチウムおよび T_3，T_4 付加による増強作用を期待する薬物療法を第一にすすめている．

さらに，これらの抗うつ効果が十分でない場合には，抗うつ薬の変更を行い，まだそれでも効果不十分である場合は，臨床評価が十分なされていないレベルであるが，カルバマゼピン，バルプロ酸，クロナゼパムを抗うつ薬に付加し，その増強を期待する方法を考慮するべきとしている．特に，老年期うつ病や身体的合併症を有する患者の場合にはこれらを選択すべきとしている．

DSM-IV 分類の大うつ病エピソードを満たし項目 A の症状が 5 項目以上ある重症例，特に HAM-D の評価点数が高く，社会機能が低下し，自殺企図，自殺念慮が強いメランコリー型の特徴を有する重症単極性うつ病には，2 種類以上の三環系抗うつ薬の投与をすすめている．このとき薬物は 50～75 mg から始め，少なくとも 4 週間は 250～300 mg は維持すべきであるとしている．しかし，この投与量を用いる場合は心血管系の副作用なども考慮して入院患者に限るとしているが，この投与量はわが国の健康保険では認可されていない．

さらに三環系抗うつ薬で効果がなければ，第 3 段階の増強作用としてドーパミン作動薬やコルチゾール合成阻害薬，デキサメタゾン，ホルモン剤などの付加投与をすすめているが，これらは臨床治験によるエビデンスとして十分な立証ができていない．そして，精神症状の早期改善を期待する場合は，ECT を最初から選択するとしている．

以上をまとめると，単極性うつ病の場合は軽症から重症に至るまで薬物療法が治療の第一選択であるが，自殺企図や自殺念慮などの緊急を要する精神症状を有する場合，薬物療法ができない高齢者や身体合併症を有し，治療をできるだけ急ぐ場合は ECT が適用される[13]．

2) 精神病性うつ病[5, 14]

　気分障害の中で精神療法のみでは自然寛解が期待できない最も重篤な状態として，精神病性うつ病がある．精神病性うつ病は抑うつ症状が重篤で回復が難しく，時に昏迷状態を呈する．また自殺企図の危険性が高く，いかなる治療にも反応が悪いことで特徴づけられる．

　したがって，患者に自殺の危険や焦燥感の訴えが強い場合，早期の治療が要請される．このようなうつ状態の重症例として，Cotard症候群[15]が挙げられる．自殺や焦燥感の訴えがない場合には三環系抗うつ薬による薬物療法が優先され，抗精神病薬が早い段階から併用される．しかし，症状が重篤な場合や薬物の経口投与ができないとき，ECTが第一選択となる．

　精神病性うつ病に対するECTの臨床効果については確立されており，68〜90％の患者に有効であるという報告[16]がある．ある研究によれば，ECTの反応そのものが精神病像の予測となるとも報告されている[17]．

　さらに，精神病性うつ病に対しては三環系抗うつ薬と抗精神病薬との併用，あるいは抗精神病薬単剤療法，特にスルピリドやリスペリドンなどの非定型抗精神病薬が有効であるという報告[18]もある．また抗うつ薬に付加したリチウムやカルバマゼピンによる効果増強などの併用治療などがすすめられている．さらにSSRI(selective serotonin reuptake inhibitor)の1つであるフルボキサミンの場合は試みた84％の患者に効果があり，その長期投与も有効であるという報告[19]もある．またベンゾジアゼピン系抗不安薬も焦燥感に対してよく投与されている薬物(35％)であるが，その使用が臨床的に効果があるかどうかは実証されてはいない．

　以上のような薬物療法によっても症状が遷延する場合にはECTがすすめられる[5, 20]．

3) 老年期の気分障害[21]

　老年期の気分障害の治療アルゴリズムを総括すると，以下のようになる．
①抗コリン作用，抗α作用が強い抗うつ薬は用いられない．
②抗うつ薬の作用増強を期待してリチウムは投与できる．
③高齢者の重症あるいは精神病性うつ病にはm-ECTがすすめられる[22-24]．

　これら以外の老年期うつ病に対するm-ECTの適応については議論されていない．

④リチウムは高齢者の双極性障害に対してもなお第一選択薬であるが，その投与量は若年者よりは少ない．

したがって，m-ECT は高齢の薬物治療に抵抗する患者に安全で効果的治療法として推奨される．m-ECT にも原法 ECT と同様に心血管系の副作用が若年者に対してもあるが，ほとんどの症例では可逆的な副作用として扱われる[23,25]．

ECT に使用する治療器に言及すれば，短パルス波治療器は，サイン波治療器と比して，循環変動に与える影響が小さく，かつ認知障害が出にくいため，高齢者に対しての使用がすすめられる[26]．

4）双極性障害[27]

急性躁病に対する第一選択薬はリチウムである．その他の薬剤としてカルバマゼピンやバルプロ酸などの気分安定薬が挙げられる．維持療法としてもこれらの気分安定薬のいくつかの組み合わせが用いられる．リチウム維持療法中の急性うつ状態には抗うつ薬が付加投与されたり，抗うつ薬の増量が試みられる．

ECT は，急性躁状態でも考慮される．第1段階の治療が少なくとも2週間試みられたのち，6〜10回の ECT がすすめられている[28]．その後，さらに気分安定薬のいくつかの組み合わせやその他，ベラパミル，クロニジン，ゾニサミド，リスペリドンなどが考慮され，ECT が開始されるかあるいは続けられるべきだとしている．リチウムによる双極性障害の維持療法中に抑うつ状態を呈した場合，ECT が有効であるという報告[29]がある．

5）ラピッドサイクラー（病相頻発型）[30]

ラピッドサイクラーとは Dunner ら[31]によって提唱された双極性障害の一亜型で，DSM-IV において反復性エピソードの経過を記述する特定用語として分類されている．

もともとはリチウム療法が無効な症例で双極性障害患者の5〜15％に存在するとされる．過去1年間に4回以上大うつ病あるいは躁病，混合性または軽躁性エピソードの基準を満たす病相の存在と定義づけられている．

その治療アルゴリズムの第1段階ではリチウムの単剤投与から開始されるが，その後，カルバマゼピン（4〜10 μg/ml）あるいはバルプロ酸（40〜100 μg/ml）の付加投与，さらにはクロナゼパム付加投与などの段階的治療投与（step care

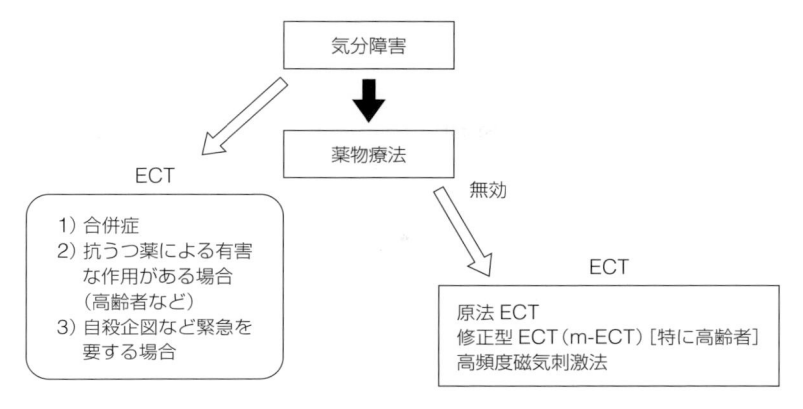

図2 ECTの適応

```
              気分障害
               ↓     ↓
         ECT       薬物療法
                        ↓ 無効
    1) 合併症
    2) 抗うつ薬による有害        ECT
       な作用がある場合
       （高齢者など）        原法ECT
    3) 自殺企図など緊急を      修正型ECT（m-ECT）［特に高齢者］
       要する場合             高頻度磁気刺激法
```

図2　ECTの適応
気分障害に対してはまず薬物療法を第一選択とするが，合併症や重症うつ病，精神病性うつ病あるいは薬物療法ができない場合は最初からECTを適用する．

approach）をすることになっている．しかし，これらの薬物療法の無効例には最終的にECTがすすめられている[32]．

気分障害に対してはまず薬物療法を第一選択とするが，合併症や重症うつ病，精神病性うつ病あるいは薬物療法ができない場合は最初からECTを適用する．以上，気分障害の治療は第一に薬物療法が試みられるが，症状そのものの重篤さおよび身体的に薬物療法に限界がある場合，あるいはうつ病性昏迷のように薬物の経口投与ができず可及的速やかに治療を要する場合，いずれの気分障害にもECTは試みられるべきである．図2にECT適応についてのまとめを示す．

日本版気分障害の治療アルゴリズムにおいて，ECTは方法上，従来のそれとm-ECTの区別はなされていない．特にわが国においては，単科の精神科病院における麻酔科医不在のためにm-ECTが一般化していないのが現状であるが，将来的には次に述べるような副作用の点からもm-ECTを一般化しなければならない．

b. 禁忌・副作用[33-35]

ECTには原則として禁忌はないとされるが，心筋梗塞の急性期，脳出血，頭蓋内圧亢進が推定される場合は，精神症状を考慮しながら慎重に施行する．

表 13　ECT の危険因子

1) 心臓血管系疾患
   心筋梗塞（急性期），心不全，房室ブロック，高血圧
2) 呼吸器疾患
   慢性閉塞性肺疾患，肺炎
3) 頭蓋内疾患
   頭蓋内圧亢進のない頭蓋内占拠性病変，脳動脈瘤，脳動静脈奇形
4) その他の身体疾患
   未治療の緑内障，骨折，食道裂孔ヘルニア
5) 妊娠

というのも ECT 施行時には一過性に必ず血圧上昇と頻脈が起こるので，このような循環器系の急激な変化に耐えうるように降圧薬やステロイドを準備し，注意深くモニタリングする必要がある．一過性の不整脈は通電発作後の短期間の徐波に伴って起こるので，硫酸アトロピン 0.5 mg 筋注などの抗コリン薬の量を増量することで防ぐ．また，発作中や覚醒後の頻脈に伴って二次的に生じる不整脈にはプロプラノロールが有用である．

ECT の副作用[13,33,34]としては，循環器系の副作用の他，従来の麻酔を用いない原法 ECT では胸椎の圧迫骨折，胃の中の未消化飲食物の吐物による窒息や誤嚥性肺炎，けいれん発作後のもうろう状態，せん妄などである．圧迫骨折の可能性を考えると 50 歳以上の高齢患者には従来の原法 ECT はできない．

誤嚥による嚥下性肺炎は，治療前の絶飲食を十分行っていれば防止できる．

米国精神医学会のガイドラインは，ECT の危険因子として，**表 13**[36]のような疾患および妊娠を挙げている．

また，繰り返し ECT を施行すると見当識障害（数週間以内に消失），記憶や認知の障害，特に逆行性および前行性健忘，記銘力低下が誘起される．しかし，これらも数週間を経ると，ECT 直後から施行期間中の前行性健忘と施行直前の短期間の逆行性健忘以外は完全に回復する．また ECT 直後に頭痛や頭重感（数時間〜1 日で消失），悪心，吐き気，ふらつきなどが起こるが，これらも一過性である．

m-ECT が施行されるようになって身体的副作用の問題は大部分解決された．すなわち，筋弛緩薬を投与して麻酔下で通電するためけいれん発作は起

こらないので，圧迫骨折や誤嚥性肺炎も起こらない．また，ECT による記憶障害や頭痛，吐き気は低酸素症によるものとされ，麻酔導入前 1～2 分間，純酸素の吸入を行うとよいとする報告[35]もある．通電後の自発けいれんも，通常の施行回数では起きないとされている．

m-ECT の副作用としては，麻酔事故や薬物によるものがあるので，麻酔科医との連携が重要となる．

最近の報告[6]では，m-ECT と原法 ECT とで治療効果に差はないとされる．ところで，両側に電極を置く両側性 ECT よりも一側性のほうが記憶障害が少ないとされ，前頭部に両側性に電極を置くほうが側頭部に電極を置くよりも言語的・非言語的機能の低下が少なく，抗うつ効果も強いと報告されている[13]．中島[35]は，実際上は記憶障害が問題となる場合のみ一側性 ECT を考慮すべきで，両側性 ECT による有用性は確保されるとしているが，この記憶障害も ECT が治療の連続性を中断させるという精神療法的問題は残るが，先に述べたように一過性のものが大部分である．パルス波治療器の導入により，サイン波治療器と比して，循環変動や認知機能障害といった副作用を減じることが可能となった．

c. ECT の実際
1) 施行方法
a) 原法 ECT[35]

原法 ECT は外来の通院患者に対しても可能であるが，通常は入院患者を対象とする．施行前に合併症の有無や循環器系の異常などを確認する．したがって，施行前に心電図，頭部 CT 検査，胸部 X 線検査などの検査が最低限必要である．

施行前半日は絶食させ，向精神薬の投与を中断する．向精神薬は通電後のもうろう状態やせん妄を惹起しやすいとされる．施行前 30～60 分前に硫酸アトロピン 0.5 mg の筋注あるいは直前に静注をする．これは気道内の分泌物を減少させ，気道を確保しやすくするとともに，ECT 後に起こりうる心室性不整脈などにも予防効果があるからである．昔はけいれん発作を起こすことが ECT の効果を高めると考えられ，無処置で通電することが多かったが，最近は睡眠導入のためにチオペンタールの静注が追加処置される．

通電手技は，患者をベッド上に仰臥位に寝かせ，前側頭部に生理食塩水を浸した電極を 3～6 秒間，両下肢が強直性けいれんのためにわずかに上がるの

を確かめ通電する．完全に強直間代性けいれん発作を誘起する前に通電を止めると，患者は「頭に光が走った」，「頭痛がひどい」などと訴える．電流は通常，100Vの交流正弦波を使用する．また，電流は200～500mAで脳実質に届く電流は1V程度とされる．通電は一般に両側の"こめかみ"に行うが，記憶障害を軽減する目的で劣位半球（通常，右側）一側性で行う方法もある．なお，通電の際，電気抵抗のために熱傷を負うことがあるので，通電前に電極接着部位の皮膚をアルコール綿で拭いておく．

以上の通電により，10～15秒程度の強直性けいれんが起こり，その後20～30秒間の間代性けいれんが誘起される．そのとき，四肢を周囲の物にぶつけないように注意する．また，その間呼吸停止は30秒から1分間ほど続くので，けいれん発作終了後には腹部を圧迫して自発呼吸を促す．その後，意識消失はさらに数分間みられる．人によってはけいれん発作後，そのまま睡眠に移行する者もいるが，意識回復後，一過性のもうろう状態や興奮がみられることがあり，例えば急にベッドから立ち上がり徘徊したりすることがあるので転倒などに注意しながら，完全に意識が回復するまでは観察する必要がある．

また発作中の咬舌を防ぐために下顎を固定し，呼吸回復後に唾液や吐物を誤嚥しないように頭を横に向ける処置も必要である．また，通電回数が増えるとけいれん閾値が上昇するので，通電ごとにけいれん持続時間，電圧を確認し，不全発作であれば電圧を上げ強直間代性けいれん発作を起こす必要がある．

いずれにしても，原法ECTを施行する場合には，医師だけではなく熟練した看護師が必要であり，医師・看護師のチームワークが重要である．

b）修正型ECT（m-ECT）[13, 34, 35, 37, 38]

m-ECTは，筋弛緩薬を用いて前処置を行ったのちに通電する原法ECTの改良技法である．麻酔薬や筋弛緩薬などを投与するので呼吸停止などの不慮の麻酔事故を起こす可能性があるため，m-ECTを施行する場合には麻酔医が必要であり，通電を行う精神科医との協力が必要である．したがって，m-ECTはそれらの器具がそろった中央手術部ないし，それに準じた設備のある個室で行う．施設ごとに若干前処置などが統一されていないが，原法ECTと同様に術前は絶食とし，症例によって施行30～60分前に硫酸アトロピン0.3～0.5mgの筋注または直前に静注を行う．

中央手術部や設備の整った個室への入室後，自動血圧計，心電図などを取り付ける．けいれんの判定は脳波で行うが，パルス波治療器であれば脳波計

が治療器に付属している．また，不整脈からの心停止に対処するために除細動器も準備しておく．呼気 CO_2 モニターは，挿管が適応となる症例やけいれん時間の確保のために血中 CO_2 濃度を管理したいときには有用である．

そしてプロポフォール 1 mg/kg やチアミラールまたはチオペンタール 4～5 mg/kg(75～100 mg)，あるいは塩酸ケタミン 1 mg/kg による静脈麻酔によって麻酔導入を行う．

静脈麻酔の選択については，現在は通電後の血圧上昇が少ないプロポフォールがよく使われるが，血管痛およびけいれん閾値の上昇やけいれん時間の短縮といった欠点もある．特にパルス波治療器において，発作不発やけいれん時間短縮が問題となりうるが，その場合はプロポフォールの減量やバルビツレート系麻酔薬であるチアミラールやチオペンタールへの変更を検討すべきである．ただし，バルビツレート系麻酔薬は喘息やポルフィリン症には禁忌であるため留意する必要がある．ケタミンは中枢性の交感神経興奮作用を有するため，血圧や脈拍を上げてしまう作用があるが[39]，けいれん時間を延長させるという報告があり，バルビツレート系麻酔薬でも発作不発やけいれん時間が短い患者に対しては ECT の効果を上げることが期待される[38]．安全かつ有効な ECT を施行するには，症例に合わせた麻酔薬の選択も重要である．

麻酔導入後はアンビューバッグによる呼吸管理を始める．酸素吸入は 4～6 l/分として，その後，バッグマスク法による強制換気を開始するとともに，スキサメトニウム 1 mg/kg 静注(肝障害のためにコリンエステラーゼ活性が低下している場合には，その程度に応じて投与量を減らす必要がある)による筋弛緩処置を行う．ただし，スキサメトニウムによる線維束性攣縮のため筋肉痛が起こることがあるので，非脱分極性筋弛緩薬ベクロニウム，パンクロニウム 0.02 mg/kg をあらかじめ静注し，60～90 秒後に塩化スキサメトニウムを静注する．

2007 年に認可された，新しい非脱分極性筋弛緩薬であるロクロニウムは効果発現が早く，m-ECT においても有用である．ベクロニウムとチオペンタールの両者は混濁するので，これらが三方活栓内に残存しないように注意する．筋弛緩薬の効果は，筋線維束性攣縮が頸部から胸部，下肢を経て，足先にまで波及したことで確認するが，約 1～2 分を要す．

一方，m-ECT の場合，外見上けいれん発作がほとんどみられないために，通電量の不足によって，十分に発作現象が起こっていない場合があるので，通電が十分行われているかを確認するために一側の上腕または下肢をマンシェッ

トで締めておいて(収縮期血圧＋50 mmHg の圧)，筋弛緩薬が流れない状態にしておく(カフ法)，あるいは脳波監視(通電中は電極と脳波計の接続を切り，不全発作の場合には脳波は棘徐波結合に発展しないことを確認する)が必要である．通電は両側前頭部を生理食塩水で拭き，ECT の刺激電極を当て，100 V の交流正弦波を 3～6 秒間，通電する．

ところで，2002 年 6 月になって，これまでの交流正弦波に代わってパルス波(矩形波)刺激ができるパルス波治療器がわが国でも認可された．これは従来の ECT 治療器に比べて，以下のような利点を有するため，今後一般化されることが期待されている．

① 効果的にけいれんを誘発できる．
② 認知障害や脳波異常が少ない．
③ 電気量の設定ができる．
④ 刺激条件の変更ができる．
⑤ インピーダンスの測定ができる．

2) ECT 施行後の注意点

m-ECT 後，再びバッグマスク法で数分以内に自発呼吸が回復するまで酸素を吸入させ，同時に血圧，脈拍などの循環動態が安定していることを確認し病室へ戻す．なお，ECT 直後に起こる低血圧，徐脈，心停止などに対して抗コリン薬の術前投与，それに引き続く高血圧，頻脈，不整脈などに対して β ブロッカーの前投与が有効とされる．

病室に戻ってからもしばらくは患者の状態観察が必要である．バイタルサインを適宜チェックし，意識が完全に戻っているか，麻酔薬による筋弛緩作用が残っていないかを確認したうえで，初めて病棟内での日常生活に復帰させる．起立・歩行開始時は転倒に注意する．

薬物療法は，原法でも m-ECT でも施行後の睡眠から回復したのちに施行前の量を再投与する．ECT によって脳血液関門で薬物通過が容易になるという可能性も指摘されており，薬物療法の効果も高まることが期待されるが，薬物は ECT 終了後 1～2 か月経って，減量して維持するのがよいとされる．

3) 施行回数

通常は記憶や認知の障害を誘起しないために ECT は週 2～3 回施行する．しかし，患者の精神身体状態から速やかな症状改善を期待する場合には連日

実施することもある．施行回数は，標的症状の改善が終了の目安とされているが合計6～12回にとどめるべきであると中島[35]は報告している．

通常は2～3回で効果が現れ始め，5～6回で症状はほぼ改善し，されに数回追加施行するのが一応の目安とされるが，ECT後の意識障害が強かったり，健忘がひどく，5～6回のECT施行にもかかわらず精神症状にまったく変化がない場合には，ECTそのものの再評価をしなければならない．そのときは，通電刺激の強さや通電時間，静脈麻酔の量，種類，施行前の向精神薬，特に抗けいれん作用を有する気分安定薬などを調節することを考慮する．

4）ECTについての告知（インフォームドコンセント）

ECTについては，過去の歴史からも患者本人へのインフォームドコンセントが十分になされて施行されるのが原則である．ECTは，治療そのものによる意識障害が治療行為を中断させるだけでなく，副作用による認知障害がうつ病治療の連続性を断裂させる．したがって，インフォームドコンセントの実践が治療的な意味をもち，重要となってくる．

インフォームドコンセントとしては，患者に対してECTの方法，有効性と副作用，代わりうる治療の選択可能性および患者の自己決定権の保障について十分に説明したうえで，書面による同意を得てから施行することが原則である．しかし，患者の精神状態，例えば，うつ病性昏迷，自殺念慮が非常に強い場合，あるいはCotard症候群のように本人に病識がなく，薬物療法などができないときには，やむをえず家族の同意のもとに施行せざるをえない場合もある．インフォームドコンセントを得る場合，原法ECTよりはm-ECTのほうが患者への説明が行いやすい．

なお，実際の同意書は，尾関[37]，中島[34,35,40]，斎藤[41]などのものが公表されており，図3に中島[34]のものを示す．中島が示したm-ECTについての説明同意文書は数年前の中島自身が公表したもの[40]と比べても，より具体的にm-ECTの方法，効果，副作用，治療の目的などについて記載されている．

気分障害に対して，わが国ではECTを行うことは薬物療法の進歩とともに少なくなってきているが，一方m-ECTが可能な施設ではかなり実施されている．このようにECTは施設間でその適応にばらつきが認められる[42]．

ようやくSSRIやSNRIがわが国においても使用できるようになって，高齢者にも薬物療法が副作用を発現することなく可能になってきているが，薬物療法だけでは不十分な遷延例も多くみられるのも事実である．また，薬物

通電治療についての説明・同意文書

＿＿＿＿＿＿＿＿＿＿＿＿＿＿＿殿

　現在のあなたの病状は口頭で説明する通りですが、それに対して通電治療（ECT）が有効と判断しますので、この治療を受けられることを提案します。通電治療が安全で有効な治療法であることは現在、世界的に認められています。

　以下に説明いたしますが、この治療を受けるかどうかはあなたの自発的な意思にお任せします。
　この治療は以下のように行います。施行日の朝食は絶食していただきます。病室で点滴処置を行ったのち、治療室に入ります。治療は精神科医師と麻酔科医師が行います。まず麻酔薬により眠っていただきます。つぎに筋肉の収縮を抑える薬を注入して、麻酔科医師があなたの呼吸管理を行います。通電処置は、精神科医師が行い、あなたの額表面に数秒間105ボルト程度の電流を通じるというものです。以上の治療に要する時間は約10分間です。このあと、徐々に目がさめますが、病室にもどってからしばらくは酸素を吸入しながら安静にしていただきます。この治療は、週2〜3回の頻度で行いますが、十分な効果を得るためには通常、6〜10回の施行が必要です。

　この治療のおもな副作用は以下の通りです。施行直後にぼんやりしたり、頭痛を感じることがときどきありますが、これらは数時間から1日程度でおさまります。治療直前の記憶が失われたり、物覚えが悪くなることがまれにありますが、これも数週間以内に回復します。死亡事故が起こることは非常にまれであり、数万回に1回といわれています。なお治療中に不測の事態が起こった場合には、あなたの安全を第一に考えた緊急処置を治療者の判断で行うことをご了承ください。

　またこの治療は現在のあなたの病状を改善することに有効と考えられますが、その効果をずっと維持できるわけではなく、治療終了後には薬物療法などを再び続けていく必要があります。

　治療を開始したあとも、いつでもあなたの意思で治療を中断して別の治療を受けることができます。その場合には遠慮なく申し出てください。

　　＿＿＿年＿＿月＿＿日　　　　　　　　　説明医師＿＿＿＿＿＿＿＿＿㊞

....

○○病院長殿

　わたしは通電治療について、上記文書および口頭で説明を受け、その内容を理解したうえで、治療を受けることに同意します。

　　＿＿＿年＿＿月＿＿日　　　　　　　　　患者本人＿＿＿＿＿＿＿＿＿㊞
　　　　　　　　　　　　　　　　　　　　　保護者＿＿＿＿＿＿＿＿＿＿㊞
　　　　　　　　　　　　　　　　　　　　　続　柄（　　　　　　）　　㊞

図3　ECT（m-ECT）についての説明・同意文書

療法や認知行動療法，高照度光療法などにも反応しない病識が欠如した症例，疎通性がとれない，自殺念慮が強い症例など，気分障害には重症のものも多い．このような症例に対して，ECTは試みる価値のある治療法の1つと考えられる．

● 文献

1) 安河内五郎：電気ショック，カルジアゾールショック，その他（痙攣療法）．懸田克躬，他（編）：現代精神医学大系，第5巻B 精神科治療学 II, pp11-34, 中山書店, 1977 ［E］
2) Black DW, et al: The treatment of depression: Electroconvulsive therapy versus antidepressants: A naturalistic evaluation of 1495 patients. Compr Psychiatry 28:169-182, 1987 ［B］
3) Consensus conference: Electroconvulsive therapy. JAMA 254:2103-2108, 1985 ［E］
4) Finlay-Jones R, et al: A consensus conference on psychotic depression. Aust N Z J Psychiatry 27:581-589, 1993 ［E］
5) Iwanami A, et al: Algorithms for the pharmacotherapy psychotic depression. Psychiatry Clin Neurosci 53:S45-48, 1999 ［E］
6) Grunhaus L, et al: Repetitive transcranial magnetic stimulation is as effective as electroconvulsive therapy in the treatment of nondelusional major depressive disorder. An open study. Biol Psychiatry 47:314-324, 2000 ［C］
7) Pascul-Leone A, et al: Lateralized effect of rapid-rate transcranial magnetic stimulation of prefrontal cortex on mood. Neurology 46:499-502, 1996 ［C］
8) Berman RM, et al: A randomized clinical trial of repetitive transcranial magnetic stimulation in the treatment of major depression. Biol Psychiatry 47:332-337, 2000 ［B］
9) Okamoto T, et al: Efficacy of electroconvulsive therapy is associated with changing blood levels of homovanillic acid and brain-derived neurotrophic factor (BDNF) in refractory depressed patients: A pilot study. Prog Neuropsychopharmacol Biol Psychiatry 32:1185-1190, 2008 ［C］
10) Yukimasa T, et al: High-Frequency repetitive transcranial magnetic stimulation improves refractory depression by influencing catecholamine and brain-derived neurotrophic factors. Pharmacopsychiatry 39:52-59, 2006 ［C］
11) Shioe K, et al: Algorithms for the pharmacotherapy of major depression. Psychiatry Clin Neurosci 53:S77-S82, 1999 ［E］
12) Rich CL, et al: DSM-III, RDC, and ECT: Depressive subtypes and immediate response. J Clin Psychiatry 45:14-18, 1986 ［B］
13) 松島英介：無けいれん性電撃療法．上島国利（編）：精神医学レビュー No.2, 難治性うつ病, pp92-95, ライフサイエンス, 1991 ［E］
14) Solan WJ, et al: Psychotic and nonpsychotic depression: comparison of response to ECT. J Clin Psychiatry 143:363-366, 1988 ［C］
15) 山田久美子，他：電気痙攣療法が著効した Cotard's syndrome の一例．精神科治療 12:275-287, 1997 ［E］
16) Parker G, et al: Psychotic (delusional) depression: a meta-analysis of physical treatments. J Affect Disord 24:17-24, 1992 ［A］
17) Pande A, et al: Electroconvulsive therapy in delusional and nondelusional depressive disorder. J Affect Disord 19:215-219, 1990 ［C］
18) Goto M, et al: Risperidone in the treatment of psychotic depression. Prog Neuropsychopharmacol Biol Psychiatry 30:701-707, 2006
19) Gatti F, et al: Fluvoxamine alone in the treatment of delusional depression. Am J Psychiatry 153:414-416, 1992 ［C］
20) 岩波 明，他：精神病像を伴う大うつ病．佐藤光源，他（編）：精神分裂病と気分障害の治

療手順—薬物療法のアルゴリズム, pp80–86, 星和書店, 1999 [E]
21) Oshima A, et al: Treatment guidelines for geriatric mood disorder. Psychiat Clin Neurosciences 53:S55–S59, 1999 [E]
22) 青葉安里, 他：高齢患者を対象とした無けいれん電撃療法の有効性と安全性. 精神科治療 9:1219–1224, 1994 [E]
23) Alexopulos GS, et al: Medical problems of geriatric psychiatric patients and younger controls during electroconvulsive therapy. J Am Geriatr Soc 32:651–654, 1984 [C]
24) Gasper D, et al: ECT in psychogeriatric practice—a study of risk factors, indications and outcome. Compr Psychiatry 23:170–175, 1982 [B]
25) 太田共夫：老年期うつ病患者の認知機能に及ぼす電撃療法の影響. 精神科治療 9:1263–1271, 1994 [C]
26) 中井哲慈：短パルス矩形は治療器の使用経験—麻酔と全身管理. 精神科治療 18:1389–1394, 2003 [E]
27) Motohashi N: Algorithms for the pharmacotherapy of bipolar disorder. Psychiatry Clin Neurosci 53:S41–44, 1999 [E]
28) Mukherjee S, et al: Electroconvulsive therapy of acute manic episodes: a review of 50 years' experience. Am J Psychiatry 151:169–179, 1994 [B]
29) Zornberg GL, et al: Treatment of depression in bipolar disorder: New directions for research. J Clin Psychopharmacol 13:397–408, 1993 [C]
30) Yamada K: Algorithm for the treatment of rapid cycling. Psychiatry Clin Neurosci 53:S73–S75, 1999 [E]
31) Dunner DL, et al: Clinical factors in lithium carbonate prophylaxis failure. Arch Gen Psychiatry 30:229–233, 1974 [E]
32) Wehr TA, et al: Can antidepressants cause mania and worsen the course of affective illness? Am J Psychiatry 144:1403–1411, 1987 [E]
33) 猪川和興, 他：適応と手技. 精神科治療 9:1211–1217, 1994 [E]
34) 中島一憲：ECT. 臨精医 29:1067–1074, 2000 [E]
35) 中島一憲：ECT. 松下正明, 他(編)：臨床精神医学講座 4, 気分障害, pp168–180, 中山書店, 1998 [E]
36) 吉村靖司, 他：無けいれん電撃療法の効果と安全性—副作用, 適応と禁忌. 臨精薬理 2:1323–1329, 1999 [E]
37) 尾関祐二, 他：難治性うつ病に対する修正(無けいれん)電気けいれん療法について. 精神科治療 9:1225–1232, 1994 [E]
38) 安田和幸, 他：電気けいれん療法中の静脈麻酔薬の選択について—3症例を通じて. 精神科治療 18:1301–1307, 2003 [E]
39) 花岡一雄, 真下 節, 福田和彦：臨床麻酔科学全書(上巻). pp335–346, 真興交易医書出版部, 2002 [E]
40) 中島一憲, 他：精神科治療におけるインフォームドコンセント—ECT についての試論. 精神誌 94:759–764, 1992 [E]
41) 斎藤考由：麻酔管理下電気けいれん療法(無けいれん ECT)とその告知同意について. 精神科治療 9:1253–1262, 1994 [E]
42) 中島一憲, 他：「電気けいれん療法(ECT)をめぐる諸問題」についてのアンケート調査. 精神誌 95:537–554, 1993 [E]

（中村　純・岡本龍也）

III. 精神療法（双極性障害の治療も含む）

　うつ病治療として，臨床場面では薬物療法の他にさまざまな様式（modality）の精神療法が行われる．かつては，うつ病に対する精神療法の効果に関する実証研究が少なく，その効果に疑問をもたれることもあった．しかし昨今では，無作為化比較対照試験（RCT）など科学的手法を用いて精神療法の有効性を示す報告がされてきている．こうした方法で実証された精神療法（empirical psychotherapy）の多くは，短期の構造化された精神療法で，かつその治療目標は患者の現在抱えている問題に焦点化され，問題解決志向であることが多い．とりわけエビデンスとして，認知行動療法や対人関係療法が多く報告され，アメリカやイギリスのうつ病治療ガイドライン[1,2]では，それらの療法の実施が推奨されている．

　本稿では，うつ病性障害の治療に対する精神療法として有用性に関するエビデンスが集積しつつある認知行動療法，対人関係療法，そして家族療法を中心に，その基本概念と治療技法を述べる．また各精神療法の有用性に関するエビデンスについても概括する．

A 認知行動療法（CBT）

1. 基本概念

　認知行動療法（cognitive behavioral therapy；CBT）は，認知療法的アプローチと行動療法的アプローチを組み合わせて行われる短期の構造化された精神療法である．

　認知的アプローチ（認知療法）では，うつ病性障害など精神疾患をもつ患者では自己・世界・将来に対する非現実的な悲観的な認知（cognition；物事のとらえ方）がうつ状態の誘因および症状の持続因子になっているという理解のもとに，このように悲観的で歪曲された認知過程を再検討することによってうつ症状の改善をはかる．一方，行動的アプローチ（行動療法）では，うつ病

患者の非適応的行動パターンは，患者が周囲から肯定的反応が得られないことに由来するという仮定のもと，患者に行動変容を促し，うつ症状の改善をはかる．

a. 認知療法

　認知療法は，ベック(Beck, AT)によって提唱された精神療法で，表層の自動思考(automatic thought)にまず焦点を当てて非適応的な認知過程を修正し，さらに深層の仮定(assumption)もしくはスキーマ(schema)の修正まで視野を入れる．

　自動思考というのは，ある状況で自然に，そして自動的に沸き起こってくる思考およびイメージで，その時々の認知のあり方が反映される．一方，スキーマは，その人の基本的な人生観や人間観であり，生得的要因と環境的要因の影響を受けながら形成された，心の底に気づかれないまま存在している個人的な確信である．

　こうした自動思考やスキーマは私たちの瞬間的な判断を助ける適応的な働きをしているが，なんらかの要因でそのバランスが崩れると，それに関連した非適応的なスキーマが賦活化され，その影響で極端な認知の歪みが生じてきて，それが自動思考として意識され，同時に行動，感情，身体に影響が現れてくる．もちろん，感情や行動，身体の変調も思考過程に影響を及ぼす．

　したがって，思考−感情−行動−思考の悪循環を断ち切るために，以下の点を重視する．

①否定的な自動思考やイメージを明らかにして認知の歪みを検証し，より柔軟性のある認知パターンを習得する．
②それによってより適応的な行動をとり，問題解決に向かえるようにする．
③より現実的な形にスキーマを修正する．

　なお，うつ病における特徴的な認知の歪みとして，以下のものが挙げられる．

- 恣意的推論(arbitrary inference)：証拠が少ないのにあることを信じ込み，独断的に思いつきで物事を推測し判断する．
- 二分割思考(dichotomous thinking)：常に白黒をはっきりさせておかないと気が済まない．
- 選択的抽出(selective abstraction)：自分が関心のある事柄にのみ目を向けて抽象的に結論づける．
- 拡大視(magnification)・縮小視(minimization)：自分の関心のあることは

大きくとらえ，反対に自分の考えや予測に合わない部分はことさらに小さく見る．
- 極端な一般化（overgeneralization）：ごくわずかな事実を取り上げて決めつける．
- 自己関連づけ（personalization）：悪い出来事をすべて自分の責任にする．
- 情緒的な理由づけ（emotional reasoning）：その時点の自分の感情状態から現実を判断する．

b. 行動療法

　行動療法は，問題となる行動を学習性の行動としてとらえ，問題となる行動を行動分析し，① 条件づけ過剰に起因する場合，② 条件づけの不足や欠如に起因する場合に分け，前者の場合は行動の消去（extinction）を，後者の場合は行動の強化（reinforcement）を目的とした治療を行う．条件づけは，Pavlow が明らかにした「古典的条件づけ」（classical conditioning）と，Skinner が明らかにした「オペラント条件づけ」（operant conditioning）に分けられる．

　古典的条件づけは，環境への反応の仕方を調整するもので，イヌに餌を与えると同時にブザーを鳴らすということを続けていると，ブザーを聞いただけでイヌは唾液が出るようになるというのがその例である．一方，オペラント条件づけは，環境に働きかける行動を調整するものであり，ラットが餌を得るためにレバーを押すという作業を強化するような条件づけが例として挙げられる．

　治療技法は，Skinner, Wolpe, Eysenck らによって発展した．条件づけの過剰に起因する問題行動に対して，系統的脱感作法（逆制止法），フラッディング法，嫌悪療法など負の強化法（negative enforcement）が行われる．一方，条件づけの不足・欠如に起因する問題行動に対しては，主張訓練法，漸次的接近法（シェイピング法），トークンエコノミー法，バイオフィードバック法，モデリング法など正の強化法（positive enforcement）が行われる．

　うつ病患者への行動療法では，社会的学習理論や行動理論の機能的分析に基づき，うつ病の非適応的行動パターンが，患者が社会から肯定的反応が得られないことに由来すると仮定し，行動変容に取り組んでいく．最近ではその技法には，活動計画，自己コントロールの獲得，社会生活機能訓練，問題解決法があり，さまざまなタイプのうつ病に用いられている．例えば，睡眠や活動時間などを調整することによって，うつによって崩れた日常生活リズ

ムを立て直すことをめざす活動記録表の活用,患者にとって心地よい活動を増やし,一方で不快な行動を減らしていく行動活性化法などが実施されることがある.

2. うつ病性障害に対する認知行動療法

a. 治療技法

認知行動療法は,非機能的な悲観的思考を検証し,それに代わる柔軟で肯定的な認知を形成するのを助け,患者が適応的な行動反応や問題解決パターンを新たに身につけ,それによって抑うつ症状の軽減をはかる治療法である.そのときに,患者が自らの力で問題に気づき解決していけるようなかたちで質問(ソクラテス的質問)をしていくなど,患者の主体性を尊重しながら良好な治療関係を築き維持していくことが治療的には重要である.

1) 認知行動療法の基本構造

認知行動療法は標準的には,週1回45分間,12〜16回のセッションで行われる.認知行動療法の全体構造は,

①患者が抱えている問題整理を通して症例の概念化を行い,治療方針を立てる
②非機能的な悲観的思考を検証し,それに代わる柔軟で肯定的な認知の形成を促す(認知療法的アプローチ),また患者が適応的な行動反応や問題解決を促す(行動療法的アプローチ)
③スキーマに焦点を当てる
④治療終結

といったかたちをとる.もちろん実際の治療では,適宜立ち返っては進めていく.

また,認知行動療法ではセッションとセッションの間に患者自身の取り組みも重視するので,面接の終わりにはそのセッションで話し合われたことを生かすホームワークを出す.

2) 認知再構成技法(認知療法的アプローチ)

認知の歪みを検証する際は一般的に次の3つのステップをたどる.
(1) 根拠を探す(「そう考える根拠はどこにあるのか」)
　　まず患者の気持ちが動揺した状況を丁寧に見返すようにする.「いったい

何を根拠にこのように考えたのだろう」,「それを裏づける事実にはどのようなものがあるのだろうか」,「逆の事実はないものだろうか」と患者とともにその状況を振り返ってみて,そのように考えた根拠を探してみるようにする.
(2) 結果について考える(「そうだとすうと,どうなるのか」)
患者がそのように考える根拠に,どうしても患者は自分の判断が正しいように思えてしまうときがある.そのような場合には,その結果について検討する.「それが本当だとして,どんなひどいことが起こるのだろうか」,「それはどの程度,深刻なのだろうか」,「別の行動をすれば,何か困ったことは起きるのだろうか」と,検討してみて,客観的に振り返ってみるようにする.
(3) 適応的な考えを探す(「別の見方はないものだろうか」)
最後に,動揺した際に沸き起こった考えに代わる柔軟で問題解決につながる適応的考えを見つけ出すように取り組む.

このような適応的思考を導く際に「コラム表」が役立つことがある.「コラム表」には,患者が精神的に動揺した場面の状況,そのときの感情と沸き起こった思考(自動思考),自動思考の現実的な根拠と反証,より機能的な代わりの思考など,実際に書き出し,整理を進める.

3) 問題解決技法(行動療法的アプローチ)

問題解決技法では,問題に直面したときに,以下のステップを繰り返して問題解決をはかる.
① 問題を解決可能なまで細分化し明確化する.
② その問題に対する解決方法をできるだけ多く考える(ブレイン・ストーミング).
③ 解決法の長所と短所について検討する.
④ 長所が多く実行しやすいものを実施する.
⑤ 行動の結果を評価する.

b. うつ病性障害に対する認知行動療法の効果
1) 急性期治療

うつ病の急性期治療において,認知療法は waiting-list 群や attentional プラセボ群に比して効果が認められている(effect size = 0.82)[2-5].行動療法

も，うつ病の急性期治療において attentional プラセボ群に比してその効果が認められている[6]．行動療法の1つである行動活性化(behavioral activation)による治療の前後比較の効果量差は 0.87(95%CI 0.60〜1.15)と大きいことが，Cuijpers ら[7]のメタアナリシス($n = 780$)で示され，さらに認知療法と間で再発予防効果に差はなかったと，Dobson ら[8]の無作為化比較対照試験(RCT)にて示された．

認知療法は，行動療法を除く他の精神療法に比して効果に優れると示されているが(effect size = 0.24)[3-5]，Wampold ら[9]は対照からリラクセーションなど「非正規」(non-bona fide)の精神療法を除き再検討すると，その優位はわずか(effect size = 0.16)あるいは変わらないと，NICE のガイドラインで報告されている[2]．行動療法の有効性および治療の早期中断率に関して他の精神療法との差は認められない[2,10]．一方，行動療法的アプローチの問題解決療法は，通常療法に比してその効果は優れると示されるも[11,12]，薬物療法との併用による増強効果は認められなかった[13]．

55歳以上の高齢者のうつ病を対象としたコクラン・レビュー[14]で，認知行動療法(CBT)を受けた患者群は waiting-list 群に比してハミルトンうつ病評価尺度では改善が上回り〔Weight Mean Difference(WMD)＊−9.85, 95%CI −11.97〜−7.73〕，また CBT を受けた患者群は active control 群に比してハミルトンうつ病評価尺度で改善が上回るも(WMD −5.69, 95%CI −11.04〜−0.35)，Geriatric Depression Scale では有意差は示すほど改善しなかった(WMD −2.00, 95%CI −5.31〜1.32)と示されている．

さらに最近，コンピュータによる認知行動療法(computerized cognitive behavioral therapy; CCBT)がうつ症状の改善に通常治療に比してより効果を示し(WMD −5.95, 95%CI −8.50〜−3.40)，治療終了後2か月での寛解率は従来型の対面式 CBT と差がなかったことから〔$n = 24$, relative risk (RR)1.33, 95%CI 0.38〜4.72〕，CCBT の活用が期待されている[2]．

2）薬物療法またはその併用療法との比較

認知療法と抗うつ薬などの薬物療法との比較では，うつ症状の改善効果に関して認知療法のほうが高いと報告する研究[5,15,16]もあれば，中等度から重症うつ病では両者の効果は同等と報告する RCT[17]もある．治療継続の観点

＊ WMD が 0.0 より小さければ CBT が対照より有効であることを意味する．

では，認知行動療法のほうが薬物療法より早期脱落が少なく($n = 1,042$, RR 0.82, 95%CI 0.67〜1.00)，特に重症から極重症うつ病患者ではその差が顕著であった($n = 129$, RR 0.55, 95%CI 0.32〜0.94)[2]．

60歳以上の急性期うつ(大うつ病，小うつ病，気分変調性障害)患者の治療として薬物療法または精神療法とプラセボとの比較を行ったメタアナリシス研究[18]にて，効果量*は治療群間で変わらなかったが，SSRIによる薬物治療よりも認知行動療法が大きい効果量の傾向が示された(精神療法：$d = -0.41$, 95%CI -0.82〜-0.00 vs. 薬物療法：$d = -0.54$, 95%CI -1.00〜-0.09)．

うつ病治療に対する一般に精神療法と薬物療法との併用に関して，Pampallonaら[20]のメタアナリシス〔薬物療法($n = 932$)vs. 認知行動療法，対人関係療法，短期力動的精神療などの精神療法と薬物療法の併用($n = 910$)〕によると，併用療法のほうが薬物療法よりも有効性が示されている(Odds Ratio 1.86, 95%CI 1.38〜2.52)．1,838名を対象としたCuijpersら[21]のメタアナリシスでも，薬物療法との併用療法と精神療法単独の平均効果量差が0.35(95%CI 0.24〜0.45)と併用療法のほうが効果に優れ，老年期うつ，慢性うつ，HIVに伴ううつなど特殊なうつ病患者により効果を発揮する傾向を認めた．

重症うつ(HAM-D $\geq$ 20, GAF $\leq$ 50)に対して認知療法または対人関係療法より，おのおのとイミプラミンとの併用療法のほうが効果に優れ，対人関係療法のほうが認知療法よりも効果が大きいと，Elkinら[22]のRCTで示されている．さらにThaseら[23]のレビューでは，重症うつ病群では薬物療法と認知行動療法または対人関係療法の精神療法の併用が，精神療法単独よりも治療効果が上回るものの，軽症・中等症群では両者において違いがないと報告している．また，慢性うつ病患者($n = 681$)に対して薬物療法(nefazodone)とその併用療法の12週間のRCTをKellerら[24]は行い，CBASP，薬物療法，両者の併用の奏効率はそれぞれ48%，48%，73%と，単独療法よりも併用療法のほうが有効性が示された．

439例の12〜17歳の思春期うつ病を対象とした米国国立精神保健研究所によるRCTであるTreatment for Adolescents With Depression Study (TADS)[25]では，fluoxetine(FLX)，認知行動療法(CBT)，FLXとCBTの併用，プラセボの4群に割り付け，FLX＋CBT併用療法群のほうがFLX

---

* 効果量の大きさは，大($d \geq 0.8$)，中($0.8 > d \geq 0.5$)，小($0.5 > d \geq 0.2$)，効果なし($0.2 > d$)に区分される[19]．

およびCBTの単独療法群,プラセボ群に比して,うつ症状の改善を認め(治療反応率 = FLX + CBT 71.0%, 95%CI 62〜80%;FLX 60.6%, 95%CI 51〜70%;CBT 43.2%, 95%CI 34〜52%;プラセボ 34.8%, 95%CI 26〜44%),また自殺念慮も最も緩和された.さらに身体疾患の合併例では,心筋梗塞後のうつに認知行動療法を行うと通常治療よりもうつ症状が緩和することが示されている[26].

3) 維持期治療

134例を対象としたメタアナリシス[2]で治療後12か月時点でのうつ症状は認知行動療法のほうが薬物治療よりも改善を示し(WMD −5.21, 95%CI −9.37〜−1.04),認知行動療法の維持期治療は期待できる.Hollonら[27]のRCTでは,中等度から重度のうつ病患者に16週間の急性期治療として認知療法または薬物療法を行ったのち,奏効した患者($n = 104$)に対して認知療法施行群はその後経過観察のみ(認知療法中止群)を,薬物療法群はその後薬物療法継続群またはプラセボ(薬物療法中止)群に割り付け,経過観察をした.1年後におけるうつ病再発率は,薬物療法中止群に比べて認知療法中止群のほうが低く(76.2% vs. 30.8%, $p = 0.004$),認知療法中止群と薬物療法継続群では差がなかった(30.8% vs. 47.2%, $p = 0.20$).

Favaら[28-30]は,薬物療法にて寛解を認めたうつ病患者($n = 40$)に対して,認知行動療法(CBT)もしくは一般臨床管理の2群の介入に割り付けながら,抗うつ薬を減量中止したRCTを行った.うつ病の再発率について,4年後はCBT群35%に対して一般臨床管理群70%と有意差を認めたものの,6年後ではCBT群50%に対して一般臨床管理群75%と有意差が認められなかった.さらに,3回以上のうつ病エピソードを認める反復性うつ病患者($n = 40$)に対して薬物療法にて寛解を認めたのち,20週間にわたりCBTもしくは一般臨床管理に割り付けながら抗うつ薬を減量中止したRCTを行ったところ,2年目でのうつ病の再発率はCBT群では25%に対して一般臨床管理群では80%と,CBTに顕著な再発予防効果を認めた[31].

薬物療法にて寛解に至ったうつ病患者に対して,認知療法もしくは行動活性化の2群の介入に割り付け,抗うつ薬を減量中止しプラセボに置き換えて2年間観察したRCTでは,うつ病の再発率は両群では差を認めず,より簡便な行動活性化の有用性が示唆された[32].また,問題解決療法は,脳卒中後うつの予防効果を示すことがRobinsonら[33]のRCTで示された.

c. まとめ：大うつ病性障害と認知行動療法

うつ病治療において認知行動療法が他の精神療法と比して効果に優れるかどうかの結論はつかないが，英国の National Institute for Clinical Excellence (NICE) ガイドライン[2] が推奨する通り，中等度うつ病(ICD-10 診断基準の10 項目のうつ症状のうち 5～6 項目)に対しては，認知行動療法(問題解決療法を含む)を 10～12 週にわたり(計 6～8 回)行うことを考慮すべきである．同様に，重症うつ病(ICD-10 診断基準の 10 項目のうつ症状のうち 7～8 項目)に対しても，より長期間の 6～9 か月間(計 16～20 回)を行うことを考慮すべきである．うつ病患者でも重症例，慢性例，思春期例，身体疾患合併例では認知行動療法と薬物療法との併用により治療効果の増強が期待できる可能性がある．

また，認知行動療法(行動活性化技法を含む)は再発予防効果を 2～4 年認め，認知行動療法終了後も適宜 1 年に数回のブースター・セッションを行うことが望ましい．ちなみに，軽度のうつ病患者(ICD-10 診断基準の 10 項目のうつ症状のうち 4 項目)は，経過観察のみで大部分は改善すると NICE ガイドライン[2]には記載されている．

3. 双極性障害に対する認知行動療法

a. 治療技法

双極性障害の治療の基本は薬物療法であるが，精神療法を併用することでその治療効果を増強することが主眼となる．双極性障害患者への認知行動療法では，双極性障害の疾患や治療方法に関する疾患教育，治療アドヒアランスを妨げる非機能的認知や行動の修正，症状モニタリングの習得，心理社会的ストレスとそれに派生する問題に対する対処技能(ストレス・コーピング)の習得に焦点を当てて治療を行う[34]．

例えば，非機能的認知に対しては，うつ病の病相期では非機能的な悲観的思考を，躁病の病相期では過度な楽観的思考に注目する．症状モニタリングに対しては，躁病の発症を疑わせる気分に気づくことを目的として気分チャート(mood chart)や行動記録表を用いながら気分の変化とそれに伴う思考・行動の変化に注意し，猜疑心や誇大感などの躁的気分に気づいた場合は早めに修正をはかる．特に，刺激的な活動を計画しているときや新しい行動を起こそ

うとしているときには注意する．また，双極性障害の既往歴，治療歴，重要なライフイベントを聴取するための生活史チャート(life chart)，症状の推移とライフイベントとの関係をみるために症状ワークシート(symptom summary worksheet)に記載していくなどを活用したりすることもある．

一般的に躁病の再発予防には，薬物療法のアドヒアランスや前駆症状の早期発見に注目し，うつ病症状の悪化予防にはコミュニケーション・スキルや問題解決技法など問題への対処技能の習得に注目していく．

b. 双極性障害に対する認知行動療法の効果
1) 薬物療法との併用療法

双極性障害(bipolar-I)に対して，通常療法に比して6セッションの認知行動療法(CBT)を受けた患者の1年後のリチウムの治療アドヒアランス率はより高く，再入院率はより低く，さらに気分障害エピソードの有病率はより低かった[35]．

過去5年間に3回以上のエピソードを有するも現在は回復期にある103名の双極性障害(bipolar-I, -II)に薬物療法と6か月間にわたる計12～18回のCBTまたは通常療法に無作為に割り付け，その後1年間観察した結果，再発率はCBTのほうが通常療法より低く(44% vs. 75%)，社会機能，服薬アドヒアランスおよび再入院率でも上回った[36]．30か月後では，エピソードの再発率のみが通常療法よりCBTが上回った[37]．同様に，症状が消退した52名の双極性障害(bipolar-I, -II)を6か月間にわたるCBTまたは通常療法＋心理教育のRCTでCBT群のほうが6か月目でのうつ症状がより軽く，18か月目ではうつ症状の重症度とうつエピソード再発率がより少ないことが示された[38]．

一方，イギリスで行われたRCTでは253名の薬物依存などの合併や急性期症状を要するなど，よりハイリスクにある("real world"の)双極性障害患者(bipolar-I, -II)を26週間にわたりCBTまたは通常療法を行い，その後18か月間観察した．両群の再発までの時間，エピソード期間，症状の平均重症度は変わらなかったが，エピソードが12回以下の比較的再発が少ない患者では，CBT群のほうが再発までの時間を遅延させた[39]．

2) 維持期治療

Zaretskyら[40]は，薬物療法の調整が済み，寛解または症状をほとんど呈

さない79名の双極性障害(bipolar-I, -II)に対して心理教育を行い, 13回のCBTの併用の有無を比較した1年間のRCTで, 再発率, 再入院率, 服薬アドヒランスは2群間に差はなかったが, CBT群のほうがうつを認める総日数が半分程度であり, さらに抗うつ薬の使用用量も少なく済んだ.

3) 双極性障害のうつに対する精神療法の比較(STEP-BDによる)

Miklowitzら[41,42]は, 239名の大うつ病エピソードを満たす双極性障害(bipolar depression; bipolar-I, -II)に12か月間にわたるRCT(Systematic-Treatment Enhance-Program for Bipolar Disorder; STEP-BD)を行い, 薬物療法に9か月間(計30回)にわたり3つの精神療法(認知行動療法, 対人関係療・社会リズム療法, 家族療法)あるいは心理教育(collaborative care; CC)に割り付け, うつ病エピソードからの回復時間と寛解維持持続について検討した.

1年間の観察にて, 精神療法群はCCよりもうつ病からの回復は早く(169日 vs. 279日; hazard ratio 1.47, 95%CI 1.08〜2.00, $p=0.01$), どの月においてもCCより1.58倍(95%CI 1.17〜2.13)という良好状態(対人機能や満足度)であったが, 回復率は精神慮法のmodalityで変わらなかった(認知行動療法60%, 対人関係療・社会リズム療法65%, 家族療法77%). すなわち, 精神療法の導入は双極性障害の病状の安定化, 対人機能の強化に有用であることが示唆される.

4) まとめ：双極性障害と認知行動療法

双極性障害に対する認知行動療法は, 服薬アドヒアランスの向上やうつ症状の改善をはかる可能性があるが, 30か月経過すると, その効果は減弱していく傾向にある. 特に双極性障害でも回復期にある症例やエピソード数が少ない非重症例が, 認知行動療法と薬物療法との併用によりその効果が期待できる可能性がある.

認知行動療法の維持期治療に関しては, 症状が安定した双極性障害にはある程度の効果が認められているが, 重症例に関してその効果の有無を結論づけるには今後の研究が待たれる. さらに, 認知行動療法は大うつ病性エピソードを呈する双極性障害の回復を早め, その後の機能もより向上させうることが期待される.

B 対人関係療法（IPT）

1. 基本概念

　対人関係療法（interpersonal psychotherapy; IPT）は，1930年代から1940年代にかけてワシントン・ボルチモア地域を中心に始まった対人関係学派の流れをくむ精神療法である．対人関係学派の源泉はMeyerにあり，ネオ・フロイディアンと呼ばれる精神分析学に基礎をもつSullivanが対人関係療法として発展させた．

　Sullivanは，精神医学を対人関係の学問と位置づけ，人間の情緒的体験やパーソナリティは人間関係の視点からのみ理解しうるものであり，治療者は，患者の人間関係の中で自ら関与しながら観察することが重要であるとした．彼の理論および治療論は，その後，Fromm-Reichman, F, Fromm, E, Horneyらによってさらに発展することになった．こうした対人関係学派の流れを汲むKlermann, Weissmannらは，うつ病性障害の発症と症状持続に「重要な他者」（家族・恋人・親友など，患者にとって最も重要な意味がある人）とのストレスフルな関係が強く影響していることに注目し，患者と重要な他者との関係上の問題解決を中心に据えた短期対人関係療法を提唱した．

2. うつ病性障害に対する対人関係療法

a. 治療技法

　対人関係療法の治療に当たっては，患者と「重要な他者」との現実的な関係に焦点を当てながら，人間関係上の問題を解決するようにする．なかでも，① 悲哀，② 対人関係上の役割をめぐる不和，③ 役割の変化，④ 対人関係の欠如の4つは特に重要な領域であり，これらのうち1つか2つを選択して問題の解決をはかることになる．

1）悲哀

　悲哀（grief）は，対象喪失後の悲哀の仕事をうまく進めることができなかった場合に治療の対象になる．人間は，自分にとって重要な意味をもつ人と別れたり価値のあるものを失ったりしたときには，否認→絶望→脱愛着のプロ

セスを通して喪失体験を克服するが，否認や絶望の時期が長引くと抑うつ的になってくる．その際には，喪失した対象を理想化したり，逆に過度に低く評価したりしているものである．そうしたときには，対象喪失が起きた前後の気持ちを整理して，失った対象を等身大のかたちで評価し，自分の体験の中に位置づけ直すのである．こうして，別れた人がよいところもよくないところもある1人の人間として位置づけられるようになると，新しい人間関係を築いたり活動を始めたりできるようになってくる．

2) 対人関係上の役割をめぐる不和

対人関係上の役割をめぐる不和（interpersonal role dispute）は，人間関係の中で互いに期待する役割にずれが生じて，問題が解決できなくなっている状態である．治療では，そうした不和はその程度に応じて，
① 互いのずれに気づいて積極的に解決しようとしている「再交渉」の段階
② ずれを解消しようと努力するのをあきらめて互いに沈黙してしまっている「行き詰まり」の段階
③ 不和が取り返しのつかないところまできている「離別」の段階
の3段階に分けて，その段階に応じた治療を行うことになる．

つまり，再交渉の段階では関係者たちの気持ちを落ち着かせて問題解決が促進するように援助し，行き詰まりの段階では食い違いをはっきりさせながら再交渉が可能な状態になるように手助けする．離別の段階では，可能な限りスムーズに別れられるように手助けをして喪の作業を進めるようにすることが重要になる．

3) 役割の変化

役割の変化（role transition）は，妊娠・出産などのように生物学的なかたちでの役割の変化や，入学・卒業・就職・退職・結婚・離婚などのように社会的なかたちでの役割の変化が含まれる．そうした変化に伴う問題が存在している場合には，古い役割と新しい役割のそれぞれについてよい面と悪い面をバランスよく評価しながら，新しい役割を引き受けられるように援助していく．

4) 対人関係の欠如

対人関係の欠如（interpersonal deficit）は，満足できる対人関係を患者がもてなかったり，すでに人間関係が破綻してしまったりしている場合に問題領

域として選ばれる．この対人関係の欠如の問題が中心を占めている患者の治療は困難であり，その問題を解決するというよりはむしろ人間関係をもてるようにしていくことが治療の目標になる．その際には，過去の重要な人間関係や現在の治療関係の中で患者の特徴的な人間関係パターンに注目しながら問題点を改善していくことになる．標準的には週1回，12～16回のセッションで行われる．

b. うつ病性障害に対する対人関係療法の効果

1）急性期治療

うつ病の急性期治療において対人関係療法はattentionalプラセボ群に比して寛解率は高く(68.1% vs. 48.7%)，また治療終了時点では顕著なうつ症状の改善を認め(WMD −3.57, 95%CI −5.98～−1.16)，治療脱落率も低かった〔relative risk(RR)0.59, 95%CI 0.36～0.99〕ことがde Melloら[43]のメタアナリシス($n = 653$)で報告されている．また同メタアナリシス($n = 204$)にて，対人関係療法(IPT)と認知行動療法(CBT)を比較した場合，寛解率は変わらなかったが(56.1% vs. 47.1%, RR 0.82, 95%CI 0.63～1.07)，治療終了時点でのうつ症状の改善はIPTのほうがCBTより大きかった(WMD −2.16, 95%CI −4.16～−0.15)．なお，治療脱落率は2群間で変わらなかった(26.6% vs. 37.1%, RR 0.68, 95%CI 0.44～1.07)．うつ病の中では，強迫性や回避性パーソナリティを有する者は認知療法よりも対人関係療法のほうが効果は高く，単身者はIPT，婚姻者は認知療法のほうが効果を認めた[44]．

2）薬物療法またはその併用療法

de Melloら[43]のメタアナリシスで，IPT単独と薬物療法では急性期治療および維持期治療で寛解率には差がなかった(急性期：RR 1.1, 95%CI 0.83～1.49，維持期：RR 1.20, 95%CI 0.94～1.52)．同じ研究で，IPT＋薬物療法の併用療法と薬物療法のみの寛解率の比較では，急性期治療においては併用療法が上回り(76.8% vs. 67.7%, RR 0.78, 95%CI 0.30～2.04)，維持期治療では2群間で差がなかった(60.5% vs. 60.8%, RR 1.01, 95%CI 0.81～1.25)．

Elkinら[22]は，重症うつ(HAM-D $\geq$ 20, GAF $\leq$ 50)に対して認知療法または対人関係療法単独よりもイミプラミンとの併用療法が有効であると報告し，さらに対人関係療法のほうが認知療法よりも効果が大きいと報告してい

る．Schrammら[45]は，慢性うつに対して薬物療法に臨床管理併用よりもIPT併用のほうが治療反応率は高かったと報告している．HIV陽性者の大うつ病性障害に対して，対人関係療法またはイミプラミンと対人関係療法の併用療法の効果が支持的精神療法や認知療法よりも高かった[46]．なお，薬物療法を行っている冠動脈疾患を有するうつ病患者において，対人関係療法の増強効果は認められなかった[47]．

3）維持期治療

うつ病の再発予防に関する精神療法の効果に関して，Reynoldsら[48]は59歳以上（平均67歳）の老年期反復性うつ病患者を対象にノルトリプチリン（NOR）とIPTの無作為化比較対照試験（RCT）を行った．その研究では，187名のうつ病患者にNORと毎週の精神療法を行い，その後16週間の維持療法を行い，寛解・治療反応を認めた107名を① NOR + IPT，② NOR +臨床管理診察（症状と副作用評価），③ プラセボ+ IPT，④ プラセボ+臨床管理診察の4群に無作為に割り付け，3年間追跡をした．3年間の観察期間でのうつの再発率は，NOR + IPT群20%，NOR +臨床管理診察43%，プラセボ+ IPT 64%，プラセボ+臨床管理診察90%と有意差（$p = 0.01$）を認めた．

うつ病の再発予防効果に関して，NOR + IPTの併用療法はプラセボやIPT単独より上回り，併用療法が薬物療法単独より有意差はないが再発予防効果を上回る傾向を認めた（$p = 0.06$）．59歳以上の高齢者における反復性うつ病患者薬物療法と精神療法の併用が再発予防に関して有効であると結論づけている．維持期治療の同様な結果を，成人例でも認めている[49]．

Reynoldsら[50]はさらに70歳以上（平均77.1歳）の老年期うつ病患者（40%が反復性うつ）を対象に選択的セロトニン再取り込み阻害薬の1つであるパロキセチン（PAX）とIPTのRCTを行った．その研究では，195名のうつ病患者に8週間にわたりパロキセチンと毎週の精神療法を行い，その後16週間の維持療法を行い，寛解・治療反応を認めた116名を，① PAX + IPT，② PAX +臨床管理診察（症状と副作用評価），③ プラセボ+ IPT，④ プラセボ+臨床管理診察の4群に無作為に割り付け，2年間追跡した．2年間の観察期間でのうつの再発率はPAX + IPT群35%，PAX +臨床管理診察37%，プラセボ+ IPT 68%，プラセボ+臨床管理診察58%と有意差（$p = 0.02$）を認め，対人関係療法によるうつ病の予防効果は後期高齢者では十分ではなかったと結論づけている．

4) まとめ：大うつ病性障害と対人関係療法

急性期うつ病に対する対人関係療法は，プラセボよりも著明に寛解率やうつ症状を改善し，さらに認知療法に比べ対人関係療法のほうがうつ症状を改善させる可能性がある．特に回避性や強迫性パーソナリティを合併した例においてはその可能性が高いと示唆されている．薬物療法との併用では，治療の増強効果は認められないものの，重症例，慢性例や身体合併症例では増強効果が期待できうる．対人関係療法の再発予防効果は，成人および高齢者のうつ病には認められるが，後期高齢者(77歳)では十分ではない．

3. 双極性障害に対する対人関係・社会リズム療法の技法

a. 治療技法

双極性障害患者に対する対人関係療法は，うつ病エピソードに特にみられる対人機能の低下と躁病エピソードを惹起する睡眠覚醒リズム・サイクルに注目し，「対人関係・社会リズム療法」(interpersonal psychotherapy and social rhythm therapy; IPSRT)と呼ばれる．このIPSRTでは，悲哀，重要な他者との対人葛藤，役割の変化，対人関係技法の欠如に関連したストレスがかかる対人関係の問題解決と規則正しい生活リズムの獲得をめざすことで，エピソードの再発予防をはかることを目的とする．治療セッションでは，社会的関係や役割の質と気分の関係に焦点化しつつ，規則正しい日常生活の維持の大切さや患者の生活リズムの乱れの把握およびその対処をはかる．

b. 双極性障害に対する対人関係・社会リズム療法の効果
1) 急性期および維持期治療

Frankら[51)]は，175名の双極性障害(bipolar-I)に対して急性期治療としてIPSRTと集中臨床管理(intensive clinical management; ICM)を割り付け，症状が安定した患者をその後，維持期治療としてまた無作為にIPRSTとICMに2年間割り付け，比較検討した．その結果，急性期治療における2群間での症状安定までの時間は変わらなかったが，維持期においてはどちらの治療を受けようとも急性期にIPSRTを受けていた群のほうが，急性期治療終了時点でより規則正しい日常生活リズムが保たれ($p < 0.01$)，維持期治療における再発までの時間を遅らせた($p = 0.01$)．

また，IPSRT は ICM に比して急性期では自殺企図リスクを 3 倍減らし，維持期では 17.5 倍減らしたとも報告されている[52]．さらに，IPSRT は bipolar depression（双極性障害のうつ）からの回復を早め，その後の機能もより向上させると報告している[41, 42]．

2）まとめ：双極性障害と対人関係・社会リズム療法

急性期治療に薬物療法と対人関係・社会リズム療法を併用し症状を安定させた双極性障害患者は，維持期において再発を遅らせうる可能性がある．なお，IPSRT は大うつ病性エピソードを呈する双極性障害の回復を早め，その後の機能もより向上させることが期待される．

C 家族療法

1. 基本概念

家族療法では，家族は 1 つのシステムであり，そのシステムがいかに不適応的であろうとも，ホメオスタシスを維持しようとする理論に基づき，治療の対象を患者個人ではなく家族全体を患者として治療を行うという視点に立つ．家族療法の目標は，患者がいかに病的であろうとも，その個人が家族システム内でどのような役割が担い，そのホメオスタシスを維持してきたかを評価すること，家族を支配する非適応的な認知や行動を変えること，有効な家族内のコミュニケーションを促すことにある．

こうして家族療法は，家族など重要な他者との葛藤的関係の改善をはかることで症状の増悪を防ぎ，さらなる家庭内の人間関係の悪化を防ぐとことでうつの悪循環を断ち，症状の改善をはかると考えられている．

2. 大うつ病性障害に対する家族療法の治療技法

a. 治療技法

うつ病の結果として家族や夫婦問題が生じているかもしれないが，逆にそれらの問題がうつ病発症のリスクを高めたり，回復を遅らせたりすることもある．そこで家族（夫婦）療法では，うつ病を持続させうる家族要因や患者の

家族や夫婦における役割を検討し，介入としては心理教育的アプローチ，行動療法的アプローチがある．心理教育(psychoeducation)では，うつ病とその治療に関する患者および家族の理解を深めることにより，患者の治療アドヒアランスを高め，また行動療法(コミュニケーション・スキル訓練など)では，家族による有効なソーシャルサポートを高めることを目的とする．

b. 大うつ病性障害に対する家族療法の効果

Barbato ら[53)]によるうつ病に対する夫婦療法のメタアナリシス研究で，夫婦療法はプラセボに比してうつ症状の顕著な改善を認めた(SMD -1.28, 95%CI $-1.85 \sim -0.72$)．一方，夫婦療法と個人精神療法の間でうつ症状の改善度に差はなく(SMD -0.12, 95%CI $-0.56 \sim 0.32$)，またうつ病の改善率も変わらなかったが(RR 0.84, 95%CI $0.32 \sim 2.22$)，夫婦療法は薬物療法と比較して治療の脱落率は低いことが示された(RR 0.31, 95%CI $0.15 \sim 0.61$)．

さらに小規模研究であるが，薬物療法にて再発した配偶者と同居している反復うつ病患者に，家族療法または臨床管理に無作為に割り付け1年後の再発率を比較すると，家族療法群のほうが少なかった[54)]．またオープン試験であるが，8～12歳のうつ病をもつ学童児に家族療法を行ったところ，前後比較で症状の緩和を認めた[55)]．

c. まとめ：うつ病性障害と家族(夫婦)療法

うつ病性障害患者と家族に対する家族療法または夫婦療法に関する研究は，まだ少ないもののうつ症状の改善に一定の効果を有し，薬物療法より治療継続が良好であることが示唆される．

3. 双極性障害に対する家族療法

a. 治療技法

双極性障害患者と家族に対する家族療法(family focused therapy; FFT)では，まず双極性障害の症状，原因，経過，治療，セルフ・マネジメントを焦点化した疾患教育から始める．導入期で患者と家族は，
①うつ病エピソードの前兆，将来のエピソード発症への脆弱性，薬物療法の継続の必要性，ストレスがエピソードを誘発するといった理解を共有し，
②躁またはうつの前駆徴候への早期介入といった再発予防計画を作成するの

である.

　FFTの中期では,患者と家族は葛藤場面でのコミュニケーション促進を演習にてはかり,例えば,陰性の感情表出を減らしたり,適応的コミュニケーション技法獲得を行ったりする.治療後期では病気や家庭環境に関連する問題(例えば治療アドヒアランス)を見つけ,特定し,その問題解決をはかる.

b. 双極性障害に対する家族療法の治療効果

　Miklowitzら[56]は,101名の急性期(躁・うつ・混合状態)の双極性障害患者に薬物療法に9か月にわたり計21回のFFTまたは2回の家族危機管理介入の併用を無作為に割り付けて2年間観察した.FFT群のほうが,再発しない率が低く(52% vs. 17%),再発までの平均時間も長かった(73.5週 vs. 53.2週).またFFTの効果は躁症状よりはうつ症状に効果が強かった($p < 0.05$).

　さらに同研究グループから,躁病エピソードで入院した53名の双極性障害(bipolar-I)に,9か月間に薬物療法のFFTまたは個人療法(FFTと同じ内容の心理教育)のRCTを行った[57].1年後の再発率は両群で変わらなかったが,2年後ではFFTのほうが,再発率と再入院率が少なく,再発までの時間も長かった.

　急性から亜急性のbipolar spectrumを呈する思春期患者(平均14.5歳)に薬物療法に21回のFFTまたは3回の心理教育に割り付け比較したところ,FFT群のほうがより早くうつ病エピソードから回復し(hazard ratio 1.85, 95%CI 1.04〜3.29),2年間のうつ症状の経過も好ましかった[58].bipolar depressionに対してSTEP-BDでは,FFTはうつからの回復を早め,その後の機能もより向上させると報告している[41,42].

c. まとめ:双極性障害と家族療法

　成人または思春期の双極性障害患者と家族に対する家族療法は,薬物療法へのアドヒアランスを向上することで再発率・再入院率を引き下げ,またコミュニケーション技能の改善を通してうつ症状からも回復を促進させうる.

　本稿では,うつ病性障害に対する精神療法として,認知行動療法,対人関係療法および家族療法を中心にその基本概念,治療技法とエビデンスを概括した.大うつ病性障害に加えて,最近は双極性障害に対する有用性についても,それを支持するエビデンスが集積しつつある.

今後は，費用対効果に関する検証や精神療法家の育成や精神療法の電子化など普及（dissemination）に関する研究を発展させる必要がある．ほとんどのエビデンスが海外からの報告であるため，わが国からの報告が待たれるしだいである．

● 文献

1) American Psychiatric Association: Practice guideline for the treatment of patients with major depressive disorder (revision). Am J Psychiatry 157:1–45, 2000 [E]
2) National Institute for Clinical Excellence. Depression: management of depression in primary and secondary care. NICE Clinical Guide 23, London, 2004 [A]
3) Dobson KS: A meta-analysis of the efficacy of cognitive therapy for depression. J Consult Clin Psychol 57:414–419, 1989 [A]
4) Gaffan EA, Tsaousis I, Kemp-Wheeler SM: Researcher allegiance and meta-analysis: the case of cognitive therapy for depression. J Consult Clin Psychol 63:966–980, 1995 [A]
5) Gloaguen V, Cottraux J, Cucherat M, et al: A meta-analysis of the effects of cognitive therapy in depressed patients. J Affect Disord 49:59–72, 1998 [A]
6) McLean PD, Hakstian AR: Clinical depression: comparative efficacy of outpatient treatments. J Consult Clin Psychol 47:818–836, 1979 [B]
7) Cuijpers P, van Straten A, Warmerdam L: Behavioral activation treatments of depression: a meta-analysis. Clin Psychol Rev 27:318–326, 2007 [A]
8) Dobson KS, Hollon SD, Dimidjian S, et al: Randomized trial of behavioral activation, cognitive therapy, and antidepressant medication in the prevention of relapse and recurrence in major depression. J Consult Clin Psychol 76:468–477, 2008 [B]
9) Wampold BE, Minami T, Baskin TW, et al: A meta-(re)analysis of the effects of cognitive therapy versus 'other therapies' for depression. J Affect Disord 68:159–165, 2002 [A]
10) Gallagher-Thompson D, Hanley-Peterson P, Thompson LW: Maintenance of gains versus relapse following brief psychotherapy for depression. J Consult Clin Psychol 58:371–374, 1990 [B]
11) Mynors-Wallis LM, Gath DH, Lloyd-Thomas AR, et al: Randomised controlled trial comparing problem solving treatment with amitriptyline and placebo for major depression in primary care. BMJ 310:441–445, 1995 [B]
12) Cuijpers P, van Straten A, Warmerdam L: Problem solving therapies for depression: a meta-analysis. Eur Psychiatry 22:9–15, 2007 [A]
13) Mynors-Wallis LM, Gath DH, Day A, et al: Randomised controlled trial of problem solving treatment, antidepressant medication, and combined treatment for major depression in primary care. BMJ 320:26–30, 2000 [B]
14) Wilson KC, Mottram PG, Vassilas CA: Psychotherapeutic treatments for older depressed people. Cochrane Database Syst Rev CD004853, 2008 [A]

15) Blackburn IM, Bishop S, Glen AI, et al: The efficacy of cognitive therapy in depression: a treatment trial using cognitive therapy and pharmacotherapy, each alone and in combination. Br J Psychiatry 139:181-189, 1981 [B]
16) Hollon SD, DeRubeis RJ, Evans MD, et al: Cognitive therapy and pharmacotherapy for depression. Singly and in combination. Arch Gen Psychiatry 49:774-781, 1992 [B]
17) DeRubeis RJ, Hollon SD, Amsterdam JD, et al: Cognitive therapy vs medications in the treatment of moderate to severe depression. Arch Gen Psychiatry 62:409-416, 2005 [B]
18) Pinquart M, Duberstein PR, Lyness JM: Treatments for later-life depressive conditions: a meta-analytic comparison of pharmacotherapy and psychotherapy. Am J Psychiatry 163:1493-1501, 2006 [A]
19) Cohen J: Statistical power analysis for the behavioral sciences. Erlbaum, Hillsdale, NJ, 1988 [E]
20) Pampallona S, Bollini P, Tibaldi G, et al: Combined pharmacotherapy and psychological treatment for depression: a systematic review. Arch Gen Psychiatry 61:714-719, 2004 [A]
21) Cuijpers P, van Straten A, Warmerdam L, et al: Psychotherapy versus the combination of psychotherapy and pharmacotherapy in the treatment of depression: a meta-analysis. Depress Anxiety 2008 [A]
22) Elkin I, Shea MT, Watkins JT, et al: National Institute of Mental Health Treatment of Depression Collaborative Research Program. General effectiveness of treatments. Arch Gen Psychiatry 46:971-982, 1989 [B]
23) Thase ME, Greenhouse JB, Frank E, et al: Treatment of major depression with psychotherapy or psychotherapy-pharmacotherapy combinations. Arch Gen Psychiatry 54:1009-1015, 1997 [A]
24) Keller MB, McCullough JP, Klein DN, et al: A comparison of nefazodone, the cognitive behavioral-analysis system of psychotherapy, and their combination for the treatment of chronic depression. N Engl J Med 342:1462-1470, 2000 [B]
25) March J, Silva S, Petrycki S, et al: Fluoxetine, cognitive-behavioral therapy, and their combination for adolescents with depression: Treatment for Adolescents With Depression Study (TADS) randomized controlled trial. JAMA 292:807-820, 2004 [B]
26) Berkman LF, Blumenthal J, Burg M, et al: Effects of treating depression and low perceived social support on clinical events after myocardial infarction: the Enhancing Recovery in Coronary Heart Disease Patients (ENRICHD) Randomized Trial. JAMA 289:3106-3116, 2003 [B]
27) Hollon SD, DeRubeis RJ, Shelton RC, et al: Prevention of relapse following cognitive therapy vs medications in moderate to severe depression. Arch Gen Psychiatry 62:417-422, 2005 [B]
28) Fava GA, Grandi S, Zielezny M, et al: Cognitive behavioral treatment of residual symptoms in primary major depressive disorder. Am J Psychiatry 151:1295-1299, 1994 [B]
29) Fava GA, Grandi S, Zielezny M, et al: Four-year outcome for cognitive behavioral treatment of residual symptoms in major depression. Am J Psychiatry 153:945-

947, 1996 [B]
30) Fava GA, Rafanelli C, Grandi S, et al: Six-year outcome for cognitive behavioral treatment of residual symptoms in major depression. Am J Psychiatry 155:1443–1445, 1998 [B]
31) Fava GA, Rafanelli C, Grandi S, et al: Prevention of recurrent depression with cognitive behavioral therapy: preliminary findings. Arch Gen Psychiatry 55:816–820, 1998 [B]
32) Dobson KS, Hollon SD, Dimidjian S, et al: Randomized trial of behavioral activation, cognitive therapy, and antidepressant medication in the prevention of relapse and recurrence in major depression. J Consult Clin Psychol 76:468–477, 2008 [B]
33) Robinson RG, Jorge RE, Moser DJ, et al: Escitalopram and problem-solving therapy for prevention of poststroke depression: a randomized controlled trial. JAMA 299:2391–2400, 2008 [B]
34) Miller IW, Keitner GI, Epstein NB, et al: Families of bipolar patients: dysfunction course of illness, and pilot treatment study. 22nd Meeting of the Society for Psychotherapy Research. Pittsburgh, 1991 [E]
35) Cochran SD: Preventing medical noncompliance in the outpatient treatment of bipolar affective disorders. J Consult Clin Psychol 52:873–878, 1984 [A]
36) Lam DH, Watkins ER, Hayward P, et al: A randomized controlled study of cognitive therapy for relapse prevention for bipolar affective disorder: outcome of the first year. Arch Gen Psychiatry 60:145–152, 2003 [B]
37) Lam DH, Hayward P, Watkins ER, et al: Relapse prevention in patients with bipolar disorder: cognitive therapy outcome after 2 years. Am J Psychiatry 162:324–329, 2005 [B]
38) Ball JR, Mitchell PB, Corry JC, et al: A randomized controlled trial of cognitive therapy for bipolar disorder: focus on long-term change. J Clin Psychiatry 67:277–286, 2006 [B]
39) Scott J, Paykel E, Morriss R, et al: Cognitive-behavioural therapy for severe and recurrent bipolar disorders: randomised controlled trial. Br J Psychiatry 188:313–320, 2006 [B]
40) Zaretsky A, Lancee W, Miller C, et al: Is cognitive-behavioural therapy more effective than psychoeducation in bipolar disorder? Can J Psychiatry 53:441–448, 2008 [B]
41) Miklowitz DJ, Otto MW, Frank E, et al: Intensive psychosocial intervention enhances functioning in patients with bipolar depression: results from a 9-month randomized controlled trial. Am J Psychiatry 164:1340–1347, 2007 [B]
42) Miklowitz DJ, Otto MW, Frank E, et al: Psychosocial treatments for bipolar depression: a 1-year randomized trial from the Systematic Treatment Enhancement Program. Arch Gen Psychiatry 64:419–426, 2007 [B]
43) de Mello MF, de Jesus Mari J, Bacaltchuk J, et al: A systematic review of research findings on the efficacy of interpersonal therapy for depressive disorders. Eur Arch Psychiatry Clin Neurosci 255:75–82, 2005 [A]
44) Barber JP, Muenz LR: The role of avoidance and obsessiveness in matching patients to cognitive and interpersonal psychotherapy: empirical findings from the

treatment for depression collaborative research program. J Consult Clin Psychol 64:951–958, 1996 [A]
45) Schramm E, Schneider D, Zobel I, et al: Efficacy of Interpersonal Psychotherapy plus pharmacotherapy in chronically depressed inpatients. J Affect Disord 109:65–73, 2008 [B]
46) Shea MT, Pilkonis PA, Beckham E, et al: Personality disorders and treatment outcome in the NIMH Treatment of Depression Collaborative Research Program. Am J Psychiatry 147:711–718, 1990 [B]
47) Lesperance F, Frasure-Smith N, Koszycki D, et al: Effects of citalopram and interpersonal psychotherapy on depression in patients with coronary artery disease: the Canadian Cardiac Randomized Evaluation of Antidepressant and Psychotherapy Efficacy (CREATE) trial. JAMA 297:367–379, 2007 [B]
48) Reynolds CF 3rd, Frank E, Perel JM, et al: Nortriptyline and interpersonal psychotherapy as maintenance therapies for recurrent major depression: a randomized controlled trial in patients older than 59 years. JAMA 281:39–45, 1999 [B]
49) Frank E, Kupfer DJ, Perel JM, et al: Three-year outcomes for maintenance therapies in recurrent depression. Arch Gen Psychiatry 47:1093–1099, 1990 [B]
50) Reynolds CF 3rd, Dew MA, Pollock BG, et al: Maintenance treatment of major depression in old age. N Engl J Med 354:1130–1138, 2006 [B]
51) Frank E, Kupfer DJ, Thase ME, et al: Two-year outcomes for interpersonal and social rhythm therapy in individuals with bipolar I disorder. Arch Gen Psychiatry 62:996–1004, 2005 [B]
52) Rucci P, Frank E, Kostelnik B, et al: Suicide attempts in patients with bipolar I disorder during acute and maintenance phases of intensive treatment with pharmacotherapy and adjunctive psychotherapy. Am J Psychiatry 159:1160–1164, 2002 [B]
53) Barbato A, D'Avanzo B: Marital therapy for depression. Cochrane Database Syst Rev CD004188, 2006 [A]
54) Fabbri S, Fava GA, Rafanelli C, et al: Family intervention approach to loss of clinical effect during long-term antidepressant treatment: a pilot study. J Clin Psychiatry 68:1348–1351, 2007 [C]
55) Tompson MC, Pierre CB, Haber FM, et al: Family-focused treatment for childhood-onset depressive disorders: results of an open trial. Clin Child Psychol Psychiatry 12:403–420, 2007 [C]
56) Miklowitz DJ, George EL, Richards JA, et al: Randomized study of family-focused psychoeducation and pharmacotherapy in the outpatient management of bipolar disorder. Arch Gen Psychiatry 60:904–12, 2003 [B]
57) Rea MM, Tompson MC, Miklowitz DJ, et al: Family-focused treatment versus individual treatment for bipolar disorder: results of a randomized clinical trial. J Consult Clin Psychol 71:482–492, 2003 [B]
58) Miklowitz DJ, Axelson DA, Birmaher B, et al: Family-focused treatment for adolescents with bipolar disorder: results of a 2-year randomized trial. Arch Gen Psychiatry 65:1053–1061, 2008 [B]

(中川敦夫・大野　裕)

D 森田療法

a. 標的症状

　うつ病治療の今日的問題として，その生物学的基盤の解明や精神薬理学の発展にもかかわらず，治療困難なうつ病者の増加が挙げられる．それらは慢性うつ病・遷延性うつ病と呼ばれ，その慢性化の要因，分類，治療をめぐってさまざまな論議が重ねられてきた．これらの慢性うつ病者に対して薬物療法のみではうつ病期から回復させることは困難で，心理社会療法的取り組みが要請される．その有力な手段の1つとして森田療法が挙げられる．

　今までの論文からは，およそ入院および外来森田療法の治療対象となり，その治療効果が期待される群として，DSM-VIの気分障害の中での，
①大うつ病性障害の部分寛解あるいは慢性型
②双極II型(軽躁病エピソードを伴う反復性大うつ病エピソード)
③気分変調性障害
が挙げられる[1-5]．

　①②の臨床的特徴は，笠原・木村分類[6]の第一型の三にほぼ該当する．つまり，性格−状況反応性うつ病*に，二次的に露呈した生活上の葛藤が内容としての病像を支配し，病相の遷延をみるもので，性格的にも精力的攻撃的要素が加わる一群である．さらに，これらの群に不安障害〔パニック障害，社交(社会)恐怖あるいは対人恐怖，強迫性障害など〕が併存している場合が多い[3,5]．

　気分変調性障害の中で，対人的過敏性，内向性，完全主義など，神経質な性格傾向や自己愛的傾向の強いものに入院および外来森田療法の治療効果が期待できる[2-4]．

b. 治療効果

　森田療法は神経症の治療法である．したがって，うつ病に対する治療は十分に検証されたとは言い難い．今までの報告では，症例報告およびそれに基づいた精神療法の定式化，あるいは対照群をもたない臨床研究がおもである．

　鈴木ら[2]は，定型的な入院森田療法を行った抑うつ神経症(気分変調性障害)128名について，自己想起による退院時および退院後の予後調査を行った．退

---

* メランコリー親和型性格を基礎とし，状況の変化に適応しえず，うつ(まれに躁)状態を呈するもので，抗うつ薬著効，休息による治療効果は大である．

院時点では，高度改善群は6.3%，軽度改善群は66.4%であった．退院後の調査時点で高度改善をみたものは53.2%となり，ヒポコンドリー群の72.2%，不安神経症群73.2%と比べて低い改善率を示したが，強迫神経症群の54.1%とほぼ同様の治療成績を示した．

また中村[4]によれば，慈恵医大第三病院での慢性うつ病50例に対する入院森田療法の治療成績は，高度改善14例(28%)，軽度改善25例(50%)，不変6例(12%)，治療中断例6例(12%)となり，かなりの効果が期待できることがわかる．

北西ら[1,3]，中村[4]，樋之口[5]らは，一連の慢性うつ病に対する入院森田療法の研究から，メランコリー親和型性格に強迫的で観念的な性格傾向を併せ持ち，不安障害を合併する慢性うつ病群および性格因性の強いうつ病に対して入院森田療法が有効であることを見出した．さらに自己愛的傾向や強迫的傾向をもつ気分変調性障害についても，外来で日記を用いた森田療法に基づいた個人精神療法を提唱し，その精神病理理解と治療戦略について記述した[3]．

さらに最近では，大うつ病性障害の慢性型や双極II型についても外来森田療法が積極的に行われているが，定式化や治療効果の検討は今後の課題である．

治療は薬物療法と併用して通常行われ，森田療法で慢性うつ病から回復したのちも少量の抗うつ薬，リチウムなどの予防薬による維持療法が一般には行われる[1,3]．しかし気分変調性障害については，森田療法による治療が終結すれば，その時点で薬物療法も含めた医学的治療は終わる[3]．

c. 副作用

慢性うつ病および気分変調性障害を森田療法に導入することによる重大な副作用はない．うつ病者が森田療法について理解していること，治療への動機がはっきりしていることが適応を決める場合，重要な指標となる．しかし，急性期のうつ病は禁忌である．双極I型は禁忌ではないが，治療効果は比較的限定的である．躁状態になると治療の連続性が絶たれ，入院森田療法では，その治療の場に対して破壊的となる場合があるので注意を要する[1,3]．

森田療法施行中の自殺の危険性が危惧されるが，治療の動機がはっきりとした対象を選び，治療に導入すれば，自殺の危険性は皆無に近い．しかしすでに述べたように，今までの抗うつ薬を患者は勝手にやめてしまい，急性増悪を招く場合があるので注意を要する．抗うつ薬は，治療の進行とともに減量し，ある維持量を決めて，そのまま森田療法終結後も一定期間維持するこ

とが望ましい．神経症性障害より再発の危険性は大きいからである．

d. 実際の治療法[1, 3-5, 7]

ここでは，外来，入院に共通なうつ病に対する森田療法の治療原理を示す．その原理の基本として，① うつ病は自然な回復力をもち，② それを妨げなければ（悪循環に陥らなければ），回復力は自然に発揮される，という視点である[1, 4, 7]．これを中村[4]はうつ病の養生論として述べている．

以下に，具体的な森田療法に基づくうつ病への介入方法を示す[4, 7]．

1）「できること」と「できないこと」を分ける

森田療法で考える「できないこと」とは何であろうか．それは，自己の感情を「自己の思うがまま」に操作することであり，このことを知り，受け入れることである．

a）「できないこと」を受け入れる

(1) 感情（抑うつ）と戦わないことを，折に触れて患者と合意する．
(2) 感情を引き受ける練習を進める．
(3) そして，待つことである．感情とは，引き受け，待ったときに変化するものであり，やがて，その苦痛はしだいに薄れていく．
(4) 観察する（日記療法）．そのような感情の流れを観察し，記載してもらうと，さらに効果が上がる．森田療法が日記を重視するゆえんである．
(5) 感情の変化を実感する．永遠に続くと思った不快な感情も流れ，変化することを経験してもらう．

b）「できること」への注目——行動の原則

慢性のうつ状態で悩む人は，「できないこと」と格闘し，「できること」に注目することが少ない人である．そのような場合，次のような行動の原則を示しながら，それを身につけるように援助する．
(1) 自然な心の動きをつかむ練習をする．
(2) その動きに乗って，行動してみる．
(3) その行動を積み重ねる．しかし，いやになったら，いつでもやめる．
(4) 迷ったときは行動に踏み込み，そこでの経験を重視する．
(5) 完全をめざさない（ぼちぼちと，いい加減に）．ここから，今までの強迫的な生き方の変化を促す．
(6) 「行動」が「気分」を変えることを体験する．

c）対人関係の原則

ここでも，「できないこと」と「できること」を分けることである．慢性的なうつ病で悩んでいる人は，対人関係の問題を抱えている．他者の評価に敏感であり，他者の評価と自己評価，気分が密接に関連し，それらに振り回されている．

この状態に対して，認識の転換をすすめる．つまり，人の評価はどうしようもないもの，「できないこと」であり，「できないこと」に拘泥するよりも「できること」，つまり，その時々の目的に取り組むことへのすすめである．

2）心と体，環境との調和をめざす

森田療法では，自己の心と体，治療者，家族，環境が同じ方向で同調していること，つまりそれらの調和をめざす．それには以下のことが関連する．
(1) 心と体の調和をめざす．まず心身の心地よさを重視して，心身の心地よさを探していく．
(2) 薬物療法と森田療法が同じ方向に向くこと．例えば，抗うつ薬の本来の働きは，むしろ depressant であって，抑うつ気分を単純に引き上げるのではなく，病者の内面に溢れる上昇への衝動をむしろ沈静させる「向うつ」の働きをする．depressant が，結果として「抗うつ」の働きをもつのは二次的な効果であって，抗うつ薬の本来の働きを担うのはやはり自然な治癒傾向ではないかと，宮本[8]は指摘している．このような薬物の効果と森田療法の働きかけは調和しており，めざすところが一致している．
(3) 現実の生活における心と体の動きを大切にすること．
(4) その人のもつ自然治癒力の発揮とその人らしい生き方の実現を保証し，援助する治療的関係とそれを囲む環境（家族，対人的ネットワーク）の整備に注意を払う．

これらの治療原則に則り，外来，入院森田療法が行われる．

● 文献
1) 北西憲二, 他：遷延性うつ病者に対する精神療法—森田療法を起点として．精神医学 31:255–262, 1989 [E]
2) 鈴木知準, 他：入院森田療法をうけた神経症患者の追跡調査．精神誌 81:666–678, 1979 [D]
3) 北西憲二：難治性うつ病と森田療法—精神療法を求めるうつ病者の精神病理と治療．森

田療法学会誌 12:87–91, 2001［E］
4) 中村 敬：うつ病の森田療法. 福岡行動医誌 9:9–15, 2002［E］
5) 樋之口潤一郎：慢性うつ状態の患者に対する森田療法. 森田療法学会誌 19:49–54, 2008［E］
6) 笠原 嘉, 木村 敏：うつ状態の臨床的分類に関する研究. 精神神経学雑誌 77:715–735, 1975［E］
7) 北西憲二：不安障害とうつ病の外来森田療法. 分子精神医学 8:389–391, 2008［E］
8) 宮本忠雄：精神療法と自己治癒―特に内因性精神病の場合. 臨床精神医学 14:1011–1017, 1985［E］

〔北西憲二〕

IV. 断眠療法(双極性障害の治療も含む)

　完全ないし部分的な(睡眠の後半部分やREM睡眠の)断眠(sleep deprivation; SD)は，大うつ病エピソード，特に双極性障害における大うつ病エピソードに対する非薬物療法の1つとして知られており[1]，米国精神医学会における双極性障害の治療指針にも，光療法とともに取り上げられている[2]．

　断眠療法は単極性うつ病に対しては，双極性障害ほど一致した見解は得られていないが，即効的に気分を改善する方法として，老年期のうつ病などを中心に薬物療法との併用で試みられている．REM潜時の短縮は内因性うつ病の基盤にあるリズム障害を反映するものと推定されており，断眠療法はこうした異常を研究する手段としても注目されている[3]．

　断眠は即効的な気分の改善をもたらすが，効果が持続しないのが欠点であり，日常臨床で広く用いられる治療法とはなっていないが，ここでは，断眠療法の効果と副作用，実施法を紹介する．

a. 治療効果
1) 断眠療法の歴史と断眠の種類

　うつ病に対して，断眠が有効なことを最初に示唆したのはSchulte[4,5]で，その後PflugとTölle[6]により系統的に研究が行われ，断眠の抗うつ効果が確認されているが，1回の断眠の効果は短く，翌日，通常に睡眠をとったのちには効果がなくなることが知られている[7,8]．

　断眠療法には，連続して36〜48時間眠らせない全断眠(total sleep deprivation; TSD)と，睡眠の後半の部分を眠らせない部分断眠(partial sleep deprivation; PSD)(午前3時以降覚醒させる)，REM睡眠だけを選択的に断眠させるREM断眠(REM sleep deprivation)の3種類があるが，現在ではおもに36時間の全断眠が行われているので，これを中心に述べる．

2) うつ病に対する断眠療法の効果

　断眠療法は簡便で，副作用がほとんどなく，しかも即効的な気分の改善が50〜60％の患者で認められるのが利点であるが，その反面，効果が持続せず，

表14 断眠(SD)療法の特徴

利点	欠点
1) 簡便 2) 副作用がほとんどない 3) 即効的な気分の改善 4) 有効率 50〜60%	1) 効果が持続しない(抗うつ薬併用なしの場合 85%は翌日の睡眠後に再燃) 2) 双極性のうつ病に比べ,単極性のうつ病に対する効果は低い 3) 時に躁転や妄想の悪化がみられる

抗うつ薬などを併用しない場合,85%は翌日の睡眠後に再燃するといわれる[7]. さらに,双極性うつ病に比べ,単極性うつ病に対する効果は低く,時に躁転や妄想の悪化がみられるのが欠点である(表14).また REM 密度の低い患者では,断眠療法特に部分断眠の効果が出にくいことが報告されている[9].

断眠療法の効果を持続させるために,さまざまな試みが行われている.例えば Riemann ら[10]は,断眠後に睡眠位相の前進(sleep phase advance)を組み合わせることによって,75%の患者で効果が持続したことを示している.他方,Smeraldi ら[11]は,3回の全断眠の効果がピンドロールの併用により増強され,かつ効果が持続することを,双極性うつ病患者を対象にプラセボ対照試験で示している.Colombo ら[12]は,双極性うつ病患者に対する断眠療法の効果が,リチウムの併用や高照度光療法の併用により増強かつ維持される可能性を示唆している.

3) 双極性うつ病と単極性うつ病における断眠療法の効果の違い

断眠療法はおもに双極性うつ病に対して有効な治療といわれるが,診断基準の違いや併用薬の有無などの研究方法の違いから,これまでの研究では必ずしも一致した意見が得られていない.

Barbini ら[13]は,DSM-IV の大うつ病エピソードの診断基準を満たす51例の入院患者を対象として,極性の違いと断眠療法の効果の関連を検討している.1週間のプラセボ投与後,36時間の全断眠が3回実施された.その結果,双極性患者と単一エピソードの患者(双極性の可能性もあり)では全断眠により気分の改善が認められ,post hoc の判別関数解析により,双極性障害患者の80%が判別可能であった.

こうした結果から,断眠療法は単極性うつ病よりも双極性うつ病に対して有効な治療法であることが示唆された.

4) 老年期のうつ病に対する断眠療法の効果

老年期のうつ病は，臨床的にも生物学的にも異質なグループであり，治療上も身体疾患の合併や加齢に伴う変化などにより，注意が必要である．抗うつ薬の効果発現も遅く，反応もさまざまであり，即効性で副作用の少ない断眠療法が薬物療法の効果発現を促進する補助的な治療法として注目されている．

Smithら[14]は，平均年齢71歳の単極性うつ病患者6例に全断眠を行ったのち，パロキセチンを12週間投与し，抑うつ症状の変化と局所脳血流の変化の関連を，PETを用いて測定している．その結果，うつ病群でのみ断眠後に13項目のHamiltonうつ病評価尺度で改善が認められ，右前帯状回皮質と右内側前頭皮質における血流の低下と相関していた．こうした変化が断眠後の回復睡眠のあととパロキセチン投与後にも持続したことから，断眠が抗うつ薬の効果とそれに伴う脳血流の変化を促進する可能性が示唆された．

一方，Greenら[15]は，高齢のうつ病患者を対象にして断眠療法と抗うつ薬の併用により効果発現が早まるかを検討している．オープン試験ではあるが，13例中9例（69％）で17項目のHamiltonうつ病評価尺度のスコアが2週間以内に10点以下に減少し，迅速な効果発現が示唆された．彼らはノルトリプチリンとパロキセチン，ノルトリプチリンとプラセボの二重盲検比較試験なども行い，全断眠療法とパロキセチンの併用が，プラセボやノルトリプチリン単独療法に比べ，迅速な効果発現の可能性が倍になると主張している．

このように断眠療法は，高齢のうつ病に対するSSRIなどの効果発現を促進する補助的治療となる可能性が示唆されている．

5) 断眠療法の効果発現のメカニズム

断眠による気分の改善のメカニズムは明らかではないが，うつ病患者におけるREM睡眠の異常に対する効果[3]や，辺縁系の過活動に対する抑制効果[16,17]，青斑核ノルアドレナリンニューロンの活動の促進[18]，精神刺激薬と同様のカテコールアミンの遊離促進作用[5,6]，中枢セロトニン系の活動促進の関与[18,19]，セロトニン系以外の系の関与[20]，甲状腺ホルモンの関与[21]などが報告されているが，特に中枢セロトニン系に対する賦活作用が注目されている．

b. 副作用

断眠療法は副作用のない治療法として知られているが，躁転は注意すべき副

作用であり,その他,精神病性うつ病における妄想の増悪が報告されている.

1) 躁転

双極性うつ病患者では種々の治療により躁転が生じることが知られているが,Colomboら[22]は入院中に3回の全断眠を施行した双極性うつ病患者206例における躁転率を報告している.86例は断眠単独,残りの患者はリチウムやfluoxetine,aminneptine,ピンドロールなどが併用されていた.その結果,躁転は4.85%,軽躁を示した患者は5.83%であった.比較的軽症の患者が多く,抗精神病薬の投与を行った患者は10例中4例だけであった.

このように,断眠による躁転率は比較的低いが,躁転の可能性に注意する必要がある.

2) うつ病性妄想の増悪

Benedettiら[23]は,DSM-IVで精神病像を伴う大うつ病エピソードと診断された5例の入院患者(双極性3例,単極性2例)に7日間プラセボ投与後,全断眠を1回実施し,全例で,抑うつ症状と精神病症状の悪化が認められたことを報告している.彼らは断眠による中枢ドーパミン系の賦活作用が,妄想の悪化を生じた可能性があると推定している.

c. 実際の治療法

1) 全断眠の実施法

断眠療法,特に全断眠(TSD)療法の実際を表15に示した.1回の断眠の効果は短いため,通常は1日おきに全断眠を3回反復する.1,3,5日目を断眠日,2,4,6日目を回復日(recovery night)として,午前7時から,翌日の午後7時までの36時間の断眠とするのが一般的である.必要に応じて脳波により覚醒レベルのモニタリングが行われるが,10分以上ステージ2の睡眠が出現しないことが条件になる[13].

2) 実施上の注意点

断眠の夜は,読書や音楽鑑賞,テレビやビデオの観賞やゲームなどをさせ,覚醒を維持するためスタッフがモニタリングし,適宜指導する.ただし夜間のスタッフのかかわりは覚醒維持のためだけに限定する.注意する点として,断眠中は日中も散歩や卓球などの軽い運動をさせて,居眠り(naps)を防ぐこ

表15 断眠療法，特に全断眠療法の実際

1) 通常は1日おきに全断眠を3回反復
2) 1, 3, 5日目を断眠日，2, 4, 6日目を回復日(recovery night)とする
3) 断眠は午前7時から，翌日の午後7時までの36時間の断眠とする
4) 必要に応じて脳波により覚醒レベルのモニタリングを行う
5) 断眠の夜は，読書や音楽鑑賞，テレビやビデオの観賞やゲームなどをさせる
6) 覚醒を維持させるためスタッフがモニタリングし，適宜指導する
7) 夜間のスタッフのかかわりは覚醒維持のためだけに限定し，不要な会話は避ける
8) 日中は，散歩や卓球などの軽い運動も加えて居眠り(naps)を防ぐ
9) 脳波モニタリングを行っている場合は，10分以上ステージ2の睡眠が出現しないことが条件

とが重要である．特に午前中の居眠りは短時間でも断眠の気分改善効果を阻害するので，スタッフによるモニタリングが必要である[3]．

うつ病，特に双極性うつ病に対して即効的な気分の改善を示す治療法として知られている断眠療法の効果とその可能性，推定されている効果発現のメカニズム，実施方法とその注意点などを述べた．

● 文献

1) Compton MT, et al: The treatment of bipolar depression. J Clin Psychiatry 61(Suppl 9):57–67, 2000 [A]
2) American Psychiatric Association: Practice Guideline for the Treatment of Patients with Bipolar Disorders. Am J Psychiatry 151(Suppl 12):1–36, 1994 [A]
3) Berger M, Riemann D: REM sleep in depression—overview. J Sleep Res 2:211–223, 1993 [E]
4) Schulte W: Kombinierte Psycho- und Pharmakotherapie bei Melancholikern. In Kranz HN (ed): Probleme der pharmachopsychiatrischen Kombinationsbehandlung. Karger, Basel, 150–169, 1966 [E]
5) Ebert D, Berger M: Neurobiological similarities in antidepressant sleep deprivation and psychostimulant use: psychostimulant theory of antidepressant sleep deprivation. Psychopharmacology 140:1–10, 1998 [E]
6) Pflug B, Tölle R: Therapie endogener Depressikonen durch Schlafentzug. Nervenarzt 42:117–124, 1971 [D]
7) Kuhs H, Tölle R: Sleep deprivation therapy. Biol Psychiatry 29:1129–1148, 1991 [C]
8) Wu JC, Bunney WE: The biological basis of an antidepressant response to sleep deprivation and relapse: Reviews and hypothesis. Am J Psychiatry 147:14–21, 1990 [D]

9) Clark C, et al: Preliminary evidence of an association between increased REM density and poor antidepressant response to partial sleep deprivation. J Affect Disord 59:77-83, 2000 [C]
10) Riemann D, et al: How to preserve the antidepressive effect of sleep deprivation: a comparison of sleep phase advance and sleep phase delay. Eur Arch Psychiatry Clin Neurosci 249:231-237, 1999 [C]
11) Smeraldi E, et al: Sustained antidepressant effect of sleep deprivation combined with pindolol in bipolar depression: a placebo-controlled trial. Neuro Psychopharmacology 20:380-385, 1999 [B]
12) Colombo C, et al: Total sleep deprivation combined with lithium and light therapy in the treatment of bipolar depression: replication of main effects and interaction. Psychiatry Research 95:43-53, 2000 [B]
13) Barbini B, et al: The unipolar-bipolar dichotomy and the response to sleep deprivation. Psychiatry Res 79:43-50, 1998 [C]
14) Smith GS, et al: Cerebral glucose metabolic response to combined total sleep deprivation and antidepressant treatment in geriatric depression. Am J Psychiatry 156:683-689, 1999 [C]
15) Green TD, et al: Accelerating antidepressant response in geriatric depression: a post hoc comparison of combined sleep deprivation and paroxetine versus monotherapy with paroxetine, nortriptyline, or placebo. J Geriatr Psychiatry Neurol 12:67-71, 1999 [C]
16) Ebert D, et al: Increased limbic blood flow and total sleep deprivation in major depression with melancholia. Psychiatry Res 55:101-109, 1994 [C]
17) Wu J, et al: Prediction of antidepressant effects of sleep deprivation by metabolic rates in the ventral anterior cingulate and medial frontal cortex. Am J Psychiatry 156:1149-1158, 1999 [C]
18) Basheer R, et al: REM sleep deprivation increases the levels of tyrosine hydroxylase and norepinephrine transporter mRNA in the locus coeruleus. Molecular Brain Research 57:235-240, 1998
19) Benedetti F, et al: Influence of a functional polymorphism within the promoter of the serotonin transporter gene on the effects of total sleep deprivation in bipolar depression. Am J Psychiatry 156:1450-1452, 1999 [C]
20) Moore P, et al: Clinical and physiologic consequences of rapid tryptophan depletion. Neuropsychopharmacology 23:601-622, 2000 [A]
21) David MM, et al: Thyroid function and response to 48-hour sleep deprivation in treatment-resistant depressed patients. Biol Psychiatry 48:323-326, 2000 [C]
22) Colombo C, et al: Rate of switch from depression into mania after therapeutic sleep deprivation in bipolar depression. Psychiatry Res 86:267-270, 1999 [B]
23) Benedetti F, et al: Worsening of delusional depression after sleep deprivation: case reports. J Psychiatr Res 33:69-72, 1999 [E]

〔田島　治〕

V. 高照度光療法(双極性障害の治療も含む)

a. 治療効果
1) 高照度光療法とは

高照度光療法(phototherapy, light treatment)とは,テーブルや机の上に置かれた高照度光療法装置(通常,ライトボックス)から1,500～10,000ルクス,あるいはそれ以上の高照度の光を患者に照射することにより治療効果を得ようとするものである.

患者は,朝方に1～2時間光源の前に座り光照射を受けるが,日中や夕方に光照射を受けることもある.光を患者に照射する方法として,目の付近に光源がくるように患者自身の頭に装着できる器具〔ライトバイザー(light visor)〕も開発されており,この場合はライトボックスに比べ,治療を行う際に患者の行動制限はかなり緩和される.また,多数の蛍光灯を室内に設置した高照度光療法室を病棟内に備えている施設もある.

高照度光療法は,毎日1～2時間,1週間の期間行われるが,さらに長い期間,光照射を行うことで,治療効果を増大させることができる.臨床効果の発現には,網膜を経由した光情報が重要であり,体の他の部分に照射された光は臨床効果を示さない[1].

2) 対象疾患

高照度光療法は,最初に季節性気分障害(seasonal affective disorder)あるいは冬季うつ病(winter depression)に施行され[2],高い臨床的効果が示された[3].季節性気分障害以外にも,① 非季節性の気分障害[4,5],② 概日リズム睡眠障害[6],③ 月経前症候群[7],④ 摂食障害[8],⑤ 認知症に伴うせん妄や行動異常[9],⑥ 交代勤務者にみられる焦燥や機能低下[10],⑦ 時差症候群[11],⑧ 季節性変動のある強迫性障害[12]に対しても使用されている.特に,季節性気分障害と概日リズム睡眠障害では治療の第一選択となっている.

薬物療法との効果比較も行われたが,高照度光療法のほうが効果発現が若干早いものの,効果には大きな違いがないとする報告もある[13].

季節性気分障害は,DSM-IV-TRでは気分障害の反復するエピソードの経

過を記述する特定用語として記載され,双極Ⅰ型障害,双極Ⅱ型障害,または「大うつ病性障害,反復性」において適用される.この障害は,典型的には毎年秋から冬にかけて発症し,春には自然に軽快するタイプのうつ病であり,冬には抑うつ気分となるが,夏は正常気分あるいは軽躁状態となる.過眠や過食(特に炭水化物の過剰摂取)などの非定型症状を特徴とし[2]),欧米では女性に多く発症すること(患者全体の少なくとも75%は女性)が知られているが,わが国では男女の割合はほぼ同じであると報告されている[14].

従来,光療法は季節性気分障害以外の非季節性のうつ病に対しては無効であるとされていたが,非季節性のうつ病に対しても光療法単独で抗うつ効果が認められたという報告もある[4,5,15,16].

3) 気分障害患者に対する治療効果

多くの研究から,高照度光療法は季節性気分障害に有効であることが示されている.Termanら[3])は,14施設からの計332名の季節性気分障害患者に対する高照度光療法の効果についてメタアナリシスを行った.その結果,2,500ルクスの高照度光療法を1日少なくとも2時間で1週間行った場合,Hamiltonうつ病評価尺度(HAM-D)の低下が50%以上かつ8点以下になった割合は,軽症のうつ病患者(HAM-D 16点以下)では67%,中等度から重症のうつ病患者(HAM-D 17点以上)では40%であった.このことから,重症のうつ病よりも軽度な季節性気分障害のほうが光療法に対して,より反応すると報告されている.

季節性気分障害の患者に光療法を施行すると,速やかに抑うつ気分が改善され,過眠や過食といった非定型症状も改善する.特に治療前の過眠や過食が著しい患者では,光療法に高い感受性を示す[17,18].季節性気分障害と非季節性気分障害に対して,1,500ルクス10日間の高照度光療法を行った報告[19,20]では,季節性気分障害が非季節性気分障害に対して有意に高い反応性を示している.季節性の要素を示す双極性障害の患者では光療法に対する反応性がよく,光療法による躁転を起こしやすい.また,高照度光療法は,季節性あるいは非季節性にかかわらず,入院期間を短縮する.

4) 照度および照射時間による治療効果の差

季節性気分障害の治療に用いられる光の照度は,通常2,000～2,500ルクスである.これは,この照度が夜間のメラトニン分泌を抑制するのに効果がある

という事実に基づいて用いられてきた[21]．数百ルクスの低照度光と2,000〜2,500ルクスの高照度光を比較した場合，高照度光のほうが治療効果において優れている[3]．しかし，さらに高い照度の光を用いれば1回の照射時間を短くしても季節性気分障害の症状を改善することが示された[22]ために，より高照度の光が用いられるようになってきている．すなわち，臨床症状の改善は照射された光の量に関連する[23]．異なった照度による治療効果のメタアナリシスを行った最近の結果からは，照度と抗うつ効果は正の相関があることが示されている[23]が，照度と非定型症状の改善とは相関しないことが明らかになっている．

5）照射時刻による治療効果の差

季節性気分障害に対する高照度光の照射時刻については，日中や夕方に行うよりも午前中のほうが有効であると報告されており[24]，これは季節性気分障害の病因としての位相後退仮説に一致する所見である．しかし，朝照射と夕照射の治療効果の違いはわずかであり，位相変位仮説を否定する報告もある[25]．

Eastmanら[26]は，96名の季節性気分障害患者を3群に分け，朝方6,000ルクスの高照度光群，夕方6,000ルクスの高照度光群，プラセボ群で比較した結果，SIGH-SADで50％以上の低下かつ8点以下のものは，朝方群で61％，夕方群で50％，プラセボ群で32％と報告している．

前述したTermanら[3]による季節性気分障害患者(14施設計332名)に対する高照度光療法の効果のメタアナリシスからも，夕方(38％)や日中(32％)に比べ，朝方照射(53％)で有意に高い抗うつ効果が認められている．また，朝方と夕方の両方の照射を行った場合でも，朝方単独より治療効果が優れていたわけではなかった．

一方，朝方照射と夕方照射の間では，差がみられないとする報告[19,27]もあり，朝方照射が夕方照射より治療効果が優れているという結果は，必ずしも一致した見解となっているわけではない．

6）治療効果の発現，持続期間および有効性の予測因子

高照度光療法開始後，有意な抗うつ効果が発現するまでの期間は，少なくとも1週間は必要であるが，早い場合には，3〜4日ほどで改善がみられるとの報告もある[28]．持続期間に関しては，高照度光療法中止後，すぐに悪化す

る場合，そのまま効果が継続する場合と，さまざまである．

　高照度光療法に対して良好な反応を予測する因子としては，季節性気分障害の場合は，治療前の炭水化物の切望や過眠などの非定型症状がある[17,18,28]．さらに，高照度光療法に対する反応者として，これらの非定型症状以外に，夕方に気分が悪化する日内変動を示すタイプが報告されている．

　一方，高照度光療法に対する非反応者の予測因子としては，メランコリー症状，精神運動制止，自殺念慮，離人感，朝方に悪化する気分の日内変動，不安，不眠，食欲低下，罪責感などの定型症状が報告されている[29]．

　また，治療に対する治療前の期待度は Hamilton うつ病評価尺度における改善と相関する[29]．したがって，患者に高照度光療法を施行する前に，患者の臨床症状を十分把握しておく必要がある．

7）予防的治療

　季節性気分障害において繰り返し生じる再発は，秋から冬にかけての光量の減少に関連すると考えられるため，抑うつ症状が悪化する前に高照度光療法を予防的に行うことで発症が予防できないかとの試みがなされている．その結果，高照度光療法を予防的に行うことで発症を予防できたとの報告があり[30]，ライトバイザーを用いた場合にも，同様な予防効果が得られている[31]．

b．副作用

　高照度光療法は患者に与える負担の少ないことが特徴であり，これまでに非常に重篤な副作用が出現したとの報告はない．しかし，焦燥，頭痛，嘔気，軽躁などの軽度な副作用はいくつか報告されている．目に対する副作用は，初期に高照度の光を長時間投与したときに多く認められている．高照度光療法の照射時間や照度がコントロールされていない初期の研究では，眼精疲労（26％），頭痛（25％），不眠（24％）が最も一般的に認められている[32]．ライトボックスを使用して，2,500ルクスの照度を30名の患者に使用した報告では，副作用は軽度であり，時間の経過とともに軽減しており，治療を中止した患者はいなかった．うち26％の患者が目の症状を訴えたが，経過とともに急速に改善している．ただし，夕方照射の8名中5名（62％）が睡眠障害を訴えている[33]．

　高照度の場合でも副作用は軽度であり，治療を中止するほどではない．Koganら[34]は，70人の季節性気分障害患者に，短時間ではあるが10,000ルクスの高

照度光療法を行った．32名(45.7%)が副作用を経験したが，ほとんどは軽度で一過性であり，治療を中止するには至らなかったと報告している．Termanら[35]も，83名の季節性気分障害患者に30分間10,000ルクスの光照射を朝または夕方に10～14日行った．神経過敏(8.8%)，頭痛(8.4%)，悪心(15.9%)が認められたが，それらのほとんどは軽度であったという．

光療法に伴う眼科的障害は三環系抗うつ薬や神経遮断薬を使用しているときに生じやすいとの報告もあり，注意が必要である．また，抗うつ薬と同様に，高照度光療法は時に躁転を引き起こす．

ライトボックスではなく，ライトバイザーを用いた報告でも副作用は軽度と考えられる．Levittら[36]は，105名の季節性気分障害患者にライトバイザーを用いて2週間の光療法を施行した．その結果，頭痛(19%)，眼精疲労(17%)，いらいら感(14%)，悪心(13%)，めまい(11%)，不眠(10%)，筋肉痛(10%)などがみられたが，副作用のために治療を中止したのは3名のみであったと報告している．

c. 実際の治療法

欧米では2,500～3,000ルクスの照度で1日2時間の照射を1～2週間行う施設が多い．一般家庭で蛍光灯をつけた際の家の中の照度は数百ルクスで，病院内でもせいぜい300～500ルクスであり，これらの照度では高照度光療法を行うことはできない．高照度光療法の抗うつ効果は，網膜に一定量以上の光が到達することによって現れるため，患者は1分ごとに20～30秒光源を見つめるように指示される．

滋賀医大精神科神経科の病棟内には最高照度15,000ルクスが得られるように，特殊な蛍光灯を天井に40本並べた光療法室がある．この部屋は十畳ほどの広さの洋室で，テーブルとソファが備え付けてある．天井は高く，大きな窓もあり，壁には額入りの絵が飾られているなど，明るく和らいだ印象を与えるよう，意匠を凝らして設計された部屋になっている．

患者は，午前9～10時までの1時間，上記の蛍光灯の点灯した光療法室で過ごす．この間，患者は部屋を出ることは禁じられるが，それ以外は自由に行動でき，読書，ビデオ観賞，音楽鑑賞などをすることが可能である．1時間経ったら退室し，通常の入院生活に戻る．以上のことを1週間，毎日行うことで治療している．

海外では，季節性気分障害に対し，ライトバイザーを用いて，外来で光療

法を行う施設もあり，その治療効果は入院による光療法に劣らないと報告されている．

● 文献

1) Wehr TA, Skwerer RG, Jacobsen FM, et al: Eye versus skin phototherapy of seasonal affective disorder. Am J Psychiatry 144:753–757, 1987 [B]
2) Rosenthal NE, Sack DA, Gillin JC, et al: Seasonal affective disorder. A description of the syndrome and preliminary findings with light therapy. Arch Gen Psychiatry 41:72–80, 1984 [C]
3) Terman M, Terman JS, Quitkin FM, et al: Light therapy for seasonal affective disorder. A review of efficacy. Neuropsychopharmacology 2:1–22, 1989 [D]
4) Kripke DF: Light treatment for nonseasonal depression: speed, efficacy, and combined treatment. J Affect Disord 49:109–117, 1998 [C]
5) Yamada N, Martin Iverson MT, Daimon K, et al: Clinical and chronobiological effects of light therapy on nonseasonal affective disorders. Biol Psychiatry 37:866–873, 1995 [C]
6) Rosenthal NE, Joseph Vanderpool JR, Levendosky AA, et al: Phase-shifting effects of bright morning light as treatment for delayed sleep phase syndrome. Sleep 13:354–361, 1990 [C]
7) Parry BL, Berga SL, Mostofi N, et al: Morning versus evening bright light treatment of l ate luteal phase dysphoric disorder. Am J Psychiatry 146:1215–1217, 1989 [B]
8) Lam RW, Goldner EM, Solyom L, et al: A controlled study of light therapy for bulimia nervosa. Am J Psychiatry 151:744–750, 1994 [C]
9) Mishima K, Hishikawa Y, Okawa M: Randomized, dim light controlled, crossover test of morning bright light therapy for rest-activity rhythm disorders in patients with vascular dementia and dementia of Alzheimer's type. Chronobiol Int 15:647–654, 1998 [B]
10) Ampbell SS: Effects of timed bright-light exposure on shift-work adaptation in middle-aged subjects. Sleep 18:408–416, 1995 [C]
11) Boulos Z, Campbell SS, Lewy AJ, et al: Light treatment for sleep disorders: consensus report. VII. Jet lag. J Biol Rhythms 10:167–176, 1995 [D]
12) Yoney TH, Pigott TA, L'Heureux F, et al: Seasonal variation in obsessive-compulsive disorder: preliminary experience with light treatment. Am J Psychiatry 148:1727–1729, 1991 [E]
13) Lam RW, Levitt AJ, Levitan RD, et al: The Can-SAD study: a randomized controlled trial of the effectiveness of light therapy and fluoxetine in patients with winter seasonal affective disorder. Am J Psychiatry 163: 805–812, 2006 [C]
14) Takahashi K, Asano Y, Kohsaka M, et al: Multi-center study of seasonal affective disorders in Japan. A preliminary report. J Affect Disord 21:57–65, 1991 [D]
15) Tuunainen A, Kripke DF, Endo T: Light therapy for non-seasonal depression. Cochrane Database Syst Rev. 2004;(2):CD004050 [B]
16) Golden RN, Gaynes BN, Ekstrom RD, et al: The efficacy of light therapy in the

treatment of mood disorders: a review and meta-analysis of the evidence. Am J Psychiatry 162: 656–662, 2005
17) Nagayama H, Sasaki M, Ichii S, et al: Atypical depressive symptoms possibly predict responsiveness to phototherapy in seasonal affective disorder. J Affect Disord 23:185–189, 1991 [D]
18) Oren DA, Jacobsen FM, Wehr TA, et al: Predictors of response to phototherapy in seasonal affective disorder. Compr Psychiatry 33:111–114, 1992 [C]
19) Thalen BE, Kjellman BF, Morkrid L, et al: Light treatment in seasonal and nonseasonal depression. Acta Psychiatr Scand 91:352–360, 1995 [C]
20) Thalen BE, Kjellman BF, Morkrid L, et al: Melatonin in light treatment of patients with seasonal and nonseasonal depression. Acta Psychiatr Scand 92:274–284, 1995 [C]
21) Lewy AJ, Sack RL, Miller LS, et al: Antidepressant and circadian phase-shifting effects of light. Science 235:352–354, 1987 [B]
22) Terman JS, Terman M, Schlager D, et al: Efficacy of brief, intense light exposure for treatment of winter depression. Psychopharmacol Bull 26:3–11, 1990 [B]
23) Lee TM, Chan CC: Dose-response relationship of phototherapy for seasonal affective disorder: a meta-analysis. Acta Psychiatr Scand 99:315–323, 1999 [D]
24) Lewy AJ, Bauer VK, Cutler NL, et al: Morning vs evening light treatment of patients with winter depression [see comments]. Arch Gen Psychiatry 55:890–896, 1998 [B]
25) Terman JS, Terman M, Lo ES, et al: Circadian time of morning light administration and therapeutic response in winter depression. Arch Gen Psychiatry 58: 69–75, 2001 [C]
26) Eastman CI, Young MA, Fogg LF, et al: Bright light treatment of winter depression: a placebo-controlled trial [see comments]. Arch Gen Psychiatry 55:883–889, 1998 [B]
27) Wirz Justice A, Graw P, Krauchi K, et al: Light therapy in seasonal affective disorder is independent of time of day or circadian phase. Arch Gen Psychiatry 50:929–937, 1993 [B]
28) 三島和夫：季節性感情障害の発症機序および時間生物学的研究. 神経研究の進歩 39:342–356, 1995
29) Terman M, Amira L, Terman JS, et al: Predictors of response and nonresponse to light treatment for winter depression. Am J Psychiatry 153:1423–1429, 1996 [C]
30) Partonen T, Lonnqvist J: Prevention of winter seasonal affective disorder by bright-light treatment. Psychol Med 26:1075–1080, 1996 [C]
31) Meesters Y, Beersma DG, Bouhuys AL, et al: Prophylactic treatment of seasonal affective disorder (SAD) by using light visors: bright white or infrared light? Biol Psychiatry 46:239–246, 1999 [B]
32) Oren DA, Shannon NJ, Carpenter CJ, et al: Usage patterns of phototherapy in seasonal affective disorder. Compr Psychiatry 32:147–152, 1991 [C]
33) Labbate LA, Lafer B, Thibault A, et al: Side effects induced by bright light treatment for seasonal affective disorder. J Clin Psychiatry 55:189–191, 1994 [C]
34) Kogan AO, Guilford PM: Side effects of short-term 10,000-lux light therapy. Am J Psychiatry 155:293–294, 1998 [C]

35) Terman M, Terman JS: Bright light therapy: side effects and benefits across the symptom spectrum. J Clin Psychiatry 60:799–808, 1999 [C]
36) Levitt AJ, Joffe RT, Moul DE, et al: Side effects of light therapy in seasonal affective disorder [see comments]. Am J Psychiatry 150:650–652, 1993 [C]

〔山田尚登・青木治亮〕

第4章

特殊なうつ病の治療

I. 難治性うつ病

a.「難治」というイメージを呼ぶ要因

　うつ病は予後の著しく悪い疾患ではない．例えば，発症10年後の追跡調査では93％のうつ病が回復しているとの所見[1]があるし，最近のわが国の調査でも大うつ病の治療開始後10年の期間の7割程度は正常気分で過ごせているとのデータが得られている[2]．

　しかし中期的にみれば，決して楽観視できない数字も多い．うつ病を発症して1年後に回復するのは67％にすぎない[1]というデータが報告されており，最近米国で行われた大規模調査(STAR*D)[3]でも，構造化された治療アルゴリズムの最終段階までの効果を総合すれば，治療による寛解率は奇しくもまったく同率の寛解67％という数字が出ている．

　逆にいえば，30％以上のうつ病は通常治療では寛解しないということであり，多くの薬物療法の結果を総合すると，30〜45％にはまったく効果がみられないか，部分的改善しかもたらされないとの報告[4]もこれを裏づける．このような数字は，うつ病のもたらす苦痛，社会的損失，そして自殺のリスクを考えれば看過できないし，かなりの割合で「難治」と判断せざるをえない患者が存在することは，多くの臨床家の抱く印象でもある．

　ここでは，このような「治しにくい」うつ病*の治療を多くの研究成果に基づいて具体的に示すが，その前提として考えなければならないのは，「実際には

---

* 難治性うつ病相への対応については，多くの研究で単極性，双極性の区別が厳密になされていないこと，また臨床現場でも長く両者の鑑別ができないことがまれならずあることなどから，本章でも単極性うつ病，双極性障害のうつ病相の両方を対象として論を進める．

難治ではないのに,診断や治療がうまくないので治らない」というケースを除外することである.この作業を行ったのちに初めて難治性うつ病の治療戦略を論じることができる.

このような「見せかけの難治」を呼ぶ要因は2つある.

1つは「診断が間違っている場合」である.難治性うつ病とされて入院した症例を慎重に再診断したところ,46%が統合失調症や統合失調感情障害であったとの報告[5]があるし,全般性不安障害など神経症圏の疾患や,種々のパーソナリティ障害などは難治性うつ病と間違われやすい(ただこれらの障害とうつ病が併発している場合もあることにも留意すべきである.これについては次のb項で述べる).これらの場合には,うつ病としての治療戦略のみでは回復しにくいことはもちろんである.したがって,まず診断の再検討を行うべきである.

2つ目は「抗うつ薬の投与量が不十分か,投与期間が短すぎる場合」である.つまり「標準的な治療」を行っていなければ,治らないのは当然であって,この場合には「難治」とはいえない.これに該当するかどうかを判断するためには,当然「標準的治療」とは何かがポイントとなる.言い換えれば,どのくらいの投与量が適当か,またどのくらいの期間投与すべきか(つまり,どのくらい投与した時点で難治性と判断すべきか)の基準が必要である.

これについては,本書第2章II(p.31),第3章I(p.65)の記載を参照されたいが,ここでも多少の重複を承知で,文献に従って整理してみる.

まず投与量に関しては,ノルトリプチリンを除く三環系抗うつ薬では投与量(薬物血中濃度)と治療効果との間には直線的な関係があるとされることから,副作用とのバランスを考慮しつつ,十分量を用いることが「標準的治療」となる.例えば,イミプラミン,アミトリプチリン,クロミプラミンについては150 mg/日以上の投与が推奨されている[6].75 mg以下を漫然と使用すると,かえってうつ病の遷延化を招くという見解もある[7].SSRIについては投与量と治療効果が必ずしも直線関係にないといわれてきたが,血中濃度が一定量を超えると寛解率が上がるというデータも出され,やはり治療効果が得にくい場合にはSSRIも投与量の増量が推奨されるであろう[8].

投与期間については,十分量のイミプラミンを用いた治験で6か月後には89%が改善したという報告があるところから,数か月単位の長期投与の価値を強調する論文[4]もあるが,現実の臨床場面では月余にわたって効果不十分のまま同じ薬物を続けることは不可能であろう.対照群を設定した研究によっ

て，投与開始4週間後にまったく効果がみられない場合には「無効」と考え，多少なりとも効果がある場合には6週間まで投与を続けた時点で「効果不十分」として他の方策を考える（アルゴリズムで次のステップに進む）との見解[9]は，わが国の臨床現場でも実用的な基準であろう．

b. 真の「難治性うつ病」とその背景

以上のように「診断が的確で，かつ薬物治療も現在の標準的方法に従い的確に行われているにもかかわらず効果がみられないか，極めて不十分な場合」，真の難治性うつ病ということになる．

ただ研究というレベルでは，「真の難治性うつ病」をより具体的に示すことが要求されよう．例えば，「イミプラミン200 mg/日以上を6週間以上投与して，うつ病評価尺度で50％以上の改善がない場合」といった具合に数字を挙げて基準を設ける必要があろうし，通常の治療アルゴリズムに従ってどの段階まで試みて無効であれば難治と呼ぶのかも定める必要がある（例えば，1種類の抗うつ薬の無効性のみで難治とすべきでなく，2種類の三環系，または四環系抗うつ薬で無効であった場合にのみ難治性うつ病とみなすなどの見解[10]がある）．

事実，研究者ごとにこのような形での具体的定義がなされているが，各個に不一致であり，このうちのどれかを採用して臨床現場に持ち込んでも有用ではあるまい．そこで本稿では「難治性」を広く解釈して，上に述べたごく簡単で，やや漠然とした定義をあえて基準として採用して，以下の論を進める．そのほうが実用上からは望ましいと考えるからである．

治療ガイドラインを示す前に，真の難治性うつ病にしばしばみられる臨床的な背景因子についても簡単に触れる．これらの要素を知っておくことは，治療戦略を立てる場合にも参考になる．

第1に身体疾患の合併である．例えば，甲状腺機能低下，貧血，各種神経疾患，また種々の薬物などに留意する．第2に物質依存，摂食障害，パーソナリティ障害，強迫性障害，醜形恐怖などの合併がある場合には難治化しやすい．第3にうつ病（気分障害）のカテゴリーには入っても，ある種のサブタイプは抗うつ薬への反応が相対的に悪いことがある．例えば，双極性障害，精神病性うつ病，気分変調症などである[11]．第4に家族構造，特に配偶者の心理的サポートの欠如がうつ病の難治化に関係するともいわれている[12]．

c. 難治性うつ病の治療
1）現行薬の増量

最初に試みるべきものは，現行の抗うつ薬を標準的な投与量以上に増量する方法であろう．

まず三環系抗うつ薬で治療が行われている場合について述べる．難治性うつ病には通常より5～6倍の三環系抗うつ薬の投与量が必要という見解[13]もあるし，抗うつ薬血中濃度の個人差は非常に大きく，難治例では血中濃度が上昇しにくいとの多くの見解[7]，また先にも触れたように，ほとんどの三環系抗うつ薬では治療効果と血中濃度に比例関係があることなどの所見[6]から考えても，少なくとも三環系についてはまず増量を行うことは理にかなっている．

ただこの方法の最大の留意点は副作用の危険性であろう．三環系抗うつ薬200 mg/日以下であれば副作用と血中濃度は比例しないとされている[7]ものの，この量を超えれば通常の抗コリン作用に基づく副作用の他に心毒性やせん妄などの重篤な副作用の出現を考えて，慎重なモニターが要求される．高齢であったり，身体合併症をもつ患者には最初から禁忌である．

SSRIの増量についてはどうか．通常のうつ病を対象とした治験ではパロキセチン，セルトラリンの投与量と治療効果には明確な比例関係が見出されておらず[9]，三環系抗うつ薬とは違っている．しかし，fluoxetineについては無作為化比較対照試験（randomized controlled trial; RCT）によって，低用量で反応しなかった群に2～3倍の高用量で有意の効果がみられたことが報告されている[14]．

この結果を受けて，米国精神医学会のガイドライン[15]では，SSRIに無効例ではSSRIの増量をまず行うべきであるとしているし，米国で行われたアンケート調査でも，84％の臨床家が難治性うつ病にはまずSSRIの増量を行うと答えている[16]．

その他の四環系抗うつ薬などの増量についての系統的な研究はみられないが，マプロチリンの250 mg/日やトラゾドン450 mg/日以上の増量を推奨する見解もある[6]．しかし，これらの薬物は補助的に使われるのが一般的であり，副作用リスクも合わせて考えれば，単独大量投与に踏み切る論拠に乏しい．

2) 抗うつ薬の変更

　三環系抗うつ薬については，ある1種類に対して無効であった場合，薬理作用の異なる別の三環系抗うつ薬に（例えば，ノルエピネフリン系を賦活する抗うつ薬で無効ならセロトニン系を賦活する抗うつ薬へといった具合に）変更してみることを推奨する[10]のがわが国では一般的だが，この方法の有効性を示す実証的データには乏しく[6,9]，むしろ同じ抗うつ薬にこだわって長期使うほうが臨床的有用性が高いとの意見が欧米には多い[6,17]．

　では，三環系抗うつ薬無効例でSSRIへの変更はどうか？　これについても43～75％が有効であったとの所見がある[18]．

　次に，SSRIで治療開始し無効であった場合の，薬物変更についてまとめてみる．比較的重症と思われる入院患者を対象としたメタアナリシス[19]の結果では，SSRIは三環系抗うつ薬に効果が劣っていたとされることから，わが国ではSSRI無効例に対しては三環系抗うつ薬に投与を変更する方法が最も一般的になっているかと思われるが，この有効性を二重盲検比較試験で実証した研究（パロキセチン無効例にイミプラミンが有効）[19]もある．

　では，SSRIから他のSSRIへの変更はどうか．この有効性は実証されていない（むしろ否定的データ[6]がある）が，最初のSSRIに無効でも42～71％が別のSSRIに反応を示すとのデータ[20]もあることを考えると，試す価値があるといえるであろう．

　以上は必ずしも難治性の定義に当てはまるケースのみを対象とした研究に基づくものではないが，難治性うつ病に対しても「種類の異なる薬物への変更」は，ある段階（6週間で部分的改善にとどまる場合など）で行うべき方法といえそうである．

3) 他の薬物との併用

　抗うつ薬無効例に対する「増量」，「他の抗うつ薬への変更」について述べてきた．次に，それでも無効であった場合の戦略について論じる．この段階までくると，どの研究でも問題なく「難治性」と定義している．ここでは「薬物の併用」が一般的な方法である．通常はこれまで用いた抗うつ薬を残して（通常，投与量もそのままで），他の薬物を追加投与する．

　追加する薬物が抗うつ薬である場合には「併用療法」(combination therapy)，抗うつ薬以外の向精神薬やそれ以外の薬物である場合には「効果増強

療法」(augmentation therapy)と呼ぶ．現在では効果増強療法のほうが推奨されているので，まずこれについて一般的なものから順に述べることにする．

a) 効果増強療法*
(1) リチウムの併用

最も多くの研究がなされ，実際の臨床現場でも最も一般的に行われているのが，抗うつ薬とリチウムの併用である．

11編のRCTを用いたメタアナリシス[21]によっても，リチウムによる抗うつ薬の効果増強療法の有効性が実証されているし，最近の新たなメタアナリシス[22]によっても高い有効性が証明された(有効率は44～83%という)．これらの結果によれば，リチウムの投与量は血中濃度が$0.5\,\mathrm{mEq}/l$に達するレベルである必要があり，最低1週間の併用を要するという[21]．ただ効果の出るのは通常の抗うつ薬の場合より遅く，最低6週間以上の投与を推奨する見解もある[10]．

リチウムは本来的には双極性障害の治療薬であるので，単極性に対する効果は劣るのではないかと思われがちだが，メタアナリシスではこのことは証明されていない(つまり，単極性に対しても試す価値がある)[21]．また効果の持続に関しては，有効例ではリチウム中止後も2～3か月は寛解が持続したとの所見もある[23]．

多くの治験では併用された抗うつ薬はさまざまであるが，有効性を示した多くのデータがあるのは三環系抗うつ薬との併用である．上記のメタアナリシスではSSRIとリチウム併用の有効性についても有意の効果を認めている(例えば，フルボキサミンでは50%の有効率が報告されている[24])ものの，三環系抗うつ薬とSSRIを直接比較した治験では，三環系抗うつ薬系のほうが有意に有効率は高い[25]．さらにSSRIの毒性を強める危険性も指摘されている[26]．これらのことや，血中濃度測定の煩わしさなどがネックとなって，最近欧米ではリチウム併用療法は急速に人気を失いつつあるともいわれる[4]．

(2) 甲状腺ホルモンの併用

難治性うつ病に対する効果増強療法の中では，リチウムに続いて実証研究の多いのが甲状腺ホルモンである．三環系抗うつ薬とT_3の併用については対照群を設定した研究のメタアナリシスの結果，明確な効果が実証されている[27]．ほとんど効果を認めなかった報告[28]もあるものの，オープン試験を含

---

* ここに示した増強療法は，すべて健康保険適応外である．

めた論文を総括すれば，T_3 投与量は 5〜50 μg/日，2〜3 週間で約半数の症例に効果がみられるとされている[6, 29]．

　欧米では直接的に効果を現す T_3 の使用が一般的であるが，T_3 は吸収・代謝が速い分だけ血中濃度が変動しやすく，毒性のリスクもやや大きい．そのこともあって，わが国ではむしろ代謝が緩徐（半減期約 5〜7 日）で末梢組織で T_3 に脱ヨード化され，生理的な T_4/T_3 に近い安定した比率の血中濃度の得られる T_4 の使用が優勢であるし，治療効果も T_3 より T_4 が勝っているという報告もある（特に双極性障害には 83％と高い有効率を示したという）[10]．

　欧米では有効性を示す報告[30]もある一方で，T_4 は T_3 より効果が劣るという意見[29]もあるなど，T_4 の難治性うつ病への有効性については意見が分かれているが，平均 480 μg/日の大量 T_4 を 8〜12 週間投与した場合，大きな副作用もなく，重度の難治性うつ病の半数が改善したとのオープン試験の結果が報告されている[31]．

　甲状腺ホルモンをどのくらいの期間使用すべきかについての本格的研究は少ないが，甲状腺機能が正常な例については T_3 の使用は 2〜3 週間にとどめるべきであり，これを超えると T_3 誘発性の甲状腺機能低下がもたらされるリスクがあるとの指摘もある[6]．

　甲状腺ホルモンの付加で有効性を示す患者をあらかじめ同定できれば臨床的に有用であるが，これについての研究はほとんどない．素朴に考えれば潜在的な甲状腺機能低下症のある症例に有効であるとも思えるが，これを実証した研究は少ないものの，甲状腺刺激ホルモン放出ホルモン（TRH）刺激試験により低反応を示したケースには T_4 が有効であるとの結果も報告されている[32]．ただ臨床場面で TRH 刺激試験を行うことは実用的ではなく，

　臨床像からの反応群の同定も今後の課題であろう．

　以上は三環系抗うつ薬と T_3，T_4 の併用であるが，SSRI との併用はデータも少なく，焦燥や不眠が誘発される可能性が指摘されており，推奨できないとの意見もある[4]．

（3）ドーパミン受容体刺激薬の併用

　抗うつ薬無効例に対するドーパミン受容体刺激薬の併用も若干の報告がある．ブロモクリプチンについては単独での抗うつ効果を認めた二重盲検比較試験[33]があるが，難治性うつ病に対する増強療法の治験はいずれもオープン試験である．それらを総合すれば，約 6 割弱の有効率であり，1.25 mg/日から開始し，2 週間ごとに 1.25 mg/日ずつ増量し，最終的には Parkinson 病に

対する場合と同量(時に20〜30 mg/日まで)用いることが推奨されている[33]. わが国でも難治性うつ病に対して数十パーセントの有効率が望めるとの意見がある[10]. 副作用として悪心, 起立性低血圧などの他, 高用量では錯乱や幻覚妄想などが生じること, 長期連用時の問題点を含め, あまり用いやすい方法ではないかもしれない.

またカベルゴリンについても比較的用いやすいとして期待されたが, 最近心臓弁膜症の発症が報告され, 強化療法としては実質用いにくくなっている.

アマンタジンに抗うつ効果を認めたとの古い二重盲検比較試験の結果[34]があり, SSRIとの併用で効果を認めたとのRCTの結果があることなどから, 難治性うつ病に推奨する意見[4]もあるが, 研究数は非常に少ない.

(4) 非定型抗精神病薬の併用

難治性うつ病に対して抗精神病薬と抗うつ薬を併用する方法は古くから行われてきたが, エビデンスには乏しかった. しかし非定型抗精神病薬の登場により, 急速に治験が行われるようになり, 多くのデータが集積されてきた. 10の治験に基づくメタアナリシスの結果によると, リスペリドン, オランザピン, クエチアピンのいずれも抗うつ薬(多くはSSRIかSNRI)との併用により有意の改善効果がみられている[35]. リスペリドンについては1 mgくらいの少量, オランザピン, クエチアピンについては, 統合失調症に対する用量とほぼ同僚が推奨されている. アリピプラゾールについては現在の時点ではデータが少ない. 今後はこの方法は最も主流となる可能性があり, 特に各抗精神病薬間での使い分けの検討が必要と思われる.

(5) その他

以上に挙げたのが, ある程度まとまった治験のある増強療法である. この他, 実証的な研究では十分な効果が確認されていないものの, いくつかの可能性が示唆されている.

例えばβ, 5-HT_{1A}遮断作用を有するピンドロールとSSRIを併用すると効果発現が早まるとの知見にヒントを得て, 難治性うつ病についての治験が若干行われているが, 初期のオープン試験では良好な結果が得られたものの, 最近の二重盲検比較試験では効果が否定されている[36].

また気分安定薬としての有用性から, カルバマゼピン, バルプロ酸, クロナゼパムの効果も期待され, 若干の治験がある. カルバマゼピンについてはオープン試験を総合すれば難治性への有効率は20〜40%であるという[9]. またクロナゼパムについては抗うつ薬への3 mg/日の追加で高い有効性を示し

たとのオープン試験の結果がある[37].

b) 複数の抗うつ薬の併用療法
(1) 三環系抗うつ薬とSSRIの併用

多くのSSRIは三環系抗うつ薬の血中濃度を上げうることから,両者の併用は慎重であるべきである.しかし,SSRIとdesipramineの併用で効果発現が早まったとの治験[38]があるし,特にノルエピネフリン系を優位に賦活する三環系抗うつ薬とSSRI併用が難治性うつ病へも有効なのではないかとも期待される.これを受けてオープン試験(大半desipramineとfluoxetineの併用)がいくつか行われており,多くが有効性を示し,寛解率の高さ,効果出現の速さなども指摘されている[38].ただdesipramineを50 mg/日以下と低用量に設定した二重盲検比較試験では有意の効果がみられていない[4].

これらのデータから,日常臨床で一般的に行われやすいSSRIと三環系抗うつ薬の併用には一定の期待感があるものの,抗うつ薬の血中濃度測定が一般化していないわが国の現状では,毒性発現などを考慮して慎重とすべきであろう.

(2) その他の併用療法

四環系抗うつ薬ミアンセリンと三環系抗うつ薬の併用はわが国でかなり一般的に用いられていると思われるが,難治性うつ病に有効な併用であるかどうかは実証されていない.また,5-HT_2受容体遮断作用をもつ非定型抗うつ薬トラゾドンとSSRIの併用は,SSRIにより誘発される不眠に有効であることが二重盲検比較試験により確かめられているが,難治性うつ病への効果は小規模な治験にとどまっている[39].

4) 電気けいれん療法

電気けいれん療法(electroconvulsive therapy; ECT)のうつ病への有効性はいうまでもない.これまで述べてきた薬物療法の工夫によってもうつ病が改善しない場合,次の手だては,おそらくこのECTであろう(周知のように,現在大半は修正型で行われる).ただ,うつ病へのECTの有効率は一般的に80〜90%とされるが,抗うつ薬への無反応例に対しては50%しか反応しないといわれており[40],入院がほぼ必須であることや記憶障害や事故の可能性など,薬物療法に比し多少リスクが大きいことも合わせれば,ECTはあくまで「最後の手段」と受け止められている.しかし,より早期の段階でECTを導入することにより,慢性化や難治化が防げるとの見解もある[41].

一方，ECTは有効であるにしても再発率が高いという見解も多く[9]，特に難治性うつ病ではECT施行後も約50％が再発するとのデータ[42]もある．このことから，ECT治療に際してはいかによい状態を維持するかが重要なポイントとなる．たとえ抗うつ薬への反応が悪い場合でも，十分な抗うつ薬を継続することがECT後の寛解維持に有用であることは実証されている[43]が，不十分なことも多く，最近では継続・維持ECT（改善後6か月以内に行うのが継続ECT，無期限に行うのが維持ECTである）を推奨する意見もある[44]．継続・維持ECTの適応となるのは，うつ病相を繰り返しており，薬物療法への反応が悪く，ECTに急速な反応を示したケースであるとされる[45]．

維持ECTの具体的な方法（どのタイミングで，どのくらいの頻度で行うかなど）には定式はまだないが，対照を設定して有効性を検討した論文[45]もあり，それによれば寛解後1か月以内に開始，平均6か月間に8回までの維持ECTを行った場合，薬物療法のみで維持した場合より67％再入院率が減少したとされている．またわが国でも継続ECTの有効性が症例提示のかたちで報告されている[46]．

5）精神療法

うつ病治療に精神療法が必須であることは常識であるが，その有効性を科学的に証明した研究は多くない．これは精神療法の方法の統一化，盲検設定，無作為割り付けの困難さなどの方法論的な問題からきている．それでも対人関係療法，認知療法のうつ病全般への有効性はいくつかのRCTにより有効性が証明されている[47]が，難治性うつ病に対象を絞ったものはみられていない．

しかし，対照群を設定した難治性うつ病へのオープン試験はいくつかあり，例えば，抗うつ薬無効例で薬物を中止して認知療法を行い，6週間後に60％の改善率を示したとの報告[48]があるし，抗うつ薬を併用した場合の認知療法では，認知療法を行わなかった場合に比べて63〜69％と有意に高い改善率が示されている[49]．

種々の精神療法の中でどの精神療法の効果が高いかについては，対人関係療法では社会機能改善，認知療法では不適応的認知の改善，行動療法では社会適応技術の向上といったふうに，技法ごとの特性があるという[48]．これらのことから，難治性うつ病に対する精神療法の有効性はかなりの確度で証明されているといえよう[48]．

d. まとめ：難治性うつ病の治療アルゴリズム

以上述べたことをまとめて，難治性うつ病の治療アルゴリズムを提示する．どのステップでも次の段階に進むのは，4～6週間その方法を続けて無効の場合である．第3ステップ以降は保健適応外の使用である．

1）第1ステップ：これまで用いた抗うつ薬の増量

もちろん副作用に十分気をつけながら行う．どの程度まで増量が許されるかには定式がないが，各薬物の添付文書に定められた標準使用量を大きく超える使用法はリスクがある．いうまでもなく患者への十分な説明が必要である．この段階を越えて，いきなり次のステップに進むことも考えられる．

2）第2ステップ：抗うつ薬の変更

とにかく現行とは異なる抗うつ薬に処方を変更する．実証されてはいないものの，やはり異なる伝達物質に作用する薬，それまでとはできるだけ異なる系統の薬への変更を考慮するのがよいであろう．

3）第3ステップ：リチウムの追加投与

抗うつ薬を残して，リチウムを付加投与する．実証データは三環系抗うつ薬との併用が多く，リスクを含めてSSRIやSNRIとの併用についての実証はやや乏しい．

4）第4ステップ：甲状腺ホルモンの追加投与

抗うつ薬を残して甲状腺ホルモンを付加する．わが国ではT_4が一般的である．この場合も，三環系抗うつ薬以外への追加の実証データは乏しい．

5）第5ステップ：抗精神病薬の追加投与

今後の展開からすれば，第4ステップとしてよいかもしれない．リスペリドン，クエチアピン，オランザピンもほぼ同等のデータが出ているが，これらはかなり個性が異なる薬剤であり，今後，使い分け方についての検討を要する．

6) 第6ステップ：その他の薬物の追加投与

ドーパミン受容体刺激薬，クロナゼパム，カルバマゼピンの有効性を示唆するデータがある．また三環系抗うつ薬とSSRI併用の有効性を示すデータもあるが，血中濃度の上昇の可能性を含め，慎重に行う必要がある．

7) 第7ステップ：電気けいれん療法

これが有効であった場合も，維持のために抗うつ薬投与を続けるべきである．

8) その他の注意点

(1) 精神療法の有効性も実証されているので，どの段階でも併用すべきである．
(2) 抗うつ薬と併用を行う薬物をいつ中止すべきか，維持すべきかなどについては，実証データに乏しい．また，長期併用療法の安全性についてのデータは不足しているので，検査を含め，やや慎重な対応が要求される．

● 文献

1) Mueller TI, et al: Recovery after 5 years of unremitting major depressive disorder. Arch Gen Psychiatry 53:794-799, 1996 [C]
2) 古川壽亮：感情障害長期経過多施設共同研究．厚生労働省精神神経疾患研究委託費，気分障害の治療システムの開発と検証に関する研究，総括研究報告書（主任研究者，神庭重信），pp81-84, 2008 [C]
3) Rush AJ, et al: Acute and longer-term outcomes in depressed outpatients requiring one or several treatment steps: a STAR*D report. Am J Psychiatry 163:1905-1917, 2006 [A]
4) Fava M: New approaches to the treatment of refractory depression. J Clin Psychiatry 61 (Suppl 1):26-32, 2000 [A]
5) Smith GN, et al: Diagnostic confusion in treatment-refractory psychotic patients. J Clin Psychiatry 53:197-200, 1992 [C]
6) Amsterdam JD, et al: Treatment algorithms in treatment-resistant depression. Psychiatr Clin North Am 19:371-386, 1996 [A]
7) 笹野友寿，他：遷延性うつ病の治療．上島国利（編）：今日のうつ病治療，pp277-292, 金剛出版, 1990 [E]
8) Suzuki Y, et al: Concentration-response relationship for fluvoxamine using remission as an endpoint: A receiver operating characteristics curve analysis in major depression. J Clin Psychopharmacol 28:325-328, 2008 [B]
9) Shelton RC: Treatment options for refractory depression. J Clin Psychiatry 60(Suppl 4):57-61, 1999 [A]
10) 井上 猛，他：難治性うつ病の薬物療法．臨精医 29:1057-1062, 2000 [C]

11) Phillips KA, et al: The assessment and treatment of refractory depression. J Clin Psychiatry 55:20–26, 1994 [D]
12) Goering PN, et al: Marital support and recovery from depression. Br J Psychiatry 160:76–82, 1992 [C]
13) Hussain MZ, et al: Management of depressive illness. Lancet ii:1414–1415, 1972 [E]
14) Fava M, et al: Lithium and tricyclic augmentation of fluoxetine treatment for resistant major depression: a double-blind, controlled study. Am J Psychiatry 151:1372–1374, 1994 [B]
15) American Psychiatric Association: Practice guideline for major depressive disorders in adults. American Psychiatric Association Press, Washington DC, 1993〔精神科薬物療法研究会(訳):精神分裂病と気分障害の治療手順. p121, 星和書店, 1997〕[A]
16) Mischoulon D, et al: Strategies for managing depression refractory to selective serotonin reuptake inhibitor treatment: a survey of clinicians. Can J Psychiatry 45:476–481, 2000 [E]
17) Greenhouse JB, et al: Analysis of time to stabilization in the treatment of depression: Biological and clinical correlates. J Affect Disord 13:259–266, 1987 [C]
18) Paselow ED, et al: The short- and long-term efficacy of paroxetine HCL: data from a double-blind crossover study and from a year-long trial vs imipramine and placebo. Psychopharmacol Bull 25:272–276, 1989 [B]
19) Perry PJ: Pharmacotherapy for major depression with melancholic features: relative efficacy of tricyclic versus selective serotonin reuptake inhibitor antidepressants. J Affect Disord 39:1–6, 1996 [A]
20) Lane R, et al: The SSRIs: advantages and differences. J Psychopahrmacol 92(Suppl):163–178, 1995 [A]
21) Bauer M, et al: Lithium augmentation in treatment-resistant depression: Meta-analysis of placebo-controlled studies. J Clin Psychopharamacol 19:427–434, 1999 [A]
22) Crossley NA, et al: Acceleration and augmentation of antidepressants with lithium for depressive disorders: two meta-analyses of randomized, placebo-controlled trials. J Clin Psychiatry 68:935–940, 2007 [A]
23) Rybakowski JK: Lithium potentiation of antidepressants. In Amsterdam JD (ed): Pharmacotherapy of Depression, pp225–240, Marcel Dekker, New York, 1990 [C]
24) Delgado PL, et al: Efficacy of fluvoxamine in treatment-refractory depression. J Affect Disord 15:55–60, 1988 [C]
25) Birkenhager TK, et al: Comparison of two-phase treatment with imipramine or fluvoxamine, both followed by lithium addition in inpatients with major depressive disorder. Am J Pychiatry 161:2060–2065, 2004 [B]
26) Salama AA, et al: A case of severe lithium toxicity induced by combined fluoxetine and lithium carbonate. Am J Psychiatry 146:278, 1989 [E]
27) Aronson R, et al: Triiodothyronine augmentation in the treatment of refractory depression: a meta-analysis. Arch Gen Psychiatry 53:842–848, 1996 [A]
28) Gitlin MJ, et al: Failure of T_3 to potentiate tricyclic antidepressant response. J Affect Disord 13:67–272, 1987 [B]
29) Joffe RT: Refractory depression: treatment strategies, with particular reference

to the thyroid axis. J Psychiatry Neurosci 22:327-331, 1997 [A]
30) Gewirtz GR, et al: Occult thyroid dysfunction in patients with refractory depression. Am J Psychiatry 139:34-38, 1982 [C]
31) Bauer M, et al: Treatment of refractory depression with high-dose thyroxine. Neuropsychopharmacol 18:444-455, 1998 [C]
32) Targum SD, et al: The TRH test and thyroid hormone in refractory depression. Am J Psychiatry 141:463, 1984 [C]
33) Andrew A, et al: Dopaminergic agents and stimulants as antidepressant augmentation strategies. J Clin Psychiatry 59:60-64, 1998 [C]
34) Vale S, et al: Amantadine in depression. Lancet ii:437-438, 1971
35) Papakostas GI: Augmentation strategies in the treatment of major depressive disorder. Examining the evidence on augmentation with atypical antipsychotics. CNS spect 12:10-12, 2007 [A]
36) Nelson JC: Augmentation strategies in depression 2000. J Clin Psychiatry 61 (Suppl 2):13-19, 2000 [C]
37) Morishita S, et al: Clonazepam in the treatment of prolonged depression. J Affect Disord 53:275-278, 1999 [C]
38) Nelson JC, et al: A preliminary, open study of the combination of fluoxetine and desipramine for rapid treatment of major depression. Arch Gen Psychiatry 48:303-307, 1991 [C]
39) Nierenberg AA, et al: Management options for refractory depression. Am J Med 101(Suppl 6A):45-52, 1996 [C]
40) Prudic J, et al: Medication resistance and clinical response to electroconvulsive therapy. Psychiatry Res 31:187-196, 1990 [C]
41) Joffe RT, et al: The role of ECT in refractory depression. Convulsive Therapy 11:77-79, 1995 [B]
42) Sackeim HA, et al: The impact of medication resistance and continuation pharmacotherapy on relapse following response to electroconvulsive therapy in major depression. J Clin Psychopharmacol 10:96-102, 1990 [C]
43) Kay D, et al: A seven month double-blind trial of amitriptyline and diazepam in ECT treated depressive patients. Br J Psychiatry 117:667-671, 1970 [B]
44) Petrides G, et al: Continuation ECT: relapse prevention in affective disorders. Convulsive Therapy 10:189-194, 1994 [C]
45) Schwartz T, et al: Maintenance ECT: Indications and outcome. Convulsive Therapy 11:14-23, 1995 [C]
46) 鈴木一正, 他：m-ECT 後に繰り返し再燃するうつ病に継続 ECT と lithium carbonate による維持薬物療法が有効であった一例. 精神科治療 15:647-653, 2000 [E]
47) Thase ME, et al: Psychotherapy of refractory depressions. Dep Anxiety 5:190-201, 1997 [B]
48) Thase ME, et al: Refractory depression: Relevance of psychosocial factors and therapies. Psychiatr Ann 24:232-240, 1994 [C]
49) Fava GA, et al: Cognitive behavioral management of drug resistant major depressive disorder. J Clin Psychiatry 57:278-282, 1997 [C]

〔野村総一郎〕

II. ラピッドサイクラー
（急速交代型，病相頻発型）

a. ラピッドサイクラー概念の歴史と定義

　うつ病がたとえ速やかに改善したとしても，再発を頻回に繰り返せば，改善していないのと同じことである．そもそもうつ病は「繰り返す」ことに特徴があるといわれてきたし，速いサイクルで再発が生じる事例はすでに1913年にKraepelinが報告している[1]．

　ただし，「ラピッドサイクラー」（rapid cycler；急速交代型，病相頻発型）という用語を最初に示したのは1974年のDunnerら[2]の論文である．ここでは双極性障害のうち，リチウムよっても再発が予防できないケースが49％存在すること，それらのうちおよそ8割は1年に4回以上の病相を繰り返していることなどが示され，このようなケースをラピッドサイクラーと名づけている．つまり，この用語の出発点はリチウムに対する無反応例が存在し，それは躁・うつ相の再発を繰り返しやすいという臨床的知見であった．

　しかしその後，多くの研究者によって用語が使われる中でその意味するところが微妙に変化してきて，リチウムへの反応性とは無関係に頻回再発を繰り返す場合や，さらに躁状態を含まず，うつ病相のみを繰り返すケースにも用いられるようになってきた．したがって，この用語の意味するところが論文によって微妙に異なる場合が出ており，やや注意が必要である．

　現在の最も標準的な定義は，「最低8週間の寛解期，または反対病相により隔てられた病相を1年に4回以上繰り返す」とのDSM-IVの定義[3]であろう．

b. ラピッドサイクラーの予測因子と抗うつ薬の影響

　あらかじめラピッドサイクラー化する症例を予測できれば，臨床的に有意義である．メタアナリシスなどにより抽出されたラピッドサイクラーの危険因子は，「双極II型」，「女性であること」[4]，「若年発症」[5]，「小児期の虐待歴」[6]，「甲状腺機能低下」[7]などである．ただこれらには反証もあり，確定的なものではない[1]．

　むしろ古くからいわれているのは，ラピッドサイクラーは抗うつ薬により生じた薬剤誘発性の現象ではないかとの説である．これについては，比較対

照群を設定した研究や前方視的研究，症例研究，さらに抗うつ薬が広範に処方されるようになってからラピッドサイクラーが増えたとする見解など，多くの研究により強く示唆されてきた[8]．これにより（特に双極性障害においては），安易な抗うつ薬の使用はラピッドサイクラー化を誘発するという見解を含んでいる治療ガイドラインも多いが，考えてみると，病相を繰り返すようなうつ病で抗うつ薬を使用していない例を探すことのほうが困難であって，「抗うつ薬＝ラピッドサイクラー化」という解釈のほうが安易であるという説[9]もあり，まだこの問題にも結論が出ているとは言い難い．

c. ラピッドサイクラーの治療

ラピッドサイクラーへの薬物療法については優れた総説が数多くあり（例えば，文献1，10），それらをもとにして簡略にまとめてみる．

1) リチウム

ラピッドサイクラー概念の出発点はリチウムへの低反応であったことは先にも述べたが，それにもかかわらず，ラピッドサイクラーへの有効性を示す薬物についての論文数ではリチウムが最も多い．メタアナリシスの結果でも，リチウムは他の気分安定薬に劣ってはいないという結論が出ている[4]．リチウムの効果は，病相回数を減らすことにはなく，病相ごとの重症度を減らすのではないかという指摘もある[1]．これらを総合すれば，ラピッドサイクラーであっても，リチウムは試みるに足る薬物であることは間違いないと思われる．

ただし，リチウム自体の効果は，併用抗うつ薬を中止することによって高まるという見解[1]もあり，少なくともリチウムを用いる場合には，いったん併用している抗うつ薬（特に三環系抗うつ薬）は中止したほうが無難であろう．

2) バルプロ酸

かつては，「ラピッドサイクラーであれば，リチウムよりもバルプロ酸の適応となる」というイメージがもたれていたし，それを裏づけるオープン試験の結果も6編存在した[1]．しかし，その後の比較対照試験ではバルプロ酸がリチウムに勝るという結果は得られていない[10]．

ただ，最近行われたラピッドサイクラーのみを対象とした大規模なコホート研究[11]によれば，状態の安定した双極性障害の再燃（ほとんどがうつ病相の再発であった）までの期間（中央値）を比較すると，リチウムでは18週間にす

ぎなかったが，バルプロ酸では45週間であった（統計学的な有意差は得られていない）．また，抗躁反応の予防に関しても，バルプロ酸が優れているというデータもある[12]．これらに基づいて，リチウムよりもバルプロ酸をまず考慮すべきであるとするアルゴリズムも存在する[13]．

3) カルバマゼピン，クロナゼパム

カルバマゼピンについては19編のオープン試験，4編の比較対照試験があり，リチウム，バルプロ酸と同様の効果が得られている[1]．ただ，うつ病病相よりも躁病相の治療効果が勝っているようである[1]．クロナゼパムも気分安定薬として期待がかかる薬物であるが，症例報告が散見される程度のエビデンスしか得られていない．しかもその多くは，リチウムとの併用を行ったケースである[10]．

4) 非定型抗精神病薬

米国では双極性障害の治療適応が認められているが，まだ日本では保険適応となっていない．ラピッドサイクラーに特化した治験結果はまだ非常に少ないものの，上に述べた気分安定薬の不十分な効果に鑑みると，当然今後に期待される薬物である．

なかでも最もデータが多いのはオランザピンであろう．ラピッドサイクラーの既往のある双極I型障害を対象とした治験では，オランザピンはプラセボ群に比し，躁状態の軽減に有効で，忍容性にも優れていたという[10]．同様にラピッドサイクラーの既往のある双極性障害のうつ病相に対する効果を比較した研究では，プラセボが50％，オランザピン単独が54％に比べて，オランザピンと抗うつ薬（フルオキセチン）の併用では78％もの寛解率を示した[1]．これらから考えると，ラピッドサイクラーに対して，オランザピンは単独で躁病相，SSRIとの併用でうつ病相にも効果があるのではないかと期待される．

クエチアピンについてもラピッドサイクラーを対象とした大規模な比較対照試験があり，それによれば，躁状態への効果よりも，うつ症状に有意な改善がみられたという[10]．

5) 甲状腺ホルモン

先にも述べたように，甲状腺機能の低下がラピッドサイクラーの発現に関係するという説は根強くあり，それからすると甲状腺ホルモンが有効なので

はないかと期待される．しかし，このことを調べた比較対照試験は存在せず，オープン試験で効果が示唆されている程度である．ただ，「すべての薬物に反応しない場合には甲状腺ホルモンを併用してみる選択肢がある」とするアルゴリズムもある[13]．

● 文献

1) Schneck CD: Treatment of rapid-cycling bipolar disorder. J Clin Psychiatry 67:22–27, 2007 [A]
2) Dunner DL, Fieve RR: Clinical factors in lithium carbonate prophylaxis failure. Arch Gen Psychiatry 30:229–233, 1974 [C]
3) American Psychaitric Association: Diagnostic and Statistical Manual of Mental Disorders. 4ed, American Psychiatric Association, Washington DC, 1994 [A]
4) Kupka RW, et al: Rapid and non-rapid cycling bipolar disorder: a metanalysis of clinical studies. J Clin Psychiatry 64:1483–1494, 2003 [A]
5) Schneck CD, et al: Phenomenology of rapid-cycling biporal disorder: data from the first 500 participants in the Systematic Treatment Enhancement Program. Am J Psychiatry 161:1902–1908, 2004 [A]
6) Garno JL, et al: Impact of childhood abuse on the clinical course of bipolar disorder. Br J Psychiatry 186:121–125, 2005 [A]
7) Valle J, et al: Evaluation of thyroid function in lithium-naïve bipolar patients. Eur Psychiatry 14:341–345, 1999 [C]
8) Gahaemi SN, et al: Antidepressants in bipolar disorder: the case for caution. Bipolar Disord 5:421–433, 2003 [A]
9) Coryell W, et al: The long-term course of rapid-cycling bipolar disorder. Arch Gen Psychiatry 60:914–920, 2003 [A]
10) 尾鷲登志美, 中込和幸：ラピッドサイクラーへの対応. 野村総一郎, 樋口輝彦（編）：エビデンスに基づく難治性うつ病の治療, pp131–146, 新興医学出版社, 2006
11) Calabrese JR, et al: A 20-month, double-blind maintenance trial of lithium versus divalpoex in rapid-cycling biporal disorder. Am J Psychiatry 162:2152–2161, 2005 [B]
12) Denicoff KD, et al: Comparative prophylactic efficacy of lithium, carbamazepine and the combination in biporal disorder. J Clin Psychiatry 58:470–478, 1997 [B]
13) 樋口輝彦, 山田和夫：ラピッドサイクラー薬物治療アルゴリズム. 野村総一郎, 樋口輝彦（編）：エビデンスに基づく難治性うつ病の治療, pp151–155, 新興医学出版社, 2006 [B]

〔野村総一郎〕

III. 身体疾患に伴ううつ病

a. 疫学的データと発現機序

　比較的重症であったり，慢性に経過する身体疾患にうつ病の合併率が高いことは，多くのデータで示されている．米国での調査[1]では一般身体科に入院している患者の10～14%に単極性うつ病が合併するとされる．わが国でも総合病院身体科に入院中の65名に対する半構造化面接による調査が行われ，21.5%に単極性うつ病がみられている[2]．

　身体疾患別にも多くの調査研究がなされており，抑うつ状態の合併率をみると冠動脈疾患で16%，悪性腫瘍で20%，脳梗塞で27%，甲状腺機能亢進症で31%，糖尿病で24%，HIV感染症で30.3%といった数字がある[3]．特に癌患者における気分障害合併は，内科医によりそれが認識されているのは25～50%にすぎないともいう[4]．また身体疾患と自殺の関連も強く，特に自殺の注意が必要な疾患や要因として，血液透析，頭頸部腫瘍，AIDS/HIV，腎臓移植，脊髄損傷，多発性硬化症，消化性潰瘍，悪性腫瘍などが挙げられる[5]．

　このように身体疾患一般，特に身体科入院患者にうつ病の合併率が高くなる理由として，以下の要因が挙げられる．これは身体疾患に伴ううつ病の発現機序にもかかわることである．

(1) 身体疾患，特に重症疾患を病むことによる心理的衝撃がストレス要因となり，うつ病の発生が促進される．
(2) 身体疾患の脳への影響としての，症状性，器質性うつ病が生じやすい（治療に使用される薬物による影響も含む）．
(3) うつ病自体の身体症状が身体疾患を増悪させ，それを顕在化することがある．

　身体科医によってうつ病が発見されにくいのは，卒後教育の不足による知識の欠如といった要因も大きいが，それに加えて，「身体疾患であれば，あのくらい憂うつになっても当然である」との決めつけや，アレキシサイミアなどにより感情表現が乏しいなど患者側要因もあると考えられる[6]．

b. 診断のポイントと症候，経過における特徴

いうまでもなく，治療のためにはまず身体疾患に伴ううつ病の存在を認識することが必要である．身体疾患の有無にかかわらず，うつ病の症状自体には差がないが，診断上のポイントとして，原病による身体疾患に加えて，感情の欠如，無力感，泣くこと，罪の意識の表明，極度に低い自己評価，無価値感，自殺念慮などの精神症状に注目することが指摘されている[6]．

また，身体疾患の脳への影響として生じる二次性うつ病を診断するためには，① 身体疾患に対する心理反応として説明できない，② 身体疾患とうつ発症との関連が強い，③ 時間的関連がみられる，④ 身体疾患の確定，⑤ 一次性うつ病（通常のうつ病）の既往がないことなどが重要とされる[7]．

c. 身体疾患に伴ううつ病の治療

1）一般的留意点

身体疾患の種類を問わず，合併したうつ病の治療は以下の手順で行う[8]．
(1) 身体疾患自体の治療がきちんとなされているかどうかを確認する．
(2) うつ病を引き起こしうる薬物が投与されていないかどうかを確認する．もし投与されていたら，可能であればそれを中止し，他の薬物への変更を行う．それによってうつ病が改善しないときは，抗うつ薬の投与を開始する．
(3) 精神療法を行う．
(4) 抗うつ薬や電気けいれん療法を行う場合には，身体科担当医と緊密な連携のもとに行う．

身体疾患に伴ううつ病の治療についての無作為化比較対照試験（RCT）18件を対象としたメタアナリシスによれば，すべての抗うつ薬を総括して有用性が証明されている[9]．ただ抗うつ薬の使用に際しては，他の治療薬との相互作用，身体疾患による代謝障害の影響などを留意する必要があるが，これらについてのエビデンスは少ないので，個々の症例に応じて慎重な対応が原則である．

身体疾患に伴ううつ病に対する精神療法についてのエビデンスも少ないが，以下の基本的アプローチが参考となる[10]．

- 抑うつ気分の根底にある否定的なもののとらえ方，認知に焦点を当てて，身体疾患に対する不安や恐怖感の表現を促し，傾聴する．

- 過去の医療体験との関連で，現在の状況を検討し，ストレスとなっている家庭内や職場での未解決の問題など心理社会的なさまざまなファクターを検討し，否定的な認知に基づくとらえ方から，身体の病気をとらえ直す方向へ方向づける．
- 身体疾患の治療や検査によって体の状態や情緒的な反応も引き起こされるという心理教育を行い，落ち込むのも仕方がないと共感し，それはあなただけではないと一般化する．

2) 各疾患のうつ病の合併と治療上の注意点
a) 心疾患

心疾患にうつ病が合併していた場合には，合併していない場合と比べて心疾患による死亡リスクがおよそ3倍高くなるとのデータがある[11]．

心疾患の中でもうつ病との関連に関する研究が多く行われているのは，心筋梗塞をはじめとする冠動脈疾患である．心筋梗塞後のうつ病治療によって生命予後が改善できるかについては，抗うつ効果やQOLの向上には役に立つものの心血管イベントのリスク減少に関してプラセボと比較すると有意差はないとの報告[12]もみられる一方，SSRIの使用は冠動脈疾患の再発と死亡を43%減少させたとの報告[13]もある．NaSSAでの介入に関しては現時点で有効な結果は示されていない[14]．

米国心臓学会(AHA)は，冠動脈疾患に合併したうつ病の診断治療に関する勧告[15]を2008年に発表し，心疾患患者すべてに対してうつ病のスクリーニングを行うこと，うつ病があればその評価を行うこと，うつ病の治療を行い専門医との連携をはかることを推奨している．

心不全とうつ病の関連では，心不全患者の21.5%がうつ病で，その割合は心不全の重症度に従って増加することが報告されている[16]．またうつ病は心不全患者の心血管イベントを増加させること，死亡リスクを高めることも明らかになっている[16]．心不全とうつ病との合併で，うつ病を治療することにより生命予後を改善するかはまだ一定の見解は出ていないものの，うつ病治療により患者の心不全治療の遵守が期待される．

心疾患に対する薬物療法で注意を要する点として，三環系抗うつ薬には心毒性があり，抗コリン作用による頻脈により狭心症のリスクを高め[17]，障害された左心室機能をさらに悪化させる，特にジギタリスとの併用により不整脈を起こしやすいなどが指摘されており[8]，特に心筋梗塞発症8週間後まで，ま

た2度・3度 AV ブロックのある場合には禁忌である．これに対して，SSRI は多少の徐脈を引き起こすともいわれる[6]が，キニジン様作用のない点で第一選択薬となる．なかでも，セルトラリン[12]とパロキセチン[18]は比較的高い安全性が証明されている．ただうつ病が重症であれば，三環系抗うつ薬を慎重な配慮のもとに投与せざるをえない場合がある．その場合には副作用が少ない点でノルトリプチリンが推奨される[8]．

先ほど述べた米国心臓学会の勧告では，薬物治療は SSRI にこだわらず，禁忌でなければ以前使用して効果のあった薬物なども考慮すべきとしている[15]．心筋梗塞後の抗うつ薬使用に関しては三環系，SSRI にかかわらず開始後28日まで発作リスクが上昇するが，それ以降は正常レベルまで低下するとのデータ[19]もあり，長期的にはどの抗うつ薬でも安全に使用できる可能性がある．抗うつ薬への無反応例では循環器専門医との相談のもとに，電気けいれん療法も選択に入れるべきである．なお，リチウムは心停止を引き起こしうるので避けるほうがよい[8]．

その他の注意点として，β遮断薬や Ca 拮抗薬は抑うつ症状を誘発することのある薬物[20]であるが，循環器領域では頻用されることが多いので，心疾患に抑うつ症状が合併した際は処方内容の確認が必要である．ただ，β遮断薬は抑うつ症状との関連を否定する報告[21]もある．また SSRI のうちフルボキサミン，パロキセチンは心疾患に頻用されるワルファリンの抗凝固作用を増強する可能性が高いため[22]，使用する場合は PT-INR のモニタリングを行うか，抗凝固作用を増強しないセルトラリンを使用する．

精神療法に関してはうつ病が慢性化していないか重症度が高くない場合，認知行動療法の単独もしくは薬物療法との併用を推奨する意見がある[15,23]．

b）腎疾患

腎不全，およびその治療としての腎透析患者におけるうつ病の合併は非常に高いが，これは慢性疾患を病むという心理的負担と代謝障害の影響が混じた結果であり，腎障害自体の示す症状とうつ病の身体症状が複雑に絡み合うため，診断も容易ではない[6]．

腎障害患者への抗うつ薬投与については，当然ながら通常と異なる薬物代謝への配慮が必要である．抗うつ薬の大半が肝臓で代謝されるものの，腎不全があれば薬物排泄は多少遅延するし，血漿蛋白の減少のため薬物の遊離体が増加した結果，薬理活性が増強される[8]．また二次的な肝機能への影響，胃液 pH の上昇などから，薬物吸収，代謝にも複雑な影響が出る[4]．これらのこ

とから，腎障害患者に抗うつ薬を投与する場合，初期用量を少なめにすること，増量も徐々に行うことが基本となる[4]．

特に三環系抗うつ薬は通常の腎透析では除去しにくいとされ，水酸化代謝産物の血中濃度が対照に比べて5～15倍にも上昇するとのデータがある[24]．これに対して，SSRI 代謝は重篤な腎障害でも大きな影響を受けにくいとされる[6,8]が，パロキセチンでは腎障害で血中濃度が上昇するとの指摘[25,26]もあるように，まだエビデンスが十分でないので慎重な対処は必要であろう．リチウムのように腎排泄される薬物は当然使用を控えるべきである[6]．また，SNRI であるミルナシプランも未変化体の多くが腎より排泄されるため，慎重な使用が望ましい[27,28]．NaSSA であるミルタザピンの腎障害患者への経口投与（15 mg）は，軽度腎障害でコントロール群と比較しクリアランスに差がなく，中等度・重度腎障害で低下する．しかし，有害事象の発生は腎障害の程度に差はなく，低用量のミルタザピンであれば比較的忍容性が高いと考えられる[29]．

c) 肝疾患

中等度以上の肝疾患で抑うつ症状を評価する場合に重要なのは，まずそれが肝性脳症によるものではないかと疑うことである．例えば，表面的には精神症状を示さない肝硬変患者の50～60％でも潜在的な脳症が存在したとのデータがある[30]．もし脳症が存在すれば，鎮静が強かったり認知機能に影響の大きい抗うつ薬は避けるべきである[6]．

肝障害が抗うつ薬の活性に影響を及ぼすのは蛋白結合量の変化，肝代謝産物の変化の2要素に基づいている．リチウムやロラゼパムのような水溶性薬物はこれらの影響を受けにくいが，抗うつ薬を含むその他の大半の向精神薬は大きな影響を受ける．蛋白結合量の低下，肝硬変による腹水の存在などは見かけ上の血中濃度を減少させるが，活性が上昇しているので，減量などの配慮が必要である[6]．ただ三環系抗うつ薬と SSRI の比較では，有効濃度と中毒濃度の幅が大きい後者のほうが臨床効果の影響を受けにくいともいう[6]．SSRI についても肝硬変患者では半減期が延長するとのデータ[31]があるが，セルトラリンは相対的に肝機能への影響が少なく，肝障害において最も推奨できるとの見解もある[6]．

ウイルス性肝炎のインターフェロン治療も高頻度に抑うつ症状をきたす（4.6～40％）[32]．インターフェロン治療中の抑うつ症状に対しては SSRI に関する研究が多数されているが，なかでもパロキセチンは比較的報告が多い[33,34]．

抑うつ症状出現時にインターフェロン治療を中止するか否かの明確な指針はなく，抑うつ症状の重症度と合わせて内科医や患者との話し合いによって決定するべきである．

 d) 消化管疾患

胃腸科専門医の臨床業務の60％くらいは精神的な由来をもつ症状への対応に費やされているという指摘[35]があるくらい精神症状と消化器とのかかわりは深いが，特に non-ulcer dyspepsia(NUD)あるいは機能性胃腸症や，過敏性腸症候群(IBS)ではうつ病の合併が多いとされる．例えば，入院中のNUD患者の56％に単極性うつ病が合併したとのデータ[36]があり，IBSの1/3にうつ病の合併が認められるという[37]．当然，これらは抗うつ薬の適応となるが，うつ病が合併しなくてもIBSには三環系抗うつ薬が有効であり，しかもそれは抗コリン作用による腸機能抑制とは別の要因であるとの対照研究もある[38]．

ただ，もちろん三環系抗うつ薬の抗コリン作用による便秘は一部の症例にはマイナスになることには留意すべきであり，その点からはパロキセチンをはじめとするSSRI[39]やSNRIの使用が考えられるが，その有用性についてのデータは現段階では少ない．

 e) 呼吸器疾患

慢性閉塞性肺疾患(COPD)におけるうつ病の合併は6〜24％[40]で，抑うつ症状の存在は3年間のCOPD患者の死亡リスク上昇と関連がある[41]．ただ一時的な身体症状の悪化に伴う抑うつ症状は，身体症状の軽快とともに自然軽快するため，大うつ病性障害とは区別する必要があるとの指摘がある[42]．COPDのうつ病合併治療に関するエビデンスは多くない．抑うつ症状を示したCOPD患者に対する無作為化比較対照試験(RCT)によると，ノルトリプチリンはわずかに軽労作時の呼吸困難を改善し[43]，パロキセチンはわずかに呼吸困難と倦怠感を改善した[44]．また精神療法ではCOPD患者に対する認知行動療法が，抑うつ症状と不安を改善したが身体機能は改善しなかったとの報告[45]がある．以上を総括するとCOPD患者のうつ病治療に関して抗うつ薬は身体機能の改善をわずかながら期待できる可能性があるが，そうでなくとも抗うつ効果自体は間違いないので，精神療法を含め積極的な治療が必要である．

喘息とうつ病の合併は国際的な研究によると2〜26％で一般人口に対するオッズ比は1.6であった[46]．この研究では日本のデータも含まれているが，それによると喘息がうつ病と合併する割合は2.8％，オッズ比は1.2で諸外国

と比較してそれぞれ低めであった[46]．喘息とうつ病の合併に対する治療に関しての研究は少ないので，一般的なうつ病治療に準じた治療を行う．

肺炎患者で抗うつ薬の使用は死亡のリスクを有意に上昇させなかったとの報告[47]があるように，抗うつ薬は肺炎に対しても比較的安全に使用できるものと思われる．

f）神経疾患

神経疾患とうつ病合併の研究の中でも，近年盛んなものは脳卒中後うつ病（PSD）である．最近ではPSDに加え，MRIなどで発見された無症候性脳梗塞を含む幅広い概念を指して，血管性うつ病といわれることもある．PSDは意欲の低下が他の症状に比べて目立つといわれている[48]．PSDではリハビリテーションの障害，ADLの低下をきたす[49]ことからその治療が必要となってくる．治療に関しては薬物療法が一定の有効性が認められ[50]，脳梗塞後の抗うつ薬の使用は生存率を上昇させる可能性を示唆する報告[51]もある．薬物療法はノルトリプチリンに対するエビデンスが蓄積されている[52,53]が，せん妄や過鎮静などの副作用の点からは特に高齢者には第一選択としては推奨できない．

SSRI，SNRIに関しての研究も増えており，わが国で使用可能な薬剤としてパロキセチン[49]，セルトラリン[54]，フルボキサミン[55]，ミルナシプラン[56]が挙げられる．特にセルトラリンとミルナシプランは相互作用の少なさから，ワルファリン服用者では第一選択となりうる．精神療法はそれを支持する強いエビデンスは現在のところ存在しない[50]．PSDの予防に関しては，精神療法[57]やNaSSAであるミルタザピン[58]が有効であるとの報告がある．

Parkinson病もうつ病を合併することが多いが，その治療に関しては十分なエビデンスはない．ある研究ではアミトリプチリンがおそらく有効であるが，認知機能低下や起立性低血圧などの副作用も多かった[59]との結果であった．セルトラリンをはじめとするSSRIも有効性は見出せなかった[59]が，実際の臨床では忍容性の点でSSRIから開始していくのが妥当であろう．抗うつ薬治療の際，注意する点として，Parkinson病の運動症状を悪化することがある[60]ことと，抗Parkinson薬であるセレギリンとの併用でセロトニン症候群を誘発するリスクがある[61]ことである．

g）内分泌代謝疾患

糖尿病患者の非糖尿病患者に対するうつ病合併のオッズ比は2.0である[62]．血糖の悪化はうつ病と関連があり，うつ病の改善は血糖の改善と関連がある[63]

が，現在のところうつ病の治療自体が直接的に，糖尿病患者の生命予後を改善する強いエビデンスはない[64,65]．

糖尿病を合併したうつ病の薬物療法に関するRCTではノルトリプチリンはうつ病は改善したが，血糖の改善にはつながらず[66]，SSRIであるfluoxetineがうつ病の改善に加えて血糖の改善にもつながったとのデータがある[67]．パロキセチンやセルトラリンに関しても血糖の改善を強く支持するデータはないものの，糖尿病に合併したうつ病の改善やうつ病の再発予防に対する効果は認められている[68,69]．以上のことから，薬物療法はSSRIが第一選択として考えられる．

精神療法に関してうつ病合併に限定したデータではないが，2型糖尿病への認知行動療法をはじめとする精神療法による介入では，血糖コントロールの改善がみられ[70]，1型糖尿病では精神療法はわずかに小児に対しては血糖コントロールの改善がみられたが，成人では改善はみられなかった[71]．

h）悪性腫瘍

癌患者でうつ病の合併率が高いことは多くのデータで示され，その発生機序や治療についても多くの試みがなされている．それらを総括すれば，三環系抗うつ薬，四環系抗うつ薬，SSRIともに対照群に比べて有意の効果が認められている[72,73]ものの，副作用のための中止も多く，例えば三環系抗うつ薬では32％の治療中断がみられるとの報告[74]もある．これらの結果を加味して，軽症例ではアルプラゾラムを中心としたベンゾジアゼピン系薬物を第一選択薬とし，中等症～重症の場合にSSRI，SNRIや三環系，四環系抗うつ薬などを開始するという考えも提唱されている[75,76]．抗うつ薬の投与量については，癌患者の抑うつに対しては通常のうつ病に対するよりも少量の抗うつ薬で十分な効果が得られることも多いことから，少量から開始し漸増する方法が推奨されている[77]．

また，終末期や抗うつ薬が投与しにくい症例にはメチルフェニデートも考慮される[78]が，現在日本ではメチルフェニデートの適応は著しく制限されている．

他に薬物療法で注意を有する点として，抗コリン作用の強い三環系，四環系抗うつ薬によるイレウス（特に消化管手術後）やせん妄，SSRIの相互作用による併用薬の血中濃度上昇，アモキサピンやスルピリドによる錐体外路症状（特に制吐剤としてプロクロルペラジン，ハロペリドール，メトクロプラミド，ドンペリドンを併用中の場合）などである．

癌患者の精神療法による介入は認知行動療法などが抑うつ不安に有効であるとの報告が多いが，特定の精神療法が他より優れているとの結論は出ていない[79,80]．

● 文献

1) Katon W, et al: Epidemiology of depression in primary care. Gen Hosp Psychiatry 14:237-247, 1992 [C]
2) 青木孝之, 他：総合病院入院患者におけるうつ病の合併率. 総病精医 9:119-123, 1997 [D]
3) 岡本泰昌：抑うつ状態. 黒澤 尚, 他（編）：リエゾン精神医学, 精神科救急医療, pp42-50, 中山書店, 1998 [D]
4) McDaniel JS, et al: Depression in patients with cancer. Arch Gen Psychiatry 52:89-99, 1995 [D]
5) Harris EC, et al: Suicide as an outcome for mental disorders: A meta-analysis. Br J Psychiatry 170:205-228, 1997 [C]
6) Beliles K, et al: Psychopharmacologic treatment of depression in the medically ill. Psychosom Med 39:2-19, 1998 [C]
7) 三好功峰：身体疾患に伴ううつ病をどうとらえるか. 臨精医 28:129-133, 1999 [D]
8) Kuhn KU, et al: Depression in patients with somatic diseases. In Rush AJ (ed): Mood Disorders. Systematic Medication Management, pp167-180, Karger, Basel, 1997 [D]
9) Hatcher GD, et al: A systematic review of the treatment of depression with antidepressant drugs in patients who also have a physical illness. Cochrane Review, latest version 11, 1998, Cochrane Library, Oxford: Update Software [A]
10) 尾崎紀夫：身体疾患に伴ううつ病—社会復帰を配慮した治療. 臨床精神薬理 10:1511-1517, 2007 [E]
11) Penninx BW, et al: Depression and cardiac mortality: result from a community-based longitudinal study. Arch Gen Psychiatry 58:221-227, 2001 [C]
12) Glassman AH, et al: Sertraline treatment of major depression in patients with acute MI or unstable angina. JAMA 288:701-709, 2002 [B]
13) Taylor CB, et al: Effects of antidepressant medication on morbidity and mortality in depressed patients after myocardial infarction. Arch Gen Psychiatry 62:792-798, 2005 [C]
14) Joost P van Melle, et al: Effects of antidepressant treatment following myocardial infarction. Br J Psychiatry 190:460-466, 2007 [B]
15) Lichtman JH, et al: Depression and coronary heart disease: recommendation for screening, referral, and treatment: a science advisory from the American Heart Association Prevention Committee of the Council on Cardiovascular Nursing, Council on Clinical Cardiology, Council on Epidemiology and Prevention, and Interdisciplinary Council on Quality of Care and Outcomes Research: endorsed by the American Psychiatric Association. Circulation published online Sep 29, 2008 [D]
16) Rutledge T, et al: Depression in heart failure a meta-analytic review of preva-

lence, intervention effects, and associations with clinical outcomes. J Am Coll Cardiol 48:1527–1537, 2006 [C]
17) Dallack GW, et al: Perspectives on the relationship between cardiovascular disease and affective disorder. J Clin Psychiatry 51(Suppl):4–9, 1990 [D]
18) Steven P: Roose: comparison of paroxetine and nortriptyline in depressed patients with ischemic heart disease. JAMA 279:287–291, 1998 [B]
19) Tata LJ, et al: General population based study of the impact of tricyclic and selective serotonin reuptake inhibitor antidepressants on the risk of acute myocardial infarction. Heart 91:465–471, 2005 [C]
20) 中川敦夫：精神科治療薬の副作用：予防・早期発見・治療ガイドライン，1) 精神症状，② 抑うつ．精神科治療学 22(増刊)：14–15, 2007 [E]
21) Ko DT, et al: Beta-blocker therapy and symptoms of depression, fatigue, and sexual dysfunction. JAMA 288:351–357, 2002 [A]
22) Duncan D: Antidepressant interactions with warfarin. Int Clin Psychopharmacol 13:87–94, 1998 [C]
23) Norra C, et al: High impact of depression in heart failue: early diagnosis and treatment opinions. Int J Cardiol 125:220–231, 2008 [D]
24) Lieberman JA, et al: Tricyclic antidepressant and metabolite levels in chronic renal failure. Clin Pharmacol Ther 37:301–307, 1985 [C]
25) 川嶋義章，他：抗うつ薬の新展開 SSRI (選択的セロトニン再取り込み阻害薬) を中心に—SSRI の体内動態と血中濃度．医薬ジャーナル 35(5):1329–1334, 1999 [D]
26) Lewis M, et al: Update on psychotropic medication use in renal disease. Psychosomatics 45:34–48, 2004 [D]
27) Puozzo C, et al: Pharmacokinetics of milnacipran in comparison with other antidepressants. Int Clin Psychopharmacol 11(Suppl 4):15–27, 1996 [D]
28) Puozzo C, et al: Pharmacokinetics of milnacipran in renal impairment. Eur J Drug Metab Pharmacokinet 23:280–286, 1998 [C]
29) Bengtsson F, et al: Mirtazapine oral single dose kinetics in patients with different degrees of renal failure. Hum. Psychopharmacol. Clin. Exp. 13:357–365, 1998 [C]
30) Holm E, et al: Safety of fluvoxamine for patients with chronic liver disease: bio-chemical variables, psychometric performance and EEG. Adv Pharmacother 2:151–165, 1986 [D]
31) Dechant KL, et al: Paroxetine: a review of its pharmacodynamic and pharmacokinetic properties and therapeutic potential in depressive illness. Drugs 41:225–253, 1991 [B]
32) 山田剛太郎，他：うつを併存する C 型肝炎，肝臓専門医の立場から．medicina 45:1650–1652, 2008 [D]
33) Kraus MR, et al: Paroxetine for the treatment of interferon-alpha-induced depression in chronic hepatitis C. Aliment Pharmacol Ther 16:1091–1099, 2002 [C]
34) Maddock C, et al: Psychopharmacological treatment of depression, anxiety, irritability and insomnia in patients receiving interferon-alpha: a prospective case series and a discussion of biological mechanisms. J Psychopharmacol 18:41–46, 2004 [C]
35) Epstein SA, et al: Gastroenterology. In Stoudemire A, et al (eds): Psychiatric Care of the Medical Patient, pp611–626, Oxford University Press, New York,

1993 [E]
36) Mine K, et al: Treating nonulcer dyspepsia considering both functional disorders of the digestive system and psychiatric conditions. Dig Dis Sci 43:1241–1247, 1998 [C]
37) 中井吉英：うつを伴う身体疾患へのプライマリケア―消化器疾患．桂 戴作(編)：プライマリケアにおけるうつ病診療のポイント, pp109–116, トーア総合企画社, 1996 [E]
38) Clouse RE: Antidepressants for functional gastrointestinal syndromes. Dig Dis Sci 39:2352–2363, 1994 [B]
39) Tabas G: Paroxetine to treat irritable bowel syndrome not responding to high-fiber diet: a double-blind, placebo-controlled trial. Am J Gastroenterol 99:914–920, 2004 [B]
40) van Ede L, et al: Prevalence of depression in patients with chronic obstructive pulmonary disease: a systematic review. Thorax 54:688–692, 1999 [C]
41) Fan VS, et al: Sex, depression, and risk of hospitalization and mortality in chronic obstructive pulmonary disease. Arch Intern Med 167:2345–2353, 2007 [B]
42) Maurer J, et al: Anxiety and depression in COPD, current understanding, unanswered questions, and research needs. Chest 134(4 Suppl):43S–56S, 2008 [D]
43) Borson S, et al: Improvement in mood, physical symptoms, and function with nortriptyline for depression in patients with chronic obstructive pulmonary disease. Psycosomatics 33:190–201, 1992 [B]
44) Lacasse Y, et al: Randomized trial of paroxetine in end-stage COPD. Monaldi Arch Chest Dis 61:140–147, 2004 [B]
45) Kunik ME, Braun U, Stanley MA, et al: One session cognitive behavioural therapy for elderly patients with chronic obstructive pulmonary disease. Psychol Med 31:599–606, 2001 [B]
46) Scott KM, et al: Mental disorders among adults with asthma: results from the World Mental Health Survey. Gen Hosp Psychiatry 29:123–133, 2007 [C]
47) Barnett MJ: Risk of mortality associated with antipsychotic and other neuropsychiatric drugs in pneumonia patients. J Clin Psychopharmacol 26:182–187, 2006 [C]
48) Lipsey JR, et al: Phenomenological comparison of poststroke depression and functional depression. Am J Psychiatry 143:527–529, 1986 [C]
49) Paolucci S, et al: Post-stroke depression, antidepressant treatment and rehabilitation results. A case-control study. Cerebrovasc Dis 12:264–271, 2001 [C]
50) Hackett ML: Interventions for treating depression after stroke. Cochrane Database Syst Rev (4):CD003437, 2008 [A]
51) Jorge RE, et al: Mortality and poststroke depression: a placebo-controlled trial of antidepressants. Am J Psychiatry 160:1823–1829, 2003 [B]
52) Robinson RG, et al: Nortriptyline versus fluoxetine in the treatment of depression and in short-term recovery after stroke: a placebo-controlled, double-blind study. Am J Psychiatry 158:658–660, 2001 [B]
53) Lipsey JR, et al: Nortriptyline treatment of post-stroke depression: a double blind study. Lancet 1:297–300, 1984 [B]
54) Starkstein SE, et al: Antidepressant therapy in post-stroke depression. Expert Opin Pharmacother 9:1291–1298, 2008 [E]

55) 片山泰郎, 他：うつ—post-stroke depression. 日本老年医学雑誌 40:127-129, 2003 [C]
56) Kimura M, et al: Therapeutic effects of milnacipran, a serotonin and noradrenaline reuptake inhibitor, on post-stroke depression. Int Clin Psychopharmacol 17:121-125, 2002 [C]
57) Hackett ML, et al: Interventions for preventing depression after stroke, Cochrane Database Syst Rev (3):CD003689, 2008 [A]
58) Niedermaier N, et al: Prevention and treatment of poststroke depression with mirtazapine in patients with acute stroke. J Clin Psychiatry 65:1619-1623, 2004 [B]
59) Miyasaki JM, et al: Practice Parameter: evaluation and treatment of depression, psychosis, and dementia in Parkinson disease (an evidence-based review): report of the Quality Standards Subcommittee of the American Academy of Neurology. Neurology 66:996-1002, 2006 [D]
60) Richard IH, et al: A survey of antidepressant drug use in Parkinson's disease. Parkinson Study Group. Neurology 49:1168-1170, 1997 [C]
61) Richard IH, et al: Serotonin syndrome and the combined use of deprenyl and an antidepressant in Parkinson's disease. Parkinson Study Group. Neurology 48:1070-1077, 1997 [C]
62) Anderson RJ, et al: The prevalence of comorbid depression in adults with diabetes: a meta-analysis. Diabetes Care 24:1069-1078, 2001 [D]
63) Lustman PJ, et al: Depression and poor glycemic control: a meta-analytic review of the literature. Diabetes Care 23:934-942, 2000 [D]
64) Katon WJ, et al: The Pathways Study: a randomized trial of collaborative care in patients with diabetes and depression. Arch Gen Psychiatry 61:1042-1049, 2004 [B]
65) Hillary RB, et al: Diabetes, Depression, and Death A randomized controlled trial of a depression treatment program for older adults based in primary care (PROSPECT). Diabetes Care 30:3005-3010, 2007 [B]
66) Lustman PJ, et al: Effect of nortriptyline on depression and glycemic control in diabetes: Rsesult of a double-blind, placebo-controlled trial. Psychosom Med 59:241-250, 1997 [B]
67) Lustman PJ, et al: Fluoxetine for depression in diabetes: a randomized double-blind placebo-controlled trial. Diabetes Care 23:618-623, 2000 [B]
68) Gülseren L: Comparison of fluoxetine and paroxetine in type II diabetes mellitus patients. Arch Med Res 36:159-165, 2005 [B]
69) Lustman PJ, et al: Sertraline for prevention of depression recurrence in diabetes mellitus: a randomized, double-blind, placebo-controlled trial. Arch Gen Psychiatry 63:521-529, 2006 [B]
70) Ismail K, et al: Systematic review and meta-analysis of randomised controlled trials of psychological interventions to improve glycaemic control in patients with type 2 diabetes. Lancet 363:1589-1597, 2004 [A]
71) Winkley K, et al: Psychological interventions to improve glycaemic control in patients with type 1 diabetes: systematic review and meta-analysis of randomised controlled trials. BMJ 333:65, 2006 [A]
72) Holland JC, et al: A controlled trial of fluoxetine and desipramine in depressed women with advanced cancer. Psychooncology 7:291-300, 1998 [C]

73) Roscoe JA, et al: Effect of paroxetine hydrochloride (Paxil) on fatigue and depression in breast cancer patients receiving chemotherapy. Breast Cancer Res Treat 89:243–249, 2005 [B]
74) Poplin MK, et al: The outcome of antidepressant use in the medically ill. Arch Gen Psychiatry 42:1160–1163, 1985 [C]
75) 秋月伸哉, 他：進行がん患者のうつ病. 精神科薬物療法研究会（編）：気分障害の薬物療法アルゴリズム, pp83–99, じほう, 2003 [E]
76) 明智龍男：がん患者の精神症状に対する薬物療法の実際―サイコオンコロジー. 日本臨牀 65(1):115–120, 2007 [E]
77) 中野智仁, 他：がん患者の不安とうつの薬物療法. 臨精薬理 3:643–651, 2000 [D]
78) Olin JE: Psychostimulants for depression in hospitalized cancer patients. Psychosomatics 37:57–62, 1996 [C]
79) Williams S, et al: The effectiveness of treatment for depression/depressive symptoms in adults with cancer: a systematic review. Br J Cancer 94:372–390, 2006 [D]
80) Rodin G, et al: The treatment of depression in cancer patients: a systematic review. Support Care Cancer 15:123–136, 2007 [D]

〔本田　明・野村総一郎〕

IV. プライマリケアにおけるうつ病

　近年，日本における自殺者数の増加を受けて，2002年に厚生労働省の自殺防止対策有識者懇談会が「自殺予防に向けての提言」を行った[1]．その後，2005年より「自殺対策のための戦略研究」が開始され，2006年には自殺対策基本法が成立，翌2007年に自殺総合対策大綱が策定された．

　これら一連の流れで国は，自殺をはかる者の大多数が精神疾患に罹患し，その中でもうつ病の割合が高いことから，うつ病の早期発見・早期治療を重視している．このため地域のかかりつけ医を精神科医療へのゲートキーパーとして養成して活用することが対策として盛り込まれ，2008年より診療報酬における「(かかりつけ医の)精神科医連携加算」の新設や，厚生労働省が実施する「かかりつけ医うつ病対応力向上研修事業」などといったかたちで具体化されている．

a. 疫学的データ

　厳密な診断基準を用いた欧米の疫学研究を総合すれば，プライマリケア医*を受診する患者の5～25％がうつ病圏であるといわれ[2,3]，13.5％が単極性うつ病に該当するとのデータがある[4]．日本においても総合病院一般科を初診した患者の4.7％[5]，内科を初診した患者の6％[6]がうつ病であったとの数字がある．逆の角度からみたイギリスでの調査結果では，うつ病の90％がプライマリケアで治療されている[7]というし，日本でも重症うつ病エピソードでは精神科医を受診する場合が多いが，中等度から軽症のうつ病では一般医を受診する頻度も多くなるとのデータが示されている[8]．これらの疫学的データと，うつ病に対する早期の治療的介入がその後の再発を減らすとのデータ[9]を考え合わせると，プライマリケア医の役割がうつ病治療全体の重要な鍵となるのは明らかである．

---

* 「プライマリケア医」といった場合，欧米では family medicine の専門医や，いわゆる general physician を指すことが多いが，わが国では専門医としてのプライマリケア医の定義が明確でないので，本稿では高度に専門化していないいわゆる「第一線の身体科医」であって，開業医や一般総合病院の勤務医を広く指し，心療内科医も含んでいる．

ところが欧米での調査によれば，プライマリケアでは単極性うつ病の50～70％が正しく診断されておらず，日本における調査でも一般内科を訪れたうつ病患者のうち，19.3％しか内科医が正しくうつ病を診断していない[10]．日本における別の調査でも，精神科以外の開業医・勤務医の18.3％が「うつ病あるいはうつ状態の患者の受診がないもしくはわからない」と回答している[11]．またうつ病に対する治療も大半が不適切で[12]，抗うつ薬の投与量も投与期間も不十分である[13]という．これらのことは，かなりの数のうつ病患者が精神科以外の診療科では見過ごされ，治療されたとしても十分な治療を受けていない可能性を示唆してる．よって，プライマリケア医に対しては，うつ病の診断治療をこれまで以上に啓蒙し，その技術の向上をはかる必要があろう．

欧米ではこのような見地からのガイドライン[14]がすでに作成され，プライマリケアでのガイドラインの遵守と症状の改善は関連がある[15]とされているのに対して，わが国にはいくつかの啓蒙書[16,17]があるものの，エビデンスに基づく系統的なガイドラインは存在しない．一方でもちろん，プライマリケア医が無制限にうつ病診療を行うことへの危惧もあり，どこまで，どのような役割をもって，プライマリケア医がかかわるべきなのか，また精神科医との連携をどのようにしたらよいのかについての議論もある．本稿ではこれらについてまとめてみる．

b. プライマリケア医を受診するうつ病患者の病像の特徴と診断のポイント

米国における多くの研究は一致して，プライマリケアを受診するうつ病者は精神科を訪れるうつ病者に比べて，単極性うつ病の基準に当てはまるほどの重症例が少なく，生活機能レベルが相対的に高いこと，またそれまでにうつ病治療歴が少ないこと（これはうつ病の多くがプライマリケア医のもとを訪れることを裏づけてもいる），発症前に重大な心因が存在する割合が高いことなどを示している[2,4,18]．これらの要素はプライマリケアの現場でうつ病の発見率が低くなる原因の1つともなっているという[4,19]．つまり，「原因があるし，この程度なら病気とはいえない」と考えられる可能性があり，それが治療の開始を遅らせ，うつ病の予後を悪化させる危険性がある．

プライマリケア現場で診断を高めるためには，一般的な卒前・卒後研修の充実や医療界の啓蒙の必要性が提言されている[19]他，診察時間が十分にもてないプライマリケア現場の実状を考えれば，スクリーニングとしての自己評

価尺度の使用[19]や,より積極的に精神医学で用いられている診断基準を採用することの必要性[4]などが推奨されている.ただ,うつ病の自己評価尺度を唯一の診断根拠とすると,偽陽性や偽陰性の確率が高まるとの指摘[20]もある.

プライマリケア医がうつ病を的確に診断するためのポイントについては,いくつか提唱されている.例えば,① 朝悪く,夕方軽快する日内変動,② 興味,喜びの減退,③ 体重減少,④ 早朝覚醒の4症状を発見することの重要さ[20]や,不眠,食欲不振の有無の問診から入って直接的な感情面の質問を行うこと,長引く疲労感に注目すること[17]などが指摘されている.また,プライマリケアの診療では双極性障害のうつ病相を単極性うつ病と誤診することがあり,プライマリケアのクリニックで抗うつ薬治療を受けていたもののうち21％が双極性障害であったとのデータもある[21,22].

このため,気分の高揚など躁病相の既往や家族歴を問診することも重要である.より系統的にうつ病を診断するためには,米国精神医学会がプライマリケア医のために作成した診断アルゴリズム[23]が有用であろう.

c. プライマリケア現場における治療

1) 薬物療法

プライマリケア現場でのうつ病の薬物治療については,欧米で無作為化比較対照試験（RCT）が行われている.それらのメタアナリシスを行った結果によれば,全般有効率は三環系抗うつ薬64％,四環系抗うつ薬65％,SSRI 54％で,精神科での有効率（それぞれ52％,62％,47％）より若干高い傾向があったが,この差はおのおのの現場を受診するうつ病者の重症度の差によるものであるという[24].また,米国で行われた大規模なうつ病治療アルゴリズムプロジェクトによるアルゴリズムをもとにプライマリケア医と専門医で治療効果を比較したところ,寛解率や寛解に至るまでの期間に差はなかったとの報告[25]がある.他のデータも総合すれば薬物療法についてはプライマリケアと精神科では同じ治療プロトコールを用いて差し支えないと結論づけられている[24].

ここ10数年,特に米国においてはプライマリケア現場でもSSRIが主流となっており,1993〜1994年の調査では処方される抗うつ薬の約6割をSSRIが占めるという[26].しかし,プライマリケア現場における各種の抗うつ薬の効果を比較してみると,単極性うつ病の外来治療成績はどの抗うつ薬間にも差がない[14,27,28].ただイギリスでの調査ではSSRIのほうが三環系抗うつ薬

よりも至適用量を処方されやすく[29]，6か月間の比較ではSSRIは治療脱落率が低いとのデータ[30]がある．また三環系抗うつ薬の処方開始後1か月時点で比較した場合，非精神科医は精神科医に比べて有意に中断率が高いとの結果も出ている[31]．

これらの結果を総合すれば，プライマリケア現場では三環系抗うつ薬よりもSSRIの処方が第一選択であるかに思われるが，米国のプライマリケア・ガイドラインでは，エビデンスに基づく結果にかたくなにこだわるよりも，以前に用いて有効性があり，副作用の少なかった薬物を用いる方法を推奨している[14]．

2) 精神療法

前述した米国のガイドラインは，精神医療現場とまったく同様にプライマリケア現場でも，単極性うつ病に対して認知療法，対人関係療法，行動療法などの「うつ病を対象とした精神療法」が有効であることを述べている[14]．これを裏づけるデータも最近いくつか発表されており[32]，それらに基づいて，プライマリケアにおける精神療法の原則として，

(1) 性格の再構成よりも，現実問題の解決に焦点を絞り，症状改善をめざすものであるべきこと
(2) プライマリケア医も単極性うつ病に対する精神療法の基本を学ぶべきこと
(3) 症状改善度をきちんと評価すべきであり，精神療法を6～8週行って改善がみられない場合には薬物療法を行うべきこと
(4) 改善しても8か月間は精神療法を継続すべきこと

が述べられている[24]．

米国においては，プライマリケア現場において精神療法と薬物療法のどちらが有効であるかについての比較対照試験がいくつか行われている[33-35]．それらを総括し，内因性病像の存在の有無にかかわらず精神療法単独でも薬物療法に匹敵する効果があること[34]，プライマリケア医は患者の希望に応じて，初期治療として精神療法，薬物療法のどちらを選ぶかを決めるべきとの見解もある[24]．

ただわが国には，同様の見解を支持するエビデンスはなく，プライマリケア医に対する精神科卒後教育などの医療体制が異なることを考えれば，薬物療法の併用なしで精神療法を行うことはにわかには推奨しにくいであろう．むしろ，うつ病については「薬は使わないのが理想であり，カウンセリングで

治すべき」とする態度の誤りを指摘し,それは医師の知識不足と精神療法の適応の誤りとみなすべきであるとの見解もある[20].米国においても,精神療法単独治療が可能なのは軽度・中等度うつ病に対してのみであり,重度の症例に対しては必ず薬物を併用すべきことが強調されている[14,36].

3) 民間療法

うつ病者の中には医療機関を受診することなく,民間療法や代替医療によるものがかなりの割合でみられる(米国での調査では約20%[37],わが国では7.9%[38]とされる).プライマリケア現場ではこの実態をまったく無視はできない.米国の実態を詳細に調べたデータ[39]によれば,運動,薬草にはかなりの有効性があり,鍼灸,リラクセーションにも一定の効果が認められるという.そのことから,これらの民間療法についてもRCTを行うべきとの見解も提唱されている[24].

d. 精神科医など精神保健専門家とプライマリケア医の連携

以上,プライマリケア医の行うべきうつ病診断と治療について述べた.しかしより根本的には,どこまでプライマリケア医がうつ病診療にかかわってよいのか,中途半端な介入が遷延化を引き起こし,自殺などのリスクも存在する深刻な精神疾患に対して,非専門家が診療を行うことへの疑問の声も多い.ただ本項の最初に述べたように,うつ病が極めて一般的な障害であり,しかもその多くがプライマリケアを初診することを考えれば,「うつ病を非専門医が診てはいけない」とするのは現実的態度ではあるまい.少なくとも,診断と軽症例に対する初期診療の力をつけることがプライマリケア医に求められる[17].やはりその場合に重要なのは,プライマリケア医自身の勉強と並んで,精神科医との連携をうまく行うことであろう.

どのようなケースをどの段階で精神科医に紹介するかについてのRCTはないものの,いくつかの見解が述べられている.例えば,プライマリケアで8週間治療を行って改善がない場合には精神科への紹介が必須であるとの意見がある[29].米国ミネソタ大学でのガイドラインによれば,① 症状が重篤,② 自殺リスクが高い,③ 他の精神疾患,薬物依存,身体疾患の合併,④ 適切な抗うつ薬に対する無反応,が精神科への紹介の目安となるという[24].

精神科医以外の精神保健専門家との連携についてはどうであろうか.プライマリケアにおいて,看護師やソーシャルワーカーが「うつ病専門家」として

関与することの有用性を強調する見解[40,41]もある一方,地域でのうつ病治療において看護師は患者の服薬遵守を高める以上の意味がないとの意見[42]や,プライマリケアでの精神的な問題に対して看護師の心理的な介入はほとんど効果がなかったとの報告[43]もある.

イギリスではプライマリケア医からカウンセラーへの紹介が極めて一般的に行われるが,うつ病に関してはそこで受ける「一般的なカウンセリング」の有効性を支持するデータは得られていない[44].欧米でもこのような現状であることを考えれば,臨床心理士や訪問看護のシステムが十分に確立していないわが国では,うつ病診療を精神科医以外の精神保健専門家に全面的に委ねるのは適切ではないかもしれない.

● 文献

1) 自殺防止対策有識者懇談会:「自殺予防に向けての提言」自殺防止対策有識者懇談会報告, 2002 [E]
2) Barrett JA, et al: The prevalence of psychiatric disorders in primary care practice. Arch Gen Psychiatry 45:1100–1106, 1988 [B]
3) Coyne JC, et al: The prevalence, nature and comorbidity of depressive disorders in primary care. Gen Hosp Psychiatry 16:267–276, 1994 [B]
4) Schwenk TL, et al: Depression in the family physician's office: What the psychiatrist needs to know: the Michigan Depression Project. J Clin Psychiatry 59:94–100, 1998 [D]
5) Sato T, et al: Lifetime prevalence of specific psychiatric disorders in a general medicine clinic. Gen Hosp Psychiatry 15:224, 1993 [D]
6) Fujii K, et al: Studies on depressive patients in general practice. The History of the Department of Neuropsychiatry. Nagasaki University School of Medicine. From 1967–1984. p150, 1985 [D]
7) Paykel ES, et al: Recognition and management of depression in general practice: consensus statement. Br Med J 305:1198–1202, 1992 [D]
8) 川上憲人, 他:平成14年度厚生労働科学研究費補助金(厚生労働科学特別研究事業)心の健康問題と対策基盤の実態に関する研究分担研究報告書地域住民における心の健康問題と対策基盤の実態に関する研究:3地区の総合解析結果 [C]
9) Shea MT, et al: Course of depressive symptoms over follow-up: findings from the National Institute Mental Health Treatment of Depression Collaborative Research Program. Arch Gen Psychiatry 49:782–787, 1992 [D]
10) Nakane Y, Michitsuji S: Results from the Nagasaki center. In Ustun TB and Sartorius N (eds): Mental Illness in General Health Care. An International Study. John Wiley & Sons, New York, pp193–209, 1995 [C]
11) 村山賢一:プライマリ・ケアにおけるうつ病の診断および治療状況.プライマリ・ケア (0914–8426)29:176–179, 2006 [C]
12) Hirschfeld RM, et al: The National Depressive and Manic-Depressive Association

consensus statement on the undertreatment of depression. JAMA 277:333-340, 1997 [D]
13) Kerr MP, et al: Antidepressant prescribing: a comparison between general practitioners perceptions' and the relevance of clinical psychology. Br J Gen Pract 44:275-276, 1994 [D]
14) Clinical Practice Guideline Number 5: Depression in Primary Care, vol 2. Treatment of Major Depression. Rockville, MD: Us Dept Health Human Services, Agency for Health Care Policy and Research. AHCPR publication 93-0551, 1993 [A]
15) Hepner KA, et al: The effect of adherence to practice guidelines on depression outcomes. Ann Intern Med 147:320-329, 2007 [B]
16) 桂 載作(編)：プライマリ・ケアにおけるうつ病診療のポイント. トーア総合企画社, 1996 [E]
17) 野村総一郎：内科医のためのうつ病診療, 第2版. 医学書院, 2008 [E]
18) Gerber PD, et al: Recognition of depression in internists in primary care: a comparison of internist and gold standard psychiatric assessments. J Gen Intern Med 4:7-13, 1989 [C]
19) Davidson JR, et al: The underrecognition and undertreatment of depression: What is the breadth and depth of the problem? J Clin Psychiatry 60:4-9, 1999 [A]
20) 宮岡 等：内科医のための精神症状の見方と対応. 医学書院, 1995 [E]
21) Muzina DJ, et al: Differentiating bipolar disorder from depression in primary care. Cleveland Clinic J Med 74:89, 92, 95-99, 2007 [E]
22) Hirschfeld RM: Screening for bipolar disorder. Am J Manag Care 13(7 Suppl):S164-169, 2007 [D]
23) National Institute of Mental Health: Diagnosis and Statistical Manual of Mental Disorders, Fourth Edition, Primary Care Version. American Psychiatric Press Washington DC, 1996 [E] (武市昌士, 佐藤 武訳：DSM-IV プライマリ・ケアのための精神疾患の診断・統計マニュアル, 医学書院, 1998)
24) Schulberg HC, et al: Best clinical practice: Guidelines for managing major depression in primary medical care. J Clin Psychiatry 60:19-26, 1999 [A]
25) Gaynes BN, et al: Primary versus specialty care outcomes for depressed outpatients managed with measurement-based care: results from STAR*D. J Gen Intern Med 23:551-60, 2008 [B]
26) Pincus H, et al: Prescribing trends in psychotropic medications: primary care, psychiatry and other medical specialties. JAMA 279:526-531, 1998 [D]
27) Kroenke K, et al: Similar effectiveness of paroxetine, fluoxetine, and sertraline in primary care: a randomezad trial. JAMA 286:2947-2955, 2001 [B]
28) Mulrow CD: Efficacy of newer medications for treating depression in primary care patients. Am J Med 108:54-64, 2000 [A]
29) Donoghue J, et al: Cross-sectional database analysis of antidepressant prescribing in general practice in the United Kingdom, 1993-1995. BMJ 313:861-862, 1996 [D]
30) Katon W, et al: Adequacy and duration of antidepressant treatment I primary care. Med Care 30:67-76, 1992 [D]

31) Fairman K, et al: Course of antidepressant treatment, drug type and prescriber's specialty. Psychiatr Serv 49:1180–1186, 1998 [D]
32) Bortolotti B, et al: Psychological interventions for major depression in primary care: a meta-analytic review of randomized controlled trials. Gen Hosp Psychiatry 30:293–302, 2008 [A]
33) Mynors-Wallis L, et al: Randomised controlled trial comparing problem solving treatment with amitriptyline and placebo for major depression in primary care. BMJ 310:441–445, 1995 [B]
34) Mynors-Wallis L, et al: Predictors of treatment outcome for major depression in primary care. Psychol Med 27:731–736, 1997 [B]
35) Schulberg H, et al: Treating major depression in primary care practice: eight-month clinical outcomes. Arch Gen Psychiatry 53:913–919, 1996 [B]
36) Thase ME, et al: Treatment of major depression with psychotherapy or psychotherapy-pharmacotherapy combinations. Arch Gen Psychiatry 54:1009–1015, 1997 [A]
37) Eisenberg D, et al: Unconventional medicine in the United States. N Engl J Med 328:246–252, 1993 [D]
38) 川上憲人：プライマリケアにおける精神疾患. JIM 16:446–449, 2006 [D]
39) Ernst E, et al: Complementary therapies for depression: an overview. Arch Gen Psychiatry 55:1026–1032, 1998 [D]
40) Katon W, et al: Collaborative management to achieve treatment guidelines: impact on depression in primary care. JAMA 273:1026–1031, 1995 [E]
41) Christensen H: Models in the delivery of depression care: a systematic review of randomised and controlled intervention trials. BMC Fam Pract 9:25, 2008 [C]
42) Mann AH, et al: An evaluation of practice nurses working with general practitioners to treat people with depression. Br J Gen Pract 48:875–879, 1998 [C]
43) Schreuders B: Primary care patients with mental health problems: outcome of a randomised clinical trial. Br J Gen Pract 57:886–891, 2007 [B]
44) Churchill R, et al: Should general practitioners refer patients with major depression to counsellors? A review of current published evidence. Br J Gen Pract 49:737–743, 1999 [C]

（本田　明・野村総一郎）

第 5 章

その他の問題

I. 自殺

a. 自殺研究の現状

　自殺の危険の予測に関しては十分にエビデンスに基づいた研究が少なく，経験的な調査や，レトロスペクティブな手法に基づく報告が大多数を占めているという事実をまず指摘しておかなければならない．

　その理由として，第一に，自殺の発生頻度が低いために，十分なサンプル数をそろえて，プロスペクティブ研究を実施するのが難しい．例えば，わが国の最近の自殺率は人口10万人当たり約25であり，この現象を調査するためにプロスペクティブ研究を計画するには，莫大な対象数が必要となる．そこで，これを補うために心理学的剖検(psychological autopsy)という調査法を用いて，自殺についての研究が進められてきた．ある地域で自殺が生じた際に，訓練された専門家チームを派遣し，調査の目的を説明したうえで，同意を得て，自殺者の生前の状態をよく知っている家族や知人などに面接する．また，可能な限りの医療情報や警察の記録なども収集する．このようにして，自殺者が生前に抱えていた精神医学的な問題を明らかにしようとする方法が，自殺研究のおもな技法となっている．ただし，わが国では遺族から面接の同意を得ることが難しいという現実があり，心理学的剖検法による調査さえ十分に行われておらず，病院記録に基づいたレトロスペクティブ研究がおもである．

　第二に，たとえプロスペクティブ調査が可能であったとしても，危険群と同定された人々に対して行われている治療の影響を排除することが極めて難しいし，また，危険群と判断されているにもかかわらず，治療をしないでそ

表16 心理学的剖検法に基づいた調査による自殺者に占める精神障害とうつ病の割合

研究者名	国	研究期間(年)	対象数(n)	精神障害(%)	うつ病性障害(%)
Robins, et al [1959]	アメリカ	1956〜57	134	94	45
Dorpat, et al [1960]	アメリカ	1957〜58	114	100	29
Barraclough, et al [1974]	イギリス	1966〜68	100	93	70
Beskow [1979]	スウェーデン	1970〜71	271	97	45
Chynoweth, et al [1980]	オーストラリア	1973〜74	135	88	55
Rich, et al [1986]	アメリカ	1981〜82	283	95	46
Arato, et al [1988]	ハンガリー	1985	200	81	58
Asgard [1990]	スウェーデン	1982	104	95	58
Henriksson, et al [1993]	フィンランド	1987〜88	229	93	59
Cheng [1995]	台湾	1989〜91	116	98	88
Conwell, et al [1996]	アメリカ	1989〜92	141	90	47
Foster, et al [1997]	北アイルランド	1992〜93	118	86	36

のフォローアップを行うことには倫理的な問題さえ生じうる．

このように，自殺の危険性の予測に関する調査はscienceというよりは，artといった側面が今も強く残っているといって過言ではない．

b. 心理学的剖検法による自殺者の生前の状態

おもな心理学的剖検法に基づく調査の結果を表16にまとめた．それらによると，自殺者は生前に81〜100％がなんらかの精神障害に罹患していたと指摘されている[1-12]．なかでもうつ病性障害が自殺に最も密接に関連し，29〜88％を占めている．これらの報告が共通して指摘しているのは以下の点である．

(1) 他の精神障害と比較すると，うつ病では，その重症度と自殺の危険性がある程度の相関を認める．
(2) うつ病であっても適切な治療を受けていなかった例が大多数である(したがって，うつ病を正確に診断して，適切な治療を実施することが，現段階では最も有効な自殺予防法となりうる)．
(3) 単にうつ病だけではなく，アルコール依存・乱用やパーソナリティ障害などの他の精神障害を合併している場合は，自殺の危険性がよりいっそう高まる．

なおHarrisら[13]は，1966〜1993年の期間において英語で発表された23編

の論文を総説し，気分障害のサブタイプと自殺の危険性を次のようにまとめている．いかなる精神障害も自殺の危険を高める要因となりうるが，特に気分障害と自殺の危険性が関連している．単極性うつ病の患者の自殺率は一般人口のそれよりも 20 倍も高い．以下，双極性障害では 15 倍，気分変調症では 12 倍，その他の気分障害では 16 倍高い．

c. 自殺の危険の評価

さて，自殺の危険の評価に関して十分にエビデンスに基づいた情報が得られないのが事実であるといっても，それでも臨床家は患者の自殺の危険について日々評価を下して，治療を計画していかなければならない．

これまでにも，うつ病患者の自殺に関する各種の評価尺度が開発されてきたが，十分臨床に応用可能なものにはなっていない．これはまさに，自殺という現象が多要因的で，動的な現象であることを物語っている．自殺の危険性予測のおもな評価尺度に関する総説はすでに筆者が他誌に発表しているので，詳しくはそれを参照されたい[14]．

Chiles ら[15]によると，従来から指摘されてきた危険因子は，ある程度の調査期間をおいたうえでハイリスクの患者を群としてとらえることはできたとしても，個として確実に把握できるほどには信頼度は高くないと述べている．また，臨床家が真に知りたい，24〜48 時間以内といった近い将来に自殺が生ずる危険を正確に予測は極めて難しいという．これらの危険因子は，自殺が生ずる潜在的な可能性を大きく篩にかけるといった程度の参考とすべきであり，それ以外にも，性格傾向，生活史上に認められた自己破壊傾向，患者自身の将来に対する認識などを考慮しながら，自殺の危険性を臨床的に判断していく必要がある．

表 17 にうつ病患者の自殺の危険の評価について Kielholz[16]のまとめを挙げておいた．メランコリーの診断に該当する重症のうつ病は自殺に密接に関連することから，うつ病の症状を的確にとらえることが，自殺予防の第一歩となる．いくつか，特に重要な項目に簡単に触れておく[17]．

1）希死念慮，自殺企図

希死念慮をなんらかのかたちで表明する患者に注意を払う．希死念慮は言語的に表出される場合ばかりでなく，非言語的に伝えられることも少なくない．「死にたい」，「自殺する」とはっきりと直接的に言葉にする場合ばかりで

表17 うつ病患者の自殺の危険因子

A. 自殺手段の選択と徴候の特徴
　1. 自殺企図歴
　2. 自殺の家族歴あるいは知人の自殺を認める
　3. 自殺するとほのめかしたり，脅す
　4. 自殺の実行や準備を具体的に言葉に出す
　5. 不穏な状態が先行したあとの「不気味な落ち着き」を認める
　6. 自己抹殺や破滅の夢を見る

B. 症状の特異性
　1. 激しい不安・焦燥感
　2. 頑固な睡眠障害
　3. 過度で統御不能の攻撃性
　4. 初期，回復期，混合期
　5. 生物学的な危機の年代（思春期，妊娠期，産褥期，更年期）
　6. 重度の自責感と不全感
　7. 不治の疾患の合併，心気妄想
　8. アルコール依存症の合併

C. 環境要因
　1. 崩壊家庭の出身
　2. 喪失体験
　3. 職業および経済的な困難
　4. 課題や人生の目標の達成の失敗
　5. 宗教的な絆の喪失

なく，「生きている意味がない」，「どこか遠くへ行きたい」などと言ったり，周囲の人々に対して不自然な感謝の念を表すこともある．大切にしていた持ち物を他人にあげてしまったり，あるいは，実際に自殺に用いようとする手段を用意したり，自殺する場所を下見に行くようなことも，自殺企図の前にしばしば認める．

また，自殺企図に及んだものの幸い救命された患者が，将来再び自殺行動を繰り返し死に至る危険は，一般人口よりもはるかに高い．手首を浅く切る，薬を数錠余分に服用するといった，実際には生命に危険が及ばないような自傷行為を呈した患者であっても，長期間追跡すると，自殺に終わる率が高い．

2）自殺の家族歴，他者の自殺の経験

家族や近親者に自殺者が存在する場合も自殺の危険が高まる．高率に自殺が多発する家系の報告があり，遺伝が自殺に果たす役割も指摘されている．

さらに，身内以外でも重要な関係にあった他者の自殺を経験した人では，自殺の危険が高まると報告されている．潜在的に自殺の危険が高い人が他者の自殺を知った場合に，その人物に同一化し，急性に自殺の危険性が高まることがある．特に思春期では「群発自殺」の危険が近年強調されている[18]．

3）病気の段階

発症の直後，回復期，あるいは，退院の直後に，急激に危険が高まる可能性があると指摘されてきた．ただし，これはすべての患者に当てはまるものではなく，各時期に注意深く自殺の危険を評価していくべきである．それまで希死念慮を認めても，精神運動制止が強いために行動に移せなかった患者が，ある程度病状が改善して，回復期に自殺行動に及ぶことがあるとしばしば指摘されている．しかし，ある特定の時期だけにうつ病患者の自殺の危険が高まるといった考えは判断を誤る可能性がある．

なお，Pöldinger[19]は，自殺行動に至る段階を，① 思案期，② 両価期，③ 決断期に3分類した．特にその中で，決断期においてある種の鎮静化した状態が認められると指摘している．抑うつ的で，不安・焦燥感が強かった患者が，それまでの症状が突然，消退し，穏やかで，笑顔さえ浮かべ，感謝を示すようなことがある．この徴候のため，医療者が自殺の危機はすでに去ったとの楽観的で誤解に満ちた判断を下す恐れさえあるが，このような「嵐の前の静けさ」，「無気味な落ち着き」の状態についても厳重な注意を払う．

4）心気傾向

心気妄想，罪業妄想，貧困妄想といった典型的な妄想を呈するうつ病患者では，妄想を認めない患者に比べ，自殺率は5倍も高い[20]．妄想の影響で外界に対する正しい認知が障害されているため，同時に希死念慮も認めた場合は，自殺の危険は高いと判断すべきである．

なお，心気妄想にまで至らなくとも，過度に身体症状にこだわる患者が存在する．身体症状が病像の前面に出ていて，他の抑うつ症状があまり明確でない場合も珍しくない．患者は身体症状にとらわれて，精神科以外の診療科を受診しがちである．患者，そして受診した先のプライマリケア医も，身体症状ばかりに注意を向けかねない．

特に高齢者では精神的な抑うつを率直に表現することを社会文化的に暗黙のうちに抑えられているため，その代理として身体症状をしばしば執拗に訴

えることがある．高齢者の自殺の動機として病苦が挙げられることが多いが，実際には自殺の危険の高い高齢患者のかなりの部分で，症状を1つひとつ取り上げればそれほど重症ではない身体的な愁訴が数多く存在している．したがって，器質的な異常が見当たらなかったり，異常はあるが訴えがそれをはるかに上回る身体的な愁訴が続く高齢患者では，その背後に隠されている抑うつ症状や自殺の危険について慎重に検討すべきである．

5）事故傾性（accident proneness）

自殺に先立って，自己の安全や健康を保てなくなる事態がしばしば生じる．自殺はある日突然なんの前ぶれもなく起きるというよりは，むしろ，それに先立ってさまざまな自己破壊傾向がみられることが多い．自殺の直前ばかりでなく，これまでの人生で長年にわたって事故傾性を認める人もいる．すなわち，繰り返す事故がある人にとって無意識的な自己破壊傾向を示しているのである．本人にとっても，それは事故以外の何物でもないととらえられている．

事故が多い，事故を防ぐのに必要な処置がとれない，慢性の病気に対して予防対策がとれない，医学的な助言を無視する人などについては，自殺の危険についても検討しておく．自己の身体管理にまるで無関心で，必要な処置をとらないことはないか，しばしば不注意によるけがで入院したりすることはないかなどを検討しておく．うつ病患者が遁走に及んだ場合，それが自殺の代理行為ととらえるべきであるとの意見もある[21]．

6）飲酒との関係

アルコール依存症の診断に該当しないまでも，自殺をはかる人の多くが酩酊状態で自殺行動を起こしている．アルコールの直接の影響で自己の行動を制御する力も弱まり，自殺行動へ走る傾向を促進していることも多い．

酩酊状態にあるときにうつ病の症状が多少は軽減することを患者自身が経験しているため，self-medicationのようにしてアルコールを用い，自覚しないうちに徐々に飲酒量が増加している場合がある．いつもはほとんど酒に手を出さない人が飲み始めたり，たしなむ程度の酒量が徐々に増えていくことは，うつ病患者で時々認められる．酩酊している間は，多少なりとも症状の改善を認めたとしても，元来，アルコールは中枢神経系を抑制する作用があるため，酩酊状態から脱すると本来の抑うつ症状はさらに悪化する傾向があ

る．治療中は原則として禁酒するか，たとえ飲酒するにしても家族と一緒に少量だけ飲酒することを患者に助言しておく．

7) 高齢者のうつ病と自殺の危険

認知症の初期に，患者はしばしば抑うつ的になる．周囲の状況を正しく認知できないこととあいまって，些細なことから絶望感にとらわれ，自殺の危険が高まることもまれではない．

さらに，意識の混濁が，うつ状態に合併した場合も自殺の危険に注意すべきである．術後や薬物の副作用のために引き起こされたせん妄の影響で，一見事故と見紛うような自殺が生ずることがある．特に，長期にわたって抑うつ傾向を認めたような高齢患者に，軽度の認知症やせん妄が合併した場合は，自殺の危険を示す徴候と考え，注意が必要である[22]．この「抑うつ」，軽度の「認知症」および「せん妄」は，高齢者の自殺の危険の三徴ともいうべきものである．depression, dementia, delirium の頭文字をとって，高齢者の自殺の危険を示す3つのdとされる．

d. 治療

最も確実な自殺予防法は，自殺の危険の背景に存在する精神障害を早期に発見して，適切な治療をすることに尽きる．うつ病患者の治療に際しては自殺の危険を必ず評価しておく．図4は典型例として，自殺企図のために治療に導入された例についてのモデルであるが，自殺企図のない例でも同様に考えることができる．うつ病治療の基本原則に忠実である点が重要なのだが，自殺の危険の高い患者の治療に焦点を当てて，いくつかの原則を以下に挙げておく．

(1) 自殺の危険性について徹底的に繰り返し評価する(危険因子，うつ病の重症度，自殺未遂を繰り返す危険，周囲から得られるサポートの程度を評価する)．
(2) 外来治療と入院治療の間で十分な連携がとれる場で治療を行う．
(3) 特にハイリスクの患者の治療には注意を払う．自殺の危険はただ一度で終わることはまれであり，長期にわたる治療が必要になる．
(4) うつ病の治療ばかりでなく，周囲の人々との絆を回復させる配慮も必要である．
(5) 自殺の危険を示すサインなどについて家族に教育しておき，それに気づ

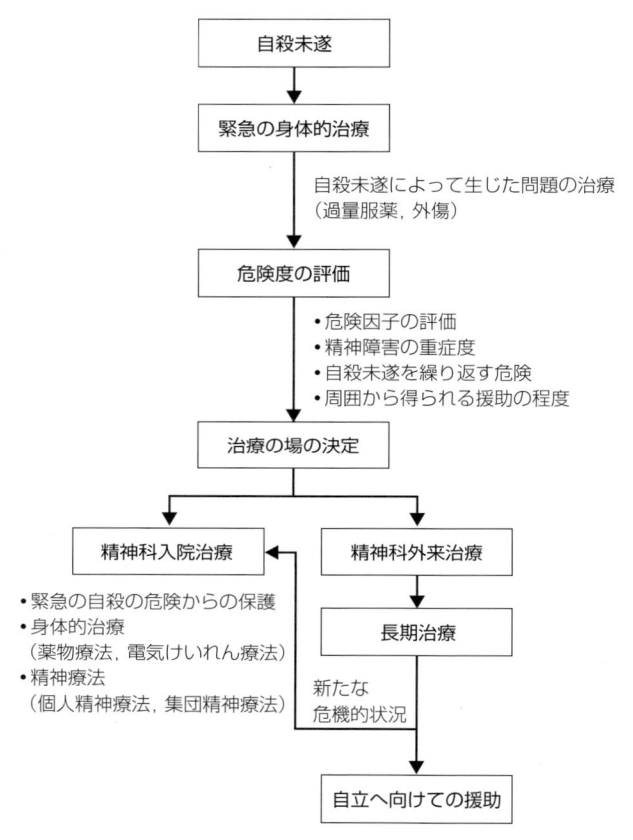

```
           ┌──────────────┐
           │  自殺未遂    │
           └──────┬───────┘
                  ↓
           ┌──────────────┐
           │ 緊急の身体的治療 │
           └──────┬───────┘
                  │   自殺未遂によって生じた問題の治療
                  │   （過量服薬，外傷）
                  ↓
           ┌──────────────┐
           │  危険度の評価  │
           └──────┬───────┘
                  │   ・危険因子の評価
                  │   ・精神障害の重症度
                  │   ・自殺未遂を繰り返す危険
                  │   ・周囲から得られる援助の程度
                  ↓
           ┌──────────────┐
           │ 治療の場の決定 │
           └──┬────────┬──┘
              ↓        ↓
    ┌──────────────┐ ┌──────────────┐
    │ 精神科入院治療 │ │ 精神科外来治療 │
    └──────────────┘ └──────┬───────┘
                            ↓
   ・緊急の自殺の危険からの保護  ┌──────────────┐
   ・身体的治療                  │   長期治療    │
     （薬物療法，電気けいれん療法） └──────┬───────┘
   ・精神療法               新たな     │
     （個人精神療法，集団精神療法） 危機的状況  ↓
                            ┌──────────────┐
                            │ 自立へ向けての援助 │
                            └──────────────┘
```

図 4　自殺の危険の高い患者に対する治療の流れ

　　いた場合は直ちに担当医に連絡するよう協力を求める．
(6) 外来治療においては，致死量の薬物が患者の手に渡らないようにするとともに，薬物を患者がためたりしないように配慮する（必要があれば，家族に薬物の管理を依頼する）．
(7) 知人の死，あるいはマスメディアなどで著名人の自殺などがセンセーショナルに報道されたような場合に，潜在的に自殺の危険の高いうつ病患者に危機が訪れる可能性があるので，注意する．

● 文献

1) Robins E, et al: The communication of suicide intent: A study of 134 consecutive cases of completed suicide. Am J Psychiatry 115:724–733, 1959 [D]
2) Dorpat TL, et al: A study of suicide in the Seattle area. Compr Psychiatry 1:349–359, 1960 [C]
3) Barraclough BM, et al: A hundred cases of suicide: Clinical aspects. Br J Psychiatry 125:355–373, 1974 [C]
4) Beskow J: Suicide and mental disorder in Swedish men. Acta Psychiatr Scand 277(Suppl):1–138, 1979 [C]
5) Chynoweth R, et al: Suicide in Brisbane: A retrospective psychosocial study. Aust NZ J Psychiatry 14:37–45, 1980 [C]
6) Rich CL, et al: San Diego suicide study I: Young vs. old subjects. Arch Gen Psychiatry 43:577–582, 1986 [D]
7) Arato M, et al: Retrospective psychiatric assessment of 200 suicides in Budapest. Acta Psychiatr Scand 77:454–456, 1988 [C]
8) Asgard U: A psychiatric study of suicide among urban Swedish women. Acta Psychiatr Scand 82:115–124, 1990 [C]
9) Henriksson MM, et al: Mental disorders and co-morbid in suicide. Am J Psychiatry 150:935–940, 1993 [C]
10) Cheng AT: Mental illness and suicide: A case-control study in East Taiwan. Arch Gen Psychiatry 52:594–603, 1995 [C]
11) Conwell Y, et al: Relationship of age and axis I diagnoses in victims of completed suicide: A psychological autopsy study. Am J Psychiatry 153:1001–1008, 1996 [C]
12) Foster T, et al: Mental disorders and suicide in Northern Ireland. Br J Psychiatry 170:447–452, 1997 [C]
13) Harris CE, et al: Suicide as an outcome for mental disorders. Br J Psychiatry 170:205–228, 1997 [C]
14) 高橋祥友：気分障害と自殺. 臨精医 29:877–884, 2000 [E]
15) Chiles JA, et al: Clinical Manual for Assessment and Treatment of Suizidal Patients. American Psychiatric Publishing, Washington DC, 2005〔高橋祥友(訳)：自殺予防臨床マニュアル. 星和書店, 2008〕[C]
16) Kielholz P: Diagnose und Therapie der Depressionen für den Praktiker, 3. Lehmanns, Aufl Munchen, 1974 [E]
17) 高橋祥友：自殺の危険―臨床的評価と危機介入. 金剛出版, 1992 [E]
18) 高橋祥友：群発自殺. 中央公論社, 1998 [E]
19) Pöldinger W: Die Abschutzung der Suizidalität. Huber, Bern, 1968 [E]
20) Roose SP, et al: Depression, delusion and suicide. Am J Psychiatry 140:1159–1162, 1983 [C]
21) Menninger K: Man against himself. Harcourt Brace Jovanovich, New York, 1938 [D]
22) Takahashi Y, et al: Suicide and aging in Japan: An examination of treated elderly suicide attempters. Int Psychogeriatr 7:239–251, 1995 [D]

〈高橋祥友〉

II. 身体合併症

　うつ病患者はしばしば重篤な身体疾患を合併する．このときには多くの問題が生じるが，本稿では身体疾患を合併したうつ病患者における抗うつ薬の使用について述べる．実際には，抗うつ薬以外の向精神薬が併用されることも多く，電気けいれん療法が行われる場合もある．さらに，身体合併症に関係する精神療法上の配慮も必要になる．本稿では，他の向精神薬には触れないが，それは紙数が限られているためばかりではなく，身体疾患を合併したうつ病患者では抗うつ薬の単剤治療が特に重要であると考えるためでもある．

a. 抗うつ薬を使用する際の原則

　身体疾患を合併したうつ病患者に抗うつ薬を使用する際には，① 抗うつ薬の作用と副作用，薬物動態学的および薬力学的特徴，② 抗うつ薬が身体疾患に与える影響，③ 身体疾患による抗うつ薬の作用と副作用の変化，④ 抗うつ薬と身体疾患治療薬との相互作用*などに関する知識が必要である．さらに，⑤ 単剤処方を心がけることや，⑥ 副作用に関する注意を怠らず，危険が予測されたときには速やかに対策を考えることなどにも留意しなければならない[1,2]．

　これらは身体合併症のないうつ病患者においても同様に重要であるが，特に身体疾患を合併した患者の場合には，上述の知識や配慮の不足が直ちに重篤な身体的状態を引き起こす危険が大きい．

b. 抗うつ薬選択の原則

　身体疾患を合併したうつ病患者に選択される抗うつ薬は，原則として，選択的セロトニン再取り込み阻害薬(selective serotonin reuptake inhibitors; SSRI)である[1-9]．三環系抗うつ薬(tricyclic antidepressants; TCA)には抗コリン作用，キニジン様作用，アドレナリン α_1 受容体遮断作用などによる副作用があり，特に身体疾患患者に使用する際に大きな問題になる．

---

* **表 18**(p.213)に薬力学的相互作用，**表 19**(p.214)にチトクローム P450 (CYP)を介する薬物動態学的相互作用をまとめた．解説は表中に記載した．

しかし，すべての患者に SSRI を使用することはできない．消化器症状のために SSRI の服用を継続することのできない患者は比較的多く，以下に述べるように，一部の身体疾患では SSRI の作用と副作用の特性が問題になる．このような場合には現在も TCA が使用されるが，そのときには3級アミン TCA ではなく，副作用の比較的軽いノルトリプチリンなどの2級アミン TCA がより安全であるといわれている[1,3,5,8,9]．

セロトニン・ノルアドレナリン再取り込み阻害薬（serotonin noradrenaline reuptake inhibitor; SNRI）のミルナシプランも抗コリン作用，キニジン様作用，アドレナリン α_1 受容体遮断作用などをほとんどもたない．また，血漿蛋白結合率が低く，肝代謝をほとんど受けず，大部分が未変化体のまま腎から排泄されるという他の抗うつ薬にはない特徴をもっている．身体疾患を合併したうつ病患者の治療にも有用であると考えられるが[10,11]，データはなお不十分である．

c. 主要な身体疾患における抗うつ薬の選択
1）心・循環器疾患

心筋梗塞の患者がうつ病を合併すると心臓死の危険が増大するという1993年の Frasure-Smith ら[12]の発表以来，うつ病と心疾患，特に冠動脈疾患との関係は重要な研究テーマの1つになっている．すでに，いくつかの無作為化比較対照試験（RCT）[13-15]が行われ，メタアナリシスや総説[16-20]も発表されている．現在までの研究の結果は，おおむね以下のようにまとめられるであろう．

（1）うつ病と冠動脈疾患は合併しやすい．
（2）うつ病は冠動脈疾患の危険因子の1つである．
（3）抑うつ症状が強いほど，冠動脈疾患が起こりやすい．
（4）うつ病と冠動脈疾患が合併している患者では心臓死の危険が強まる可能性がある．
（5）うつ病患者では血小板凝集能が上昇することなど，うつ病と冠動脈疾患の関係を説明するいくつかの生物学的メカニズムが想定されているが，結論は得られていない．
（6）うつ病の治療が冠動脈疾患の発病を予防するか，冠動脈疾患後の身体的予後を改善するかなどの点については一定の所見が得られていない．

このような研究から，うつ病と心疾患を合併した患者に対する抗うつ薬の

使用についても有用な知識が得られている．TCA の副作用は心疾患患者で特に大きな問題となる．抗コリン作用による頻脈，キニジン様作用による徐脈，PR，QRS，QTc 時間の延長，心室性不整脈の出現，アドレナリン α_1 受容体遮断作用による起立性低血圧と反応性の頻脈などはいずれも心疾患に重大な影響を与える．そのために，心筋梗塞急性期およびその後 6 か月以内，2 度房室ブロックや心室内伝導障害，心不全などの疾患では，TCA の使用を控えるべきであるといわれている[1-9,21-23]．

SSRI はこれらの副作用をもたず，心疾患患者にもほぼ安全に使用することができる[1-9,21,23]．初期の研究は，心筋梗塞後，心不全，伝導障害と心室性不整脈などを伴う比較的少数のうつ病患者について，数週間の fluoxetine，パロキセチンなどの効果と安全性をみたものである[24,25]．その後，100 例から 300 例のおもに心筋梗塞後の患者を対象にした RCT が行われ，パロキセチン，セルトラリン，citalopram などを 24 週から 18 か月使用したときにも，心臓への有害事象はみられなかったと報告されている[13,15,26,27]．しかし，高齢者，高血圧や洞不全症候群(sick sinus syndrome)を合併した患者で，fluoxetine の使用により徐脈や心房細動，失神などが生じたという症例報告[28-30]があり，心疾患患者に SSRI を使用する際にも，伝導障害に関する観察が必要であろう．

抗うつ薬の薬物相互作用も重要である．心・循環器疾患が軽症で TCA が使用可能なときには，主として薬力学的な相互作用が問題になる(表 18)．TCA は降圧作用をもつさまざまな薬物の血圧低下作用を強めるが[6]，降圧薬のうちグアネチジン(イスメリン®)，ベタニジン(ベンゾキシン®)，クロニジン(カタプレス®)，メチルドパ(アルドメット®)などの末梢性および中枢性交感神経遮断薬については，これらの薬物の再取り込みを阻害し，作用を減弱するために，血圧が上昇することがある[3,6,9,31]．抗不整脈薬との併用による刺激伝導抑制の増強にも十分な注意が必要である[6]．また，手術やショック状態などの際に，エピネフリン(ボスミン®)やノルエピネフリン(ノルアドレナリン®)などのような交感神経刺激薬と併用すると，頻脈，不整脈，血圧上昇が生じることがある[6,9]．

SSRI の薬物相互作用では，SSRI が CYP を阻害することが問題になる(表 19)．心・循環器疾患治療薬のうち，これまでに β 遮断薬，Ca 拮抗薬，抗不整脈薬などの一部について，これらが CYP によって代謝されることが知られている[1,2,5,6,31]．SSRI はこれらの代謝を阻害し，作用を強める．in vivo の研究は少ないが，fluoxetine とプロプラノロール(インデラル®)またはメト

表18 抗うつ薬の主要な薬力学的相互作用

	TCA	ミルナシプラン	SSRI
MAO阻害薬：セレギリン(エフピー®)	活性アミンの作用増強による意識障害，発熱，高血圧，けいれんなど×	同左×	同左×
中枢神経抑制作用をもつ薬剤：睡眠薬，抗不安薬，低力価抗精神病薬，麻酔薬	中枢神経抑制作用の増強△	同左△	同左
アルコール	中枢神経抑制作用の増強△	同左△	同左△
抗コリン作動薬	抗コリン作用の増強△		
アドレナリン作動薬：エピネフリン(ボスミン®)，ノルエピネフリン(ノルアドレナリン®)	アドレナリン作動薬の作用増強△	同左△	
降圧剤：グアネチジン(イスメリン®)，ベタニジン(ベンゾキシン®)，クロニジン(カタプレス®)	降圧作用の増強△	同左△	
抗不整脈作用をもつ薬剤：クラス1抗不整脈薬，低力価抗精神病薬	刺激伝導抑制の増強によるブロック，心室性不整脈		
強心剤：ジゴキシン(ジゴシン®)		起立性低血圧，頻脈△	SSRIの作用減弱△
血糖降下薬：インスリン，経口糖尿病薬	血糖降下作用の増強△		
合成抗菌薬：スファメトキサゾール(バクタ®)	TCAの作用減弱△		
止血を阻害する薬剤：非ステロイド系抗炎症薬，アスピリン，ワルファリン(ワーファリン®)			出血傾向の増強△
セロトニン作動薬およびセロトニン作動性をもつ薬剤			
●セロトニン前駆物質：L-トリプトファン			セロトニン症候群△
●向精神薬：SSRI, SNRI	セロトニン症候群△		セロトニン症候群△
●向精神薬：炭酸リチウム		セロトニン症候群△	セロトニン症候群△
●片頭痛治療薬：スマトリプタン(イミグラン®)		セロトニン作用の増強△	セロトニン症候群△
●鎮痛薬：トラマドール(トラマール®)	けいれん発作の危険増大△		セロトニン症候群△
●抗生物質：リネゾリド(ザイボックス®)			セロトニン症候群△
●その他：セイヨウオトギリソウ			セロトニン症候群△

〔文献 3, 6, 9, 31 などに基づいて作成〕
日本の薬剤添付文書(平成21年2月28日現在)で，×：併用禁忌，△：併用注意

表19 チトクロームP450(CYP)を介するおもな薬物動態学的相互作用

基質	1A2	2C	2D6	3A4
	向精神薬 ● ハロペリドール ● オランザピン▲1 ● アミトリプチリン▲1(▲2 △3) ● イミプラミン▲1(▲2 ▲3) ● クロミプラミン▲1(▲3) ● ジアゼパム▲1 筋緊張緩和薬 ● チザニジン(テルネリン®)△1 鎮痛解熱薬 ● アセトアミノフェン(ピリナジン®) 強心薬 ● カフェイン(カフェイン) 抗不整脈薬 ● メキシレチン(メキシチール®)▲1 β遮断薬 ● プロプラノロール(インデラル®)▲1 気管支拡張薬 ● テオフィリン(テオドール®) ● アミノフィリン(ネオフィリン®) 抗血栓薬 ● ワルファリン(ワーファリン)▲1(▲2 ▲3)△	向精神薬 ● アミトリプチリン▲1(▲2 3) ● イミプラミン▲1(▲2 △3) ● クロミプラミン▲1 ▲3 ● セルトラリン ● ジアゼパム▲1 ● フェノトイン▲1 非ステロイド性抗炎症薬 ● イブプロフェン(ブルフェン®) ● ジクロフェナク(ボルタレン®) ● ナプロキセン(ナイキサン®) ● ピロキシカム(フェルデン®) ● メフェナム酸(ポンタール®) β遮断薬 ● プロプラノロール(インデラル®)▲1 プロトンポンプ阻害薬 ● オメプラゾール(オメプラール®) ● ランソプラゾール(タケプロン®) 抗血栓薬 ● ワルファリン(ワーファリン)▲1(▲2)▲3△ 糖尿病治療薬 ● トルブタミド(ラスチノン®)▲3	向精神薬 ● ペルフェナジン▲2 ● イミプラミン(▲1)▲2 3 ● ハロペリドール(△1)△2 △3 ● ハロペリドール▲2 ● リスペリドン▲2 ● アミトリプチリン(▲1)▲2 3 ● イミプラミン(▲1)▲2 3 ● クロミプラミン(▲1)▲3 ● ノルトリプチリン▲2 ● マプロチリン ● トラゾドン ● フルオキセチン ● パロキセチン ● セルトラリン 抗不整脈薬 ● プロパフェノン(プロノン®)▲2 ● メキシレチン(メキシチール®)▲1 ● フレカイニド(タンボコール®)▲2 β遮断薬 ● メトプロロール(セロケン®)▲2 ● プロプラノロール(インデラル®)(▲1) ● チモロール(チモプトール®)▲2 鎮咳薬 ● リン酸コデイン(リン酸コデイン) ● デキストロメトルファン(メジコン®) 抗血栓薬 ● ワルファリン(ワーファリン)(▲1)▲ 　2(▲3)△ 抗癌剤 ● ビンクリスチン(ビンクリスチン®) ● タモキシフェン(ノルバデックス®)▲2	向精神薬 ● ピモジド△1(△2)△3 ● アミトリプチリン▲1(▲2)▲3 ● イミプラミン▲1(▲2)▲3 ● クロミプラミン▲1 ▲3 ● セルトラリン ● ミダゾラム ● アルプラゾラム▲1 ● トリアゾラム ● カルバマゼピン▲1 鎮痛解熱薬 ● アセトアミノフェン(ピリナジン®) 抗生物質 ● エリスロマイシン(アイロタイシン®) ● クラリスロマイシン(クラリス®) 抗不整脈薬 ● キニジン(キニジン®) ● リドカイン(キシロカイン®) ● プロパフェノン(プロノン®) Ca拮抗薬 ● アミオダロン(アンカロン®) ● ベラパミル(ワソラン®) ● ジルチアゼム(ヘルベッサー®) ● ニフェジピン(アダラート®) プロトンポンプ阻害薬 ● オメプラゾール(オメプラール®) 抗癌剤 ● ビンクリスチン(ビンクリスチン®) ● タモキシフェン(ノルバデックス®)(▲ 　2) 免疫抑制薬 ● シクロスポリン(サンディミュン®)▲1 ホルモン薬 ● テストステロン(エナルモン®) ● エストラジオール(エストラダーム®) (つづく)

表19 (つづき)

	1A2	2C	2D6	3A4
阻害物質	向精神薬 ●フルボキサミン△ H₂受容体拮抗薬 ●シメチジン(タガメット®)(▲2 ▲3)△	向精神薬 ●フルボキサミン△ ●セルトラリン 抗真菌薬 ●ケトコナゾール(ニゾラール®) プロトンポンプ阻害薬 ●オメプラゾール(オメプラール®) H₂受容体拮抗薬 ●シメチジン(タガメット®)(▲2)▲3 △	向精神薬 ●ベルフェナジン△ ●ハロペリドール ●パロキセチン ●セルトラリン 抗真菌薬 ●テルビナフィン(テルビナフィン®)△ 抗不整脈薬 ●プロパフェノン(プロノン®)△ ●フレカイニド(タンボコール®)△ ●キニジン(キニジン)▲2 H₂受容体拮抗薬 ●シメチジン(タガメット®)(▲2)▲2 3 △	向精神薬 ●フルボキサミン△ ●セルトラリン 抗生物質 ●エリスロマイシン(アイロマイシン®) ●クラリスロマイシン(クラリス®) 抗真菌薬 ●ケトコナゾール(ニゾラール®) ●イトラコナゾール(イトリゾール®) 抗ウイルス薬 ●リトナビル(ノービア®) ●ホスアンプレナビル(レクシヴァ®)△ H₂受容体拮抗薬 ●シメチジン(タガメット®)(▲2)▲3 △ その他 ●グレープフルーツジュース
誘導物質	向精神薬 ●カルバマゼピン(▲2)△ ●フェノバルビタール(▲2)△ 抗生物質 ●リファンピシン(リファジン®)(▲2)△ プロトンポンプ阻害薬 ●オメプラゾール(オメプラール®) その他 ●煙草 ●セイヨウオトギリソウ△		向精神薬 ●フェノトイン(▲2)△ ●カルバマゼピン(▲2)△ ●フェノバルビタール(▲2)△ 抗生物質 ●リファンピシン(リファジン®)▲2 △	向精神薬 ●フェノトイン(▲2)△ ●カルバマゼピン(▲2)△ ●フェノバルビタール(▲2)△ 抗生物質 ●リファンピシン(リファジン®)(▲2)△ その他 ●セイヨウオトギリソウ△

[文献1,8,31,57などに基づいて作成]

基質は,CYPの各分子種によって代謝されることが,これまでに確認された薬物.これらの代謝は阻害物質によって阻害され,誘導物質によって促進される.
日本の薬剤添付文書(平成21年2月28日現在)で,△:フルボキサミンと併用禁忌,△2:パロキセチンと併用禁忌,△3:セルトラリンと併用注意,▲2:パロキセチンと併用注意,▲3:セルトラリンと併用注意.▲1:フルボキサミンと併用注意,△:TCAと併用注意

プロロール(セロケン®)を併用したときにブロックや徐脈が生じた症例[32,33]が報告されている．

ミルナシプランでは交感神経刺激作用に注意しなければならない．心疾患のないうつ病患者に静注したときに，心拍数と血圧が上昇したという報告があり[34]，薬剤添付文書では慎重投与とされている．

2) 肝疾患

TCA は肝で代謝される．重症肝疾患の際には，肝細胞障害，肝血流の減少などによって薬物クリアランスが著しく低下する．SSRI も同様であり[35-37]，fluoxetine と norfluoxetine，パロキセチン，フルボキサミンの除去半減期が肝硬変患者で 2～3 倍に延長し[38-40]，セルトラリンの最高血中濃度が 1.7 倍に上昇したという報告[41]がある．肝代謝を受けない抗うつ薬はミルナシプランであり，肝疾患患者でも著しい血中濃度の上昇は生じない[42]．

肝疾患は，血漿蛋白減少や腹水を介して薬物の分布にも影響を与える．薬物分布容積が増大して血中濃度が低下し，遊離型の比率が高まることもある[1]．

肝疾患における抗うつ薬の使用方法に関する実際的な指針はない．肝代謝を受けないミルナシプランは有用であると推定されるが，十分な検討は行われていない．TCA も SSRI も使用可能であるが，通常の使用量よりはるかに少量から処方を開始し，血中濃度の測定と慎重な臨床的観察を行うことが必要になる[1]．

なお，肝性脳症の初期に抑うつ症状が現れることがある[1]．肝性脳症では向精神薬の鎮静作用が強まり，鎮静作用をもつ向精神薬が肝性脳症の精神症状を悪化させることが多い．肝性脳症やそれが疑われるときには，鎮静的な抗精神病薬やベンゾジアゼピン系薬物を避けるばかりではなく，鎮静作用の強い抗うつ薬の使用も控えるべきであろう[1]．

3) 腎・泌尿器疾患

ミルナシプランを除く大多数の抗うつ薬は主として肝で代謝されるため，腎疾患および透析患者にも使用可能である[1,43,44]．

しかし，腎障害，特に腎不全の際には，胃液の pH の変化，毛細血管透過性の増大，水分の貯留，肝や心などの主要臓器の機能障害の合併などによって，薬物の排泄以外に，吸収，分布，代謝にも大きな変化が生じている[1]．透析患者におけるセルトラリンの除去半減期が 2～3 倍に延長していたという報

告があり[45]，さらに TCA の不活性代謝物が蓄積し，TCA の血中濃度は治療域にあるにもかかわらず，毒性が出現することがあるともいわれている[46]．

したがって，腎不全患者および透析患者では，TCA も SSRI も通常の使用量の 1/3～1/2 から処方を開始し，血中濃度を測定し，副作用の出現を慎重に観察しながら少量ずつ増量すること，または投与間隔を延長して処方することが安全な方法である[1]．

肝代謝を受けず，多くの未変化体が尿中に排泄される薬物は，蓄積による副作用が生じる危険が大きく，特に注意が必要である．抗うつ薬ではミルナシプランがこのような薬物に相当する[47]．透析性についても検討はまだ不十分であり，ミルナシプランは腎不全・透析患者には使用しないことが原則であろう．

排尿困難や尿閉をきたしやすい前立腺肥大などの患者には，抗コリン作用をもつ TCA と尿閉の頻度の高いミルナシプランの処方を避けるべきであり，この場合にも SSRI が選択される[7,10]．

4）神経疾患

神経疾患患者では，抗コリン作用による認知機能の悪化や意識障害，アドレナリン α_1 受容体遮断作用による起立性低血圧と転倒，けいれん閾値の低下，錐体外路症状などに注意しなければならない[3,5-7]．すなわち，抗コリン作用とアドレナリン α_1 受容体遮断作用の強い 3 級アミン TCA，けいれん閾値低下作用の強いマプロチリンとアモキサピン[3,48]，ドーパミン受容体遮断作用の強いアモキサピン[3,6]などは適切な選択とはいえない[3,6,48]．一方，SSRI についても，これが Parkinson 症候群，アカシジア，ジスキネジア，ジストニアなどの錐体外路症状を引き起こす危険をもつことが問題になる[49-51]．これらに基づいて，2 級アミン TCA の選択をすすめる研究者も多い[3,8,9,52]．

薬物相互作用（表 18）では，難治性の Parkinson 病の患者に用いられる選択的 MAO-B 阻害薬セレギリン（エフピー®）に厳重な注意が必要である[53,54]．セレギリンは特に高用量を使用したときに選択性を失い，すべての抗うつ薬との併用でセロトニン症候群などの重篤な副作用が生じる[53,54]．

てんかん患者にも触れておきたい．抗うつ薬はてんかん患者にも処方可能であるが[5,44]，すべての抗うつ薬がけいれん閾値を下げること[55,56]，特にマプロチリンとアモキサピンにこの作用が強いこと[3,48]を忘れてはならない．SSRI のけいれん誘発作用は，過量服薬時にけいれんが少ないことなどから，

比較的軽いと推定されている[48,55]．

抗てんかん薬と抗うつ薬の薬物相互作用にも注意が必要である（表19）．フェニトイン，フェノバルビタール，カルバマゼピンは酵素誘導によって抗うつ薬の代謝を促進し，抗うつ薬の濃度を低下させる[5,56]．反対に，fluoxetineやフルボキサミンがCYPでの代謝を阻害し，フェニトインとカルバマゼピンの濃度が上昇することも知られている[57]．いずれの場合も，使用量を再調整しなければならない[56,57]．

5）呼吸不全

抗うつ薬は直接には呼吸抑制作用をもたない．しかし，鎮静的な抗うつ薬は鎮静を介して二次的に呼吸機能を低下させることがあり，呼吸不全の患者には使用を避けるべきである[5]．また，喘息や気管支拡張症などで，気道の清浄保持が難しい場合に，抗コリン作用の強い抗うつ薬を処方することも適切な選択とはいえない[5]．

これらの場合にもSSRIまたは2級アミンTCAが選択される[5]が，SSRIの中でフルボキサミンはCYP1A2を阻害する作用が強く，気管支拡張薬のテオフィリン（テオドール®）の濃度が上昇し，テオフィリン中毒が生じる危険がある（表19）[58-60]．

6）消化器疾患

抗うつ薬は小腸上部で吸収される．消化器疾患では，消化器の運動や消化管のpHの変化，手術などによる吸収面積の変化，粘膜への血流や機能の変化が生じ，吸収が変化すると推定される[1]が，詳しい検討は行われていない．

消化器疾患患者では，抗コリン作用によるイレウス[1,5]に加えて，SSRIによる悪心，下痢，体重減少が問題になることがある[5]．このような場合には，抗コリン作用の弱い2級アミンTCAの処方が選択される[1]．

薬物相互作用では，H_2受容体遮断薬のシメチジン（タガメット®）によるCYP，特にCYP3A4に対する強い阻害作用が問題になる．これは多くの薬物の薬物動態に影響を与える（表19）[1,5]．例えば，シメチジンの併用によってdesipramineの血中濃度が1.5倍に上昇したという報告がある[61]．なお，その他のH_2受容体遮断薬，ラニチジン（ザンタック®）などについては，このような強い代謝阻害作用は知られていない[62]．

7) 悪性腫瘍

悪性腫瘍患者には比較的安全に抗うつ薬を使用することができる[5]。少量の抗うつ薬が有効であり，副作用も少ない[63]。

抗うつ薬の選択は精神症状，身体症状，癌の進行度などによって異なる[3]が，この場合にも原則としてSSRIが選択される[6]。特に，消化器手術を受けた患者では，抗コリン作用の弱いSSRIを使用すべきである[3,6]。一方，化学療法中で悪心・嘔吐が強いときや，進行癌で食欲低下と体重減少が強いときには，悪心，下痢，体重減少を引き起こすSSRIよりも，体重増加の作用をもつTCAが適切な選択となる[3,6,9,64]。

悪性腫瘍の場合も，薬物相互作用が問題になる。TCAはドキソルビシン（アドリアシン®）の心毒性を強め[6]，パロキセチンはタモキシフェン（ノルバデックス®）の濃度を上昇させる[65]。また，タモキシフェンはTCAの濃度を低下させるともいわれている[66]。また，*in vivo*の研究はないが，SSRIはビンブラスチン（ビンブラスチン®）の代謝を阻害する可能性をもっている（表19）。

8) 糖尿病

うつ病と糖尿病の関係も，上述のうつ病と心疾患の関係とともに，重要な問題であり，多くの研究が行われている[67-70]。現在までの研究の結果は，おおむね以下のようにまとめられるであろう。① 糖尿病患者にはうつ病が高い頻度で生じる，② 反対に，うつ病は糖尿病，特に2型糖尿病発病の危険因子の1つである，③ うつ病と糖尿病が合併している患者では血糖コントロールが不良になる，④ 糖尿病合併症の頻度も高い，⑤ 身体的な長期的予後も不良になる，⑥ 両者の関係の生物学的メカニズムについては，うつ病でHPA axisの活動が高まることが重要な役割を演じているなどいくつかの説があるが，明確な結論は得られていない，⑦ うつ病の治療が糖尿病の身体状態や身体的予後を改善するかという点についても結果は一定ではない。

このような糖尿病を合併したうつ病の治療ではSSRIが特に有用である[3-6,71]。TCAは炭水化物への渇望を強め[72,73]，体重を増加させ[72,74]，血糖値を高める[75]。TCAがトルブタミド（ラスチノン®）などのスルホニル尿素系糖尿病治療薬をはじめとする経口血糖降下薬やインスリンの作用を強め，低血糖が生じる危険があることも指摘されている[76]（表18）。

一方，SSRIでは炭水化物への渇望の増強や血糖値の上昇は生じない[77]。

SSRIが2型糖尿病患者で体重減少と無関係にインスリン感受性を高めるという報告もある[78-80]．さらに，SSRIは食欲の制御と体重減少にも好ましい影響を与える[71,81,82]．

9) 出血傾向

出血傾向に関する注意も重要である．SSRIは血小板のセロトニン貯蔵量を減少させることにより，血小板凝集能を低下させる[83]．この作用は，非ステロイド性抗炎症薬やアスピリンなどの他の抗血液凝固作用をもつ薬物を併用したときにさらに強まる[84]．さらに，ワルファリンを使用している場合には，ワルファリンがCYP2C，さらにCYP1AとCYP3A4でも代謝されるため（表19），フルボキサミン，fluoxetine，パロキセチン，セルトラリン，TCAなどによる代謝の阻害が起こり，これによっても出血時間が延長する[1,6,8,85]．さらに，SSRIによって遊離型ワルファリンが増加する可能性も指摘されている[1]．

出血傾向の中では，特に上部消化管出血の危険がSSRIによって増大することが重要である．例えば，SSRIを使用していない患者に比較して，SSRIを使用した患者の上部消化管出血の危険は3.6倍〔95%信頼区間(CI) 2.7～4.7〕，SSRIとアスピリンを併用すると5.2倍(95%CI 3.2～8.0)，SSRIと非ステロイド性抗炎症薬を併用すると12.2倍(95%CI 7.1～19.5)になると報告されている[84]．その他に，整形外科手術時の輸血量が，SSRIを使用している患者では数倍に増加するともいわれている[86]．

SSRIと非ステロイド性抗炎症薬やアスピリン，ワルファリンなどとの併用は禁忌ではないが，外科的処置の前にはプロトロンビン時間と出血時間を測定し，出血時間が延長している場合には，除去半減期の4～5倍の時間以前にSSRIを中止することなどがより慎重な態度であろう[1]．

10) 妊娠，出産，授乳

TCAを妊娠第1三半期に使用したときの催奇形性はおおむね否定されている[87]．周産期症候群についても，新生児の眠気，筋緊張低下，抗コリン作用による身体症状，抗うつ薬の中断症候群などが現れることはあるが，頻度は低く，程度も軽く，臨床的に大きな問題にはならない[87]．同様に，その後の新生児の発達にも特別な変化は生じない[87]．

これに対し，SSRIについては，近年，① 妊娠第1三半期の使用による催

奇形性，②第3三半期の使用による新生児の持続性肺高血圧症，③同じく第3三半期の使用による新生児の周産期症候群などの危険が指摘されている．

催奇形性については，妊娠第1三半期にSSRI，特にパロキセチンを使用したときに，心血管奇形，頭蓋骨縫合早期癒合症，臍帯ヘルニアなどが2～3倍程度に増加するという報告[88,89]がある．しかし，これを否定する論文もあり，一定の結論は得られていない[90]．実際には，うつ病の再燃，再発の危険などと考え合わせ，可能であれば，第1三半期にはSSRIを減量または一時中止することなどを考慮することがより慎重な態度であろう．

妊婦が，妊娠第3三半期にSSRI，特にfluoxetineまたはパロキセチンを服用したときに，新生児の持続性肺高血圧症が約6倍に増加するという報告[91]がある．新生児の持続性肺高血圧症は頻度は低いが(一般には，1,000回の出産に1回程度)，重篤な疾患であり，10～20％が死亡し，生存したとしてもさまざまな後遺症が残ることがある[91,92]．しかし，最近の大規模な前向き追跡調査[92]で，SSRI全体，fluoxetine，パロキセチンなどとこの疾患との関係が否定されたこともあり，一定の結論は得られていない．現状では，この場合もリスク・ベネフィットバランスを考え，可能であれば，SSRIの減量または一時中止などを検討すべきであろう．

妊娠の第3三半期にSSRIを使用したときの新生児の周産期症候群についてはかなり多くの論文[93]がある．FDAはこの時期にはSSRI，SNRIを減量することが望ましいと警告し，わが国の薬剤添付文書にもこの症候群が記載されている．このときの症状は，おもに上気道の狭窄と，セロトニン神経系の過剰活動に関係すると想定される振戦，ミオクローヌス，不穏などである．頻度は正確には知られていないが，軽症のものを含めると該当する新生児全例にこのような症状がみられたともいわれている[94]．しかし，この症状は数時間から数日で消失し，症状も軽症であることが多く，気管挿管が必要であったものはこの症候群の0.3％にとどまる[93]．臨床的にはこのような周産期症候群が現れうるという知識をもっていることが重要であろう．

授乳については，TCA，SSRIとも乳汁中への分泌量は少なく，大きな問題は起こりにくいと考えられている[95]．

11) その他

抗コリン作用をもつ薬物は急性狭偶角緑内障に禁忌であり，眼科的緊急事態が生じる[96]．この場合にTCAを用いることはできないが，SSRIは使用

可能である[8]．ミルナシプランは，交感神経刺激作用のため緑内障または眼圧上昇のある患者に慎重投与となっている．

褐色細胞腫では，TCA は発作性の著明な血圧上昇を引き起こすため[97-99]，使用禁忌とされている．ミルナシプランについての検討は不十分であるが，作用機序からみて同様に使用禁忌と考えるべきであろう．SSRI でも高用量で血圧が上昇したという報告がある[100-102]．

身体疾患を合併したうつ病患者に抗うつ薬を使用する際に必要な知識は，特に SSRI が使用され，これが CYP を阻害することが知られるようになってから急速に増加した．今後も，新しい研究に注目し，結果を臨床に応用しようとすることは，臨床医に要請される基本的な姿勢である．

● 文献

1) Beliles K, et al: Psychopharmacologic treatment of depression in the medically ill. Psychosomatics 39:S2–S19, 1998 [E]
2) Evans DL, et al: Depression in the medical setting: Biopsychological interactions and treatment considerations. J Clin Psychiatry 60(Suppl 4):40–55, 1999 [E]
3) Cunningham LA: Depression in the medically ill: Choosing an antidepressant. J Clin Psychiatry 55(Suppl A):90–100, 1994 [E]
4) Cassem NH, et al：抑うつ状態の患者．黒澤 尚，他（監訳）：MGH 総合病院精神医学マニュアル，pp33–63，メディカル・サイエンス・インターナショナル，1999〔Cassem NH, et al (eds): Massachusetts General Hospital Handbook of General Hospital Psychiatry, 4th ed. Mosby-Year Book, St. Louis, 1997〕[E]
5) Franco-Bronson K: The management of treatment-resistant depression in the medically ill. Psychiatr Clin North Am 19:329–350, 1996 [E]
6) McCoy DM: Treatment Considerations for depression inpatients with significant medical comorbidity. J Fam Pract 43(Suppl): S35–S44, 1996 [E]
7) Nesse RE, et al: Management of depression in patients with coexisting medical illness. An Fam Physician 53:2125–2133, 1996 [E]
8) Stoudemire A: Expanding psychopharmacologic treatment options for the depressed medical patient. Psychosomatics 36:S19–S26, 1995 [E]
9) Sutor B, et al: Major depression in medically ill patients. Mayo Clin Proc 73:32–337, 1998 [E]
10) Montgomery SA, et al: Efficacy and tolerability of milnacipran: an overview. Int Clin Psychopharmacol 11(Suppl 4):47–51, 1996 [C]
11) Puozzo C, et al: Pharmacokinetics of milnacipran in comparison with other antidepressants. Int Clin Psychopharmacol 11(Suppl 4):15–27, 1996 [B]
12) Frasure-Smith N, et al: Depression following myocardial infarction: Impact on 6-month survival. JAMA 270:1819–1825, 1993 [C]
13) Glassman AH, et al: Sertraline treatment of major depression in patients with acute MI or unstable angina. JAMA 288:701–709, 2002 [B]

14) Berkman LF, et al: Effects of treating depression and low perceived social support on clinical events after myocardial infarction: The Enhancing Recovery in Coronary Heart Disease Patients (ENRICHD) Randomized Trial. JAMA 289:3106-3116, 2003 [B]
15) van Melle JP, et al: Effects of antidepressant treatment following myocardial infarction. Br J Psychiatry 190:460-466, 2007 [B]
16) Wulsin LR, et al: Do depressive symptoms increase the risk for the onset of coronary disease? A systematic quantitative review. Psychosom Med 65:201-210, 2003 [A]
17) Wulsin LR: Is depression a major risk factor for coronary disease? A systematic review of the epidemiologic evidence. Harv Rev Psychiatry 12:79-93, 2004 [A]
18) Barth J, et al: Depression as a risk factor for mortality in patients with coronary heart disease: A meta-analysis. Psychosom Med 66:802-813, 2004 [A]
19) Nicholson A, et al: Depression as an aetiologic and prognostic factor in coronary heart disease: A meta-analysis of 6362 events among 146538 participants in 54 observational studies. Eur Heart J 27:2763-2774, 2006 [A]
20) Taylor D: Antidepressant drugs and cardiovascular pathology: A clinical overview of effectiveness and safety. Acta Psychiatr Scand 118:434-442, 2008 [A]
21) Jackson WK, et al: Cardiovascular toxicity of antidepressant medications. Psycho-pathology 20(Suppl 1):64-74, 1987 [E]
22) Roose SP, et al: Antidepressant choice in the patient with cardiac disease: Lessons from the Cardiac Arrhythmia Suppression Trial (CAST) studies. J Clin Psychiatry 55(Suppl A):83-87, 1994 [E]
23) Roose SP, et al: Treatment of depression in patients with heart disease. J Clin Psychiatry 60(Suppl 20):34-37, 1999 [B]
24) Roose SP, et al: Cardiovascular effects of fluoxetine in depressed patients with heart disease. Am J Psychiatry 155:660-665, 1998 [B]
25) Roose SP, et al: Comparison of paroxetine and nortriptyline in depressed patients with ischemic heart disease. JAMA 279:287-291, 1998 [B]
26) Nelson JC, et al: Treatment of major depression with nortriptyline and paroxetine in patients with ischemic heart disease. Am J Psychiatry 156:1024-1028, 1999 [B]
27) Lesperance F, et al: Effects of citalopram and interpersonal psychotherapy on depression in patients with coronary artery disease: The Canadian Cardiac Randomized Evaluation of Antidepressant and Psychotherapy Efficacy (CREATE) trial. JAMA 297:367-379, 2007 [B]
28) Buff DD, et al: Dysrhythmia associated with fluoxetine treatment in an elderly patient with cardiac disease. J Clin Psychiatry 52:174-176, 1991 [E]
29) Hussein S, et al: Bradycardia associated with fluoxetine in an elderly patient with sick sinus syndrome. Postgrad Med J 70:56, 1994 [E]
30) McAnally LE, et al: Case report of a syncopal episode associated with fluoxetine. Ann Pharmacother 26:1090-1091, 1992 [E]
31) Alpert JE, et al：身体的治療環境における精神薬理学的諸問題. 黒澤 尚, 他(監訳)：MGH総合病院精神医学マニュアル, pp229-277, メディカル・サイエンス・インターナショナル, 1999

[Cassem NH, et al (eds): Massachusetts General Hospital Handbook of General Hospital Psychiatry, 4th ed. Mosby-Year Book, St. Louis, 1997] [E]
32) Drake WM, et al: Heart block in a patient on propranolol and fluoxetine. Lancet 343:425–426, 1994 [E]
33) Walley T, et al: Interaction of metoprolol and fluoxetine. Lancet 341:967–968, 1993 [E]
34) Caron J, et al: Acute electrophysiological effects of intravenous milnacipran, a new antidepressant agent. Eur Neuropsychopharmacol 3:493–500, 1993 [C]
35) Bergstrom RF, et al: The effects of renal and hepatic disease on the pharmacokinetics, renal tolerance, and risk-benefit profile of fluoxetine. Int Clin Psychopharmacol 8:261–266, 1993 [C]
36) Dechant KL, et al: Paroxetine. A review of its pharmacodynamic and pharmacokinetic properties, and therapeutic potential in depressive illness. Drugs 41:225–253, 1991 [C]
37) van Harten J: Overview of the pharmacokinetics of fluvoxamine. Clin Pharmacokinet 29(Suppl 1):1–9, 1995 [C]
38) Dalhoff K, et al: Pharmacokinetics of paroxetine in patients with cirrhosis. Eur J Clin Pharmacol 41:351–354, 1991 [C]
39) Schenker S, et al: Fluoxetine disposition and elimination in cirrhosis. Clin Pharmacol Ther 44:353–359, 1988 [C]
40) van Harten J, et al: Pharmacokinetics of fluvoxamine maleate in patients with liver cirrhosis after single-dose oral administration. Clin Pharmacokinet 24:177–182, 1993 [C]
41) Demolis JL, et al: Influence of liver cirrhosis on sertraline pharmacokinetics. Br J Clin Pharmacol 42:394–397, 1996 [C]
42) Puozzo C, et al: Pharmacokinetics of milnacipran in liver impairment. Eur J Drug Metab Pharmacokinet 23:273–279, 1998 [C]
43) Blumenfield M, et al: Fluoxetine in depressed patients on dialysis. Int J Psychiatry Med 27:71–80, 1997 [C]
44) Levy NB, et al: Fluoxetine in depressed patients with renal failure and in depressed patients with normal kidney function. Gen Hosp Psychiatry 18:8–13, 1996 [C]
45) Schwenk MH, et al: Hemodialyzability of sertraline. Clin Nephrol 44:121–124, 1995 [C]
46) Lieberman JA, et al: Tricyclic antidepressant and metabolite levels in chronic renal failure. Clin Pharmacol Ther 37:301–307, 1985 [C]
47) Puozzo C, et al: Pharmacokinetics of milnacipran in renal impairment. Eur J Drug Metab Pharmacokinet 23:280-286, 1998 [C]
48) Pisani F, et al: Antidepressant drugs and seizure susceptibility: From *in vitro* data to clinical practice. Epilepsia 40(Suppl 10): S48–S56, 1999 [E]
49) Caley CF: Extrapyramidal reactions and the selective serotonin-reuptake inhibitors. Ann Pharmacother 31:1481–1489, 1997 [C]
50) Gerber PE, et al: Selective serotonin-reuptake inhibitor-induced movement disorders. Ann Pharmacother 32:692–698, 1998 [D]
51) Leo RJ: Movement disorders associated with the serotonin selective reuptake

inhibitors. J Clin Psychiatry 57:449-454, 1996 [D]
52) Cummings JL: Depression and Parkinson's disease: A review. Am J Psychiatry 149:443-454, 1992 [C]
53) Richard IH, et al: Serotonin syndrome and the combined use of deprenyl and an antidepressant in Parkinson's disease. Parkinson Study Group. Neurology 48:1070-1077, 1997 [D]
54) Ritter JL, et al: Retrospective study of selegiline-antidepressant drug interactions and a review of the literature. Ann Clin Psychiatry 9:7-13, 1997 [D]
55) Curran S, et al: Selecting an antidepressant for use in a patient with epilepsy. Safety considerations. Drug Saf 18:125-133, 1998 [D]
56) Alldredge BK: Seizure risk associated with psychotropic drugs: Clinical and pharmacokinetic considerations. Neurology 53(Suppl 2): S68-S75, 1999 [D]
57) Nemeroff CB, et al: Newer antidepressants and the cytochrome P450 system. Am J Psychiatry 153:311-320, 1996 [C]
58) DeVane CL, et al: Fluvoxamine-induced theophylline toxicity. Am J Psychiatry 154:1317-1318, 1997 [E]
59) Sperber AD: Toxic interaction between fluvoxamine and sustained release theoph-yl-line in an 11-year-old boy. Drug Saf 6:460-462, 1991 [E]
60) van den Brekel AM, et al: Toxic effects of theophylline caused by fluvoxamine. CMAJ 151:1289-1290, 1994 [E]
61) Amsterdam JD, et al: Cimetidine-induced alterations in desipramine plasma concentrations. Psychopharmacology (Berl) 83:373-375, 1984 [C]
62) Curry SH, et al: Lack of interaction of ranitidine with amitriptyline. Eur J Clin Pharmacol 32:317-320, 1987 [C]
63) Chaturvedi SK, et al: Antidepressant medications in cancer patients. Psychooncology 3:57-60, 1995 [C]
64) Koriech OM: Fluoxetine treatment comprises the antiemetic efficacy of ondansetron in cancer patients. Clin Oncol (R Coll Radiol) 7:371-372, 1995 [C]
65) Lien EA, et al: Active tamoxifen metabolite plasma concentrations after coadministration of tamoxifen and the selective serotonin reuptake inhibitor paroxetine. J Natl Cancer Inst 96:884, 2004 [C]
66) Jefferson JW: Tamoxifen-associated reduction in tricyclic antidepressant levels in blood. J Clin Psychopharmacol 15:223-224, 1995 [E]
67) Lustman PJ, et al: Depression and poor glycemic control: A meta-analytic review of the literature. Diabetes Care 23:934-942, 2000 [A]
68) Anderson RJ, et al: The prevalence of comorbid depression in adults with diabetes: A meta-analysis. Diabetes Care 24:1069-1078, 2001 [A]
69) de Groot M, et al: Association of depression and diabetes complications: A meta-analysis. Psychosom Med 63:619-630, 2001 [A]
70) Knol MJ, et al: Depression as a risk factor for the onset of type 2 diabetes mellitus: A meta-analysis. Diabetologia 49:837-845, 2006 [A]
71) Goodnick PJ, et al: Treatment of depression in patients with diabetes mellitus. J Clin Psychiatry 56:128-136, 1995 [C]
72) Harris B, et al: Comparative effects of seven antidepressant regimes on appetite, weight and carbohydrate preference. Br J Psychiatry 148:590-592, 1986 [C]

73) Yeragani VK, et al: Carbohydrate craving and increased appetite associated with antidepressant therapy. Can J Psychiatry 33:606–610, 1988 [C]
74) Fava M: Weight gain and antidepressants. J Clin Psychiatry 61(Suppl 11):37–41, 2000 [C]
75) Lustman PJ, et al: Effects of nortriptyline on depression and glycemic control in diabetes: Results of a double-blind, placebo-controlled trial. Psychosom Med 59:241–250, 1997 [B]
76) True BL, et al: Profound hypoglycemia with the addition of a tricyclic antidepressant to maintenance sulfonylurea therapy. Am J Psychiatry 144:1220–1221, 1987 [E]
77) Goodnick PJ, et al: Sertraline in coexisting major depression and diabetes mellitus. Psychopharmacol Bull 33:261–264, 1997 [B]
78) Breum L, et al: Long-term effects of fluoxetine on glycemic control in obese patients with non-insulin-dependent diabetes mellitus or glucose intolerance: influence on muscle glycogen synthase and insulin receptor kinase activity. Metabolism 44:1570–1576, 1995 [B]
79) Gray DS, et al: A randomized double-blind clinical trial of fluoxetine in obese diabetics. Int J Obes Relat Metab Disord 16(Suppl 4):S67–S72, 1992 [B]
80) Maheux P, et al: Fluoxetine improves insulin sensitivity in obese patients with non-insulin-dependent diabetes mellitus independently of weight loss. Int J Obes Relat Metab Disord 21:97–102, 1997 [B]
81) Connolly VM, et al: A study of fluoxetine in obese elderly patients with type 2 diabetes. Diabet Med 12:416–418, 1995 [B]
82) Daubresse JC, et al: Usefulness of fluoxetine in obese non-insulin-dependent diabetics: A multicenter study. Obes Res 4:391–396, 1996 [B]
83) von Kanel R: Platelet hyperactivity in clinical depression and the beneficial effect of antidepressant drug treatment: How strong is the evidence? Acta Psychiatr Scand 110:163–177, 2004 [C]
84) Dalton SO, et al: Use of selective serotonin reuptake inhibitors and risk of upper gastrointestinal tract bleeding: A population based cohort study. Arch Intern Med 163:59–64, 2003 [C]
85) Movig KL, et al: Relationship of serotonergic antidepressants and need for blood transfusion in orthopedic surgical patients. Arch Intern Med 163:2354–2358, 2003 [C]
86) Altshuler LL, et al: Pharmacologic management of psychiatric illness during pregnancy: Dilemmas and guidelines. Am J Psychiatry 153:592–606, 1996 [A]
87) Alwan S, et al: Use of selective serotonin-reuptake inhibitors in pregnancy and the risk of birth defects. N Engl J Med 356:2684–2692, 2007 [C]
88) Bar-Oz B, et al: Paroxetine and congenital malformations: Meta-analysis and consideration of potential confounding factors. Clin Ther 29:918–926, 2007 [A]
89) Bellantuono1 C, et al: Serotonin reuptake inhibitors in pregnancy and the risk of major malformations: A systematic review. Hum Psychopharmacol Clin Exp 22:121–128, 2007 [A]
90) Chambers CD, et al: Selective serotonin-reuptake inhibitors and risk of persistent pulmonary hypertension of the newborn. N Engl J Med 354:579–587,

2006 [A]
91) Bellantuono SE, et al: Antidepressant medication use and risk of persistent pulmonary hypertension of the newborn. Pharmacoepidemiology and Drug Safety (www.interscience.wiley.com) DOI:10.1002/pds.1710, 2009 [A]
92) Moses-Kolko EL, et al: Neonatal signs after late in utero exposure to serotonin reuptake inhibitors: Literature review and implications for clinical applications. JAMA 293:2372-2383, 2005 [A]
93) Oberlander TF, et al: Pharmacologic factors associated with transient neonatal symptoms following prenatal psychotropic medication exposure. J Clin Psychiatry 65:230-237, 2004 [C]
94) Moretti ME: Psychotropic Drugs in Lactation. Can J Clin Pharmacol 16:e49-e57, 2009 [A]
95) Duncan D, et al: Antidepressant interactions with warfarin. Int Clin Psychopharmacol 13:87-94, 1998 [C]
96) Lieberman E, et al: Use of tricyclic antidepressants in patients with glaucoma. Assessment and appropriate precautions. Psychosomatics 28:145-148, 1987 [E]
97) Birkebaek NH, et al: Pheochromocytoma diagnosed in an enuretic boy after imipramine-induced hypertension. Pediatr Hematol Oncol 3:283-285, 1986 [E]
98) Ferguson KL: Imipramine-provoked paradoxical pheochromocytoma crisis: A case of cardiogenic shock. Am J Emerg Med 12:190-192, 1994 [E]
99) Korzets A, et al: Clomipramine-induced pheochromocytoma crisis: A near fatal complication of a tricyclic antidepressant. J Clin Psychopharmacol 17:428-430, 1997 [E]
100) Kashyap AS: Phaeochromocytoma unearthed by fluoxetine. Postgrad Med J 76:303, 2000 [E]
101) Seelen MA, et al: Serotonin reuptake inhibitor unmasks a pheochromocytoma. Ann Intern Med 126:333, 1997 [E]
102) Sheps SG, et al: Fluoxetine's effect on biochemical screening for pheochromocytoma. Am J Hypertens 9:97-98, 1996 [E]

(堀川直史)

III. 自助グループ活動

a. うつ病の伝統的治療と自助グループ活動

　うつ病の自助グループ活動がうつ病治療の中でどのように位置づけられるのか，わが国では十分な検討はなされていない．伝統的にうつ病が医療の枠組みで治療されてきたことは疑いのないところである．うつ病の治療計画にはまず精神医学的管理が優先され，そこでの診断，薬物身体療法，自殺の予防，うつ病に対する心理教育などが行われる．しかし，行き届いた治療計画が試行されても十分な回復が得られず，慢性化，あるいは反復化してしまう非精神病的で軽度のうつ病者が増加している．

　このようなうつ病者が，軽症だから治療が容易であるとはいえない．このような症例の発症や経過に関する心理的・環境的・性格的要因ゆえ，薬物療法に抵抗し，遷延化，あるいは神経症化すると考えられるからである．これらの症例の治療的問題は最近とみに臨床的重要性を増しているといえよう．これらの群に対しては，とりわけ心理的・社会的見地からする治療的対策が必要になる．そのような治療対策の重要な一環として，うつ病の自助グループがある．

　うつが長引くのは，苦しいものである．しかし，その苦しみを抱いているのは自分だけだと考えたら，その苦しみは倍加し，孤立感は増す．そのことがうつ病の遷延化，慢性化に拍車をかける．しかし，このような苦しみをともにする仲間がいると思えば，そしてそのようなグループに属することができれば，徐々に慢性のうつ病から離脱できるきっかけをつかめるのである．

　また，うつ病に陥ると，メンタルヘルスの専門家や第三者，家族の助言も素直に受け入れられないことも珍しくない．そのようなときに仲間同士からの忠告であれば，抵抗なく受け入れることができる場合があることをみると，自助グループ活動の効用が理解されよう[1-3]．またうつ病から回復した仲間をみれば，うつ病者に最も大切な希望をもてるであろう．これがまたグループへの帰属意識を高め，その支えがうつからの離脱の手助けとなろう．

　近藤[1]によれば，欧米では1970年代からうつ病の自助グループ活動が活発となり，例えばイギリスにおける"Depressive Associated"あるいは"Depressive

Anonymous",米国の"Center for Affective Disorders"などの組織が存在する.ちなみに後者のCenter for Affective Disordersは米国ウィスコンシン大学精神科,健康科学センター内にその事務局が置かれ,そこに連絡すれば無料で各地にあるうつ病自助グループに紹介してくれる仕組みがあるという.

わが国では,まだこのような取り組みは少ない.これから専門家による治療とともにこのような自助グループ活動が治療の選択肢として加われば,うつ病の反復化,慢性化,さらには自殺などの予防などが期待できよう[1-3].

b. うつ病の自助グループ活動の実際[1-4]

次いで,筆者らが携わっているうつ病の自助グループの活動の実際を紹介し,その治療的意義について述べる.

うつ病自助グループの最初のアイデアは,筆者の1人,近藤が当時勤務していた公立総合病院精神科病棟の退院患者による自然発生的な親睦グループの存在であった.彼らの大半がうつ病者であったことから,集まればいきおい,うつ病の治療や予防策について互いの経験を語り合う雰囲気が生まれ,そこでの交流が彼らの回復を陰で支えていたようである.筆者らはこうしたインフォーマルなグループがセルフヘルプ活動の土台となると考え,中心になっていた数名の患者に,発足を呼びかけていったのである.これらはおおよそ3期に分けられる.

第1期はわれわれが中核メンバーを中心として行っていた心理教育的色彩の濃い小グループ活動であった.これは1987年9月の第1回ミーティングから1988年5月までの期間にあたる.この時期は3~4名の患者に対して,医師がイニシアティブをとっておのおのの体験や近況を聞き,アドバイスを与えた.患者たちはいずれも2~3回の病期を繰り返し遷延性の経過をたどっており,全員が病気のために退職ないしは1年以上の休職を経験していた.グループがスタートした時点ではすでに2名が職場復帰を遂げており,他の1名も症状は軽快していたが,このような病歴から自分なりにうつ病の再発の予防への動機づけが共有されていた.第1回ミーティングでは,医師を交えた自由な話し合いの中で,うつ病の治療と予防の実際,職場や家庭の問題などうつ病にまつわるさまざまな現実的問題が挙げられ,その後,この問題をめぐって繰り返し話し合われることになる.

ここで,第1回ミーティングのあとに1人のメンバーの手で書かれた,セルフヘルプ・グループへの提言を引用しておく.「この会の目的は,患者同士

の横の連絡により，孤独感のもとに必要以上に悩むことを防止し，…(相互理解を通じて)自分にも合う生き方，治し方などを会得する機会にする．…さらに進んで産業医とか会社の人事部とか，または理解度の少ない家族へ(体験から学んだ知識を)広めていき，"うつ病"の人が社会復帰をしやすいように手助けをする」．

　第3回ミーティングには，いつものメンバーに加えて新たに3名が参加した．いずれも遷延化したうつ病期の渦中にある患者だったが，彼らと中核メンバーの問題意識や回復レベルの相違によってか継続して出席するには至らず，この時点でのグループの拡大は時期尚早の感があった．第4回ミーティングからはもとのメンバーに戻っておのおのの近況と現実に突き当たっている困難について話し合いが重ねられた．この時期を通じてメンバーは，1人で悩まずグループの中で話し合い，問題を共有し，解決を探ることの意味を確認し，しだいに中核メンバーとして熟成していったということができる．

　第2期は1988年6月，第9回ミーティング以降の自助グループとしての展開期である．このときから参加メンバーが拡大するとともに，医師はオブザーバー的な役割に退き，患者メンバーが交替で司会を務め，グループのリーダーシップをある程度とることになった．ミーティングでは1人ひとりが自分の病歴と近況を報告し，さらにテーマにかかわる自分の体験，考えを述べる．参加者同士の質問，討論，助言は自由に行われるが，特に新規参加者に対しては中核メンバーが実際的なアドバイスを与えることが多い．医師は最後にテーマに関連したワンポイント・アドバイスを行う．

　このグループ活動の様子をよく示している第10回ミーティングの様子を紹介する．この日は参加者の半数が休職中であり，残りの全員も以前に休職した経験をもつことから，司会を務めた患者メンバーの提案で，「職場復帰の問題」にテーマが置かれた．休職したのち，いかにして不安を乗り越えて職場に戻るかという点について，あるメンバーは「医師を間に挟んで会社側と折衝をもち，自分も要求水準を下げたことでスムースに復職できた」という体験を述べた．医師の1人も「人事担当者と会い，自分の希望を伝えるなど具体的な行動をとるよう」アドバイスを行った．また別のメンバーが「会社側の対応に不信感をもっているが，それに対して自分を押し通す自信がない」と発言したところ，中核メンバーから「1人で考えていては誤解も多い．主治医を交えて会社側との話し合いを繰り返しもつことが，結局は早道だ」という指摘がなされた．この日は多くの参加者からさまざまな質問や意見が述べられたが，新

規参加者の1人は後日，他のメンバーのアドバイスに従って入院し，症状の改善を待って人事担当者と交渉を行い，順調に復職を果たしている．

このように第2期に入ってからは参加者同士のアドバイスが活発に行われるようになり，また最近では中核メンバーを中心に，自分たちの職場で同僚からメンタルヘルスにかかわる相談を受けたり，メンバーの家族の相談にのったりするなど，ex-patient-therapist（病から回復した者が，その経験に基づいて治療者の役割をとること）としての活動を始め出した．

第3期では，さらにメンバーの中から，代表者を正式に選出し，そのメンバーが中心となり，希望者の受け入れ，オリエンテーション，アドバイスなどを行い，それを専門家であるわれわれが側面からサポートするというシステムに変わった．

これらの活動を通じて，言葉通りのセルフヘルプに徐々に近づいてきたといえる．これまでに話し合われたテーマは，職場，家庭，日常生活，病気と治療についてなど多岐にわたっているが，なかでも，復職の仕方，薬やアルコールの問題，抗うつ行動についてなどが繰り返し話題に上っている．

c. うつ病の自助グループの特徴と効果
1) 対象の特徴と効果

この自助グループ活動がその効果を上げる群として，大うつ病性障害，双極Ⅱ型障害（軽躁病エピソードを伴う反復性大うつ病エピソード）の部分寛解群，気分変調性障害群を挙げることができる．これらの群にとって，この活動が早期治療や再発防止，さらには社会復帰に役に立ったと思われる[1-3]．

双極Ⅰ型はしばしば双極性の気分変動のため，グループに継続的に参加することが困難で，かつ躁状態のときにはグループに対して破壊的になる場合もあり，活動への参加は慎重にすべきである．

遷延化，反復化するうつ病のために今までの医療の枠組みでは十分に対応できない家族的・社会的孤立に陥っているうつ病者がよい対象である．そして自分の状態をうつ病と自覚する能力が自助グループ参加の効果を上げる．

2) 専門家の役割と自助グループ活動
a) うつ病の心理教育

うつ病者のセルフヘルプ活動は，専門家によるうつ病に対する心理教育的アプローチやアドバイスを時に応じて必要とする．うつ病者がある性格傾向

と状況から発症し,特にその遷延化に性格要因の果たす役割は大きい.そして,遷延化したうつ病を脱して,再発を予防するには,やはり性格の陶冶（とうや）・成長が重要な役割を果たす.

また専門家による医学的治療を継続しながら,うつ病の自助グループ活動を行うことが参加のための条件となる.

b）セルフヘルプ活動と専門家のサポート

元来自助グループ活動とは,医学的モデルと異なる理念と哲学を必要とすると筆者らは考えている.筆者らが援助しているうつ病者の自助グループ活動はややそのような点で,アルコール依存の自助グループ活動（AAや断酒会）,神経症のそれ（生活の発見会）とやや事情が異なる.それは内因性の気分変調はまず医学的管理の基づく治療が最初に求められ,次いで遷延化するに従い社会・心理的モデルの理解が重要性を増す.このような場合,専門家との関係は,発見会ほど明確にならない.

今後どのような関係であるべきか,さらに検討を要するだろうが,現状では自助活動を専門家とメンバーが密接な協調のもとに展開することが望ましい.うつ病治療における自助グループ活動の意義と効果についてのさらなる実証的研究と理論化が望まれる.

● 文献

1) 近藤喬一（編）：うつを体験した仲間たち.星和書店, 1999 [E]
2) 近藤喬一：セルフヘルプグループ活動.上島国利（編）：働く人のうつ病, pp219-225, 中山書店, 2008 [E]
3) 北西憲二, 他：遷延性うつ病へのさまざまな取り組み.上島国利（編）：今日のうつ病治療, pp293-308, 金剛出版, 1990 [E]
4) 中村 敬, 他：うつ病者の自助・グループ.社精医 14:99-104, 1991 [E]

〔北西憲二・近藤喬一〕

IV. リワークプログラム

　企業社員の精神疾患では，うつ病の占める割合が高い[1]．うつ病が発症した際は，まず，薬物療法と十分な休養により症状の軽減をはかるが，症状が改善したのちは，どのように職場に戻るかが大きな課題になる．これまで，「うつ病は容易に改善，治癒する」，「本人の意欲さえあれば復職できる」といった誤解があり，在職うつ病患者への援助が十分に行われてこなかった．

　気分障害のために長期間，会社を休務している企業社員を対象とした，職場復帰を援助するためのリハビリテーションプログラムを，「リワークプログラム」という．NTT東日本関東病院精神神経科では1997年11月から，メディカルケア虎ノ門では2005年1月から[2-8]，リワークプログラムを行っている．プログラムの目的は，職場復帰するための準備性改善のための援助，職場復帰準備性についての評価，職場に戻った際の再発を予防するための指導などである．

a. プログラムの構成

　プログラムの例として，メディカルケア虎ノ門のプログラム「復職支援マネジメントプログラム―虎ノ門」の概要を紹介する．診療報酬上では小規模デイケア施設として運営している．利用対象者は在職者に限っている．また，当院ではリワークプログラムは診療と治療の一環と位置づけ，主治医を変更し転医することを利用の条件としている．

　当プログラムは大きく分けると4つの段階で構成している．

　第1段階では，毎週の診察で診断および薬物療法の見直しと生活指導を行い，安定した病状を確保する．おおよその目安として睡眠覚醒リズムが整い，日中の活動として午前中は図書館通い，午後は運動などが週5日できるレベルを目標としている．

　第2段階では，ショートケアとデイケア(リワーク・スクール)(表20)を週各1日参加できることを最低条件として，プログラムを開始する．オフィスワークでは休職に至った原因を自己分析し文章化する(後述)．また，軽運動も合わせて取り入れている．虎ノ門までの通勤訓練を行い，集団での作業を

表20 リワーク・スクール(週2～3日)のプログラム例

	月	火	水	木	金
AM	卓球	頭と身体のストレッチ	オフィスワーク	映画	頭と身体のストレッチ
PM	オフィスワーク	オフィスワーク	セルフケア	オフィスワーク	オフィスワーク

表21 リワーク・カレッジ®(週4～5日)のプログラム例

	月	火	水	木	金
AM	オフィスワーク	オフィスワーク	オフィスワーク	オフィスワーク	オフィスワーク
PM	オフィスワーク	セルフケア	オフィスワーク	メンバー主体	セルフケア
夜間				ナイトケア(認知行動療法)	デイケア後集団認知行動療法(10回/クール)

通じて復職に向けての心身の基盤を整える.病状の安定性を確認し,参加日数を週3日まで増やす.

 第3段階では,週3日の安定した通所が少なくとも4週間継続したころに,デイ・ナイトケア(リワーク・カレッジ®)(表21)を開始する.職場復帰と再発予防を目的とし,週4日参加できることを最低条件とし,状態の安定度に合わせて週5日へと参加日数を増やす.オフィスワークは業務に関連する課題の設定と自己分析の再考を進める.セルフケア(心理教育)はストレス・コーピングの知識とコーピングスキルの獲得を目的とした講義,ロールプレイ,グループディスカッションなどを行う.また,メンバーが主体となって作るプログラムでは,職場での業務を意識したプロジェクト形式のプログラムを通じて協働する場面を設定し,問題解決能力を高める場としている.また,週5日安定して参加できる段階で,週1回のナイトケアで認知行動療法を開始する(1クール6回).

 第4段階では復職の準備を開始し,会社での復職面談などの一定の手続きを経てデイケアは終了される.その際にプログラムの達成度をスタッフが評価した結果を産業医へ文書で情報提供する場合もある.復職後には月2～4回の診療を夜間診療で安定した病状を確認しながら,希望者に対しては職場適

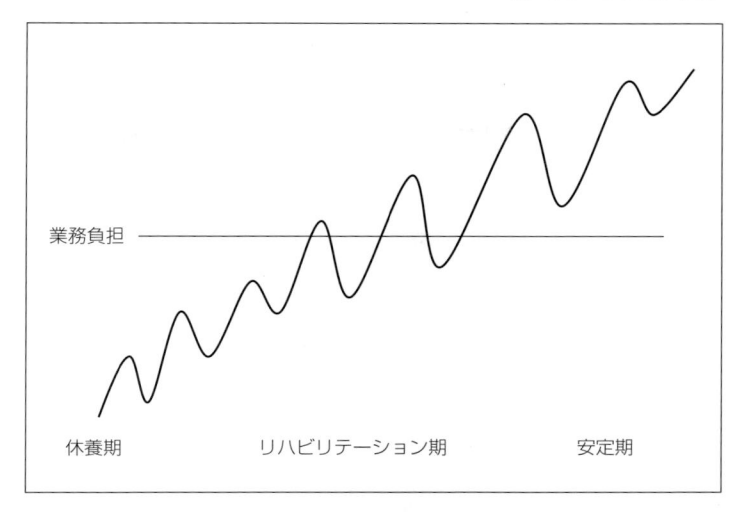

図5 精神疾患の回復曲線

応のための集団認知行動療法(1クール10回，自費，表21中の金曜日夜間)も実施している．

その他，家族への支援としての家族会(サポート・カレッジ)を月1度開催して病気の正しい理解を進め，家族のかかわり方・接し方についての教育を中心に家族間の交流を促す機会を提供している．また，年2回プログラムを終了した者と現在の利用者との交流会(「Clubリワーク・カレッジ」)を設定しているが，毎回100人近くの参加者がある．

b. プログラムの目的

精神疾患は，状態がよかったり悪かったりの波を繰り返しながら改善に向かうことが多いと考えられる(図5)．リハビリテーション期においては，体調がよい日は業務をこなせるが，悪い日には業務負担に耐えられない．そのような状態で復職すれば，再発する可能性が高い．職場復帰援助プログラムは，リハビリテーション期にある参加者を早く確実に安定期に移行できるように援助し，安定期に達したことを評価することを目的としている．

自宅では，自分の思うように生活時間を過ごせるので，ストレスは非常に低い(そもそも，これが自宅静養の目的である)．一方，起床や就寝時間がばらつきやすく，生活のリズムが整えづらい．また，近所に気兼ねして外出を

控えるなど，活動性が低下する傾向がある．ところが，職場復帰後には，毎日の通勤，業務，まわりの社員への気遣いなど，さまざまなストレスが発生し，自宅静養とは大きな隔たりがある．当プログラムでは，この隔たりを乗り越えるために，「生活リズムの改善」，「作業能力の改善」，「参加者同士の心理的な支え合い」への援助を行う．また，症例によっては「休職したことへの直面，内省」が必要な場合もある．

このようにプログラムの実施過程において治療的負荷をかけても病状が安定していることを観察しながらプログラムを実施する点で，職業リハビリテーションとは一線を画す医療リハビリテーションであるといえる．

1）生活リズムの改善

職場復帰の際に，精神疾患が再発する要因で，最も多くみられるのは，「朝起きられない」，「目が覚めても，家を出られない」などの生活リズムの乱れであろう．長期間休務している参加者にとって，継続して参加することは決して容易ではない．復職への意欲があっても，なかなか生活のリズムが整わなかったり，活動性が低下しているために，通勤ラッシュ時間帯に通院することが負担になる事例も多い．

当プログラムでは，まず継続参加できることを最初の目標として援助を行っている．また，自宅で時間を過ごしていて，患者本人が「仕事をしていない」と負い目を感じることもある．こういった事例では，プログラムへの参加が，「復職に向けて努力している」という気持ちの張りをもたせるという効果もある．

2）作業能力の向上

精神疾患の場合，顕在的な症状が消失しても，仕事に必要とされるスキルや作業能力にかなりの低下がみられることがある．業務を遂行するには，集中持続性，ストレス耐性，問題解決能力，柔軟性など，さまざまな能力が必要とされるが，自宅で休養している期間にはこれらの能力を使うことはほとんどない．長期臥床すると筋力や体力が落ちるので，日常生活に大きな支障をきたさないように，リハビリテーションを行う必要がある．同様に，精神疾患によるストレス耐性や作業能力の低下についても，リハビリテーションを行う必要がある．プログラムでは，作業分析に基づいてさまざまな課題を段階づけして与え，作業能力や作業耐性の改善をはかる．

3）参加メンバーによる支え合い

　精神疾患を有する企業社員は，病気になったことへの引け目，復職への焦り，経済的な不安，発病時の業務ストレスへの恨みや怒り，職場へ迷惑をかけているという気兼ね，家族からのプレッシャーなどさまざまな心理的な葛藤に苛まれ，孤独な状況にあることが多い．

　当プログラムでは，精神疾患を有する企業社員が，職場復帰という同じ目標をもって活動に取り組んでおり，お互いに，情報の共有，共感，支え合いを行っている．特に，グループや集団認知療法で話し合いを通して，「つらいのは自分だけではない」，「こういう考え方もあるんだ」と気づくと，職場復帰するための努力に，より前向きに取り組めるようになる．

4）休職したことへの直面や内省

　休職，復職を繰り返すケースは決して少なくない．このようなケースでは復職を果たすことのみを目的とはできず，再休職の予防が重要な目的となる．自らの休職および再休職に至るプロセスを振り返り，体調の変化の現れ方，その際の環境面での変化，そして環境変化の影響を受けた自らの要素を見据えて将来繰り返されるかもしれない再休職への対策を考えることが必要である．

　この作業の中では自らの疾病への直面が必要とされ，規則的な日常生活リズムを維持することの重要さや服薬や心理療法の必要性を認識するようになり，直面化や内省が治療的に働くことになる．メディカルケア虎ノ門のリワークプログラム中に，このような点に関して文章化することを全参加者に課している．

c. リワーク研究会[9]

　リワークプログラムは，現在，少しずつ広がりをみせている．ただ，現時点では，なお，需要に対してサービスの供給は十分ではない．また，プログラムの質をどのように保証するべきかという課題，プログラムの効果について実証的なデータを確認する必要もある．

　そこで，平成20年3月29日，気分障害に対する復職を支援するプログラムを実施している医療機関の医師および医療従事者による「うつ病リワーク研究会」〔ホームページ：http://www.utsu-rework.org/〕が発足した．代表世話人は，五十嵐良雄，世話人は，秋山　剛，尾崎紀夫(名古屋大学)，横山太範(さっぽろ駅

前クリニック), 顧問は, 樋口輝彦(国立精神・神経センター), 野村総一郎(防衛医科大学), 大野　裕(慶應義塾大学)が務めている. この研究会では, 秋山　剛を, 研究代表者とする厚生労働科学研究「リワークプログラムを中心とするうつ病の早期発見から職場復帰に至る包括的治療に関する研究」の一部として, 現在, 全国で行われているリワークプログラムの実態調査, およびリワークプログラムで使用される評価シートの標準化の作業を進めている.

研究会の啓発活動として, 毎年の日本うつ病学会総会でリワークプログラムに関するワークショップなどでの学会活動, 実務者を対象とする一日研修会や職場復帰に関する課題について企業関係者を対象とする研修会, リワークプログラムに関するテキストの出版などを行っている[10].

気分障害をもった患者の職場復帰については, さまざまな側面に対して, 具体的な援助を行っていく必要がある. 筆者らは, リワーク研究会の活動を通して, こういった課題への取り組みをさらに進めていければと考えている.

● 文献

1) 島　悟, 佐藤恵美:精神障害による疾病休業に関する調査. 産業精神保健 12:46–53, 2004 [D]
2) 秋山　剛, 他:総合病院における職場復帰援助プログラム. 島　悟(編):こころの病からの職場復帰, 現代のエスプリ別冊, pp208–221, 至文堂, 2004 [E]
3) 音羽健司, 秋山　剛:うつ病による勤労者の障害と職場復帰援助. 精神科臨床サービス 4:320–326, 2004 [E]
4) 岡崎　渉, 音羽健司, 秋山　剛:職場復帰のメンタルヘルス；職場復帰プログラム. 臨牀看護 31:35–39, 2005 [E]
5) 小山明日香, 田島美幸, 秋山　剛:職場におけるメンタルヘルスと職場復帰援助プログラム. カレントテラピー 23:54–57, 2005 [E]
6) 五十嵐良雄:精神科クリニックにおけるビジネスマンのうつ病に対する復職支援. 臨床精神医学 34:983–985, 2005 [E]
7) 五十嵐良雄:うつ病, 不安障害を対象としたメンタルクリニックにおける職場復帰支援. 医学のあゆみ 219:1002–1006, 2006 [E]
8) 五十嵐良雄:うつ病, 不安障害による休職者へのデイケアでの復職支援(リワーク・カレッジ), 日本デイケア学会誌「デイケア実践研究」12:110–116, 2008 [C]
9) 五十嵐良雄:復職支援のためのネットワークと精神科医療—うつ病のリハビリテーションの現代的役割—. 精神科治療学 23:1313–1317, 2008 [E]
10) うつ病リワーク研究会, 秋山　剛(監修):うつ病リワークプログラムのはじめ方. 弘文堂, 2009 [E]

〔秋山　剛・五十嵐良雄〕

第 6 章

研究の方向

　将来の研究の方向として，うつ病の病態生理の解明こそ最も重要な課題であろう．うつ病の本態が解明されれば，それに沿った最適な治療法の選択が可能となる．現時点では現在までの経験の積み重ねに最新の知識を加味し，よりよい治療法を工夫することが重要といえようか．

a．薬物療法
1）現在用いられる抗うつ薬の歴史と今後の課題

　最初の抗うつ薬イミプラミンがわが国に導入され臨床に登場したのは1959年である．それ以降，アミトリプチリン(1961年)，トリミプラミン(1965年)，ノルトリプチリン(1971年)，クロミプラミン(1973年)などが続々と臨床現場に出現し，うつ病治療に貢献した．これらの薬剤は第一世代の抗うつ薬と呼ばれ，確実な抗うつ効果が評価され現在も用いられている．ところがこれらの薬剤には抗コリン作用(口渇，便秘など)や心毒性があり，また効果発現が遅いという欠点があった．1980年代に入ると，第二世代の抗うつ薬と呼ばれるアモキサピン，ロフェプラミン，ドスレピン，マプロチリン，ミアンセリン，セチプチリン，トラゾドンが登場した．これらの薬剤は期待ほど抗うつ作用が強くなく，かえって第一世代の薬剤よりやや弱いといった評価さえあり，また多少緩和されたが抗コリン作用もあり，第一世代を超える抗うつ薬とはなりえなかった．

　そこに登場してきたのが，選択的セロトニン再取り込み阻害薬(SSRI)であり，1999年にはフルボキサミンが，また2000年にはパロキセチン，2006年にはセルトラリンが欧米より大幅に遅れて導入された．欧米での使用頻度が高く，期待されたが，抗うつ効果はそう強力ではなく，効果発現も早くなかった．ただ抗コリン作用はほとんどなく，副作用は消化器症状を除けば少なかった．心毒性も極めて弱いが，他剤との薬物相互作用には注意が必要である．またSSRIは，うつ病以外の適応が広いのも特徴といえよう．

2000年10月には，わが国初のセロトニン・ノルアドレナリン再取り込み阻害薬（SNRI）としてミルナシプランが発売された．抗うつ効果は第一世代の抗うつ薬に匹敵し，作用スペクトルが広いことが注目されている．またSSRIと同様に，神経伝達物質受容体への親和性が認められないので抗コリン作用や心毒性は弱い．相互作用も極めて少ない．

このようにわれわれは多様な薬剤の選択肢を有する状況にあるが，抗うつ薬に関しては以下のような将来明らかにされるべきいくつかの課題が存在する．特に，従来型三（四）還系抗うつ薬とSSRIやSNRIとの比較についても，さらなる研究課題といえよう．

①特定の抗うつ薬に対応する特異的な臨床適応があるか
②異なった抗うつ薬は異なった効果をもつのか
③抗うつ薬の血中濃度と臨床効果改善に相関があるか
④中毒性，心毒性は各抗うつ薬で異なるのか
⑤薬物に対する治療抵抗性を決定するにはどのくらいの治療期間を必要とするのか
⑥薬理学的に異なる抗うつ薬の併用は単剤投与よりメリットが大きいか
⑦持続投与および継続投与で異なった抗うつ薬の効果，副作用に差異があるか
⑧長期間の使用により特別な副作用が惹起されるか
⑨継続投与として抗うつ薬はどのくらいの期間投与すべきか
⑩継続療法中に薬の中断を試みる適応は何か．長期に投与し続けることの危険性はないのか

などの問題もわかっていない．

2）新規抗うつ薬に求められる条件

現在用いられている抗うつ薬の短所が是正されたものであり，さらに新規性をもったものでなくてはならない．

(1) 抗うつ効果が高いこと
- より確実で高い抗うつ効果をもち，難治性うつ病にも効果があり，かつ即効性であること
- 再燃再発予防効果をもつこと
- 広い治療スペクトラムをもちながら，症状選択性もあること

(2) 安全性が高く有害な副作用が少ないこと
- 有害な急性・慢性の副作用が少なく，大量に服薬しても安全なこと

- 依存性がないこと
- 変異原性，癌原性，催奇形性がなく，胎児，母乳への移行がないこと
- 薬物相互作用もないこと

　これらの条件は，現在有効性が確認されている薬物の改良や，より効果的な用い方の工夫により一部は満たされるであろうが，根本的な解決にはならない．

　そこで21世紀には先端科学技術を利用した戦略的創薬アプローチによる新しい抗うつ薬の開発が望まれる．そのためにもうつ病の病態解明が期待されるが，モノアミン仮説から脱却し，ゲノム情報を有効に活用した創薬は今後の研究の方向を示唆していると思われる．

　なお，うつ病では前頭前野や海馬などの萎縮が認められる．抗うつ薬はモノアミンやBDNF（脳由来神経栄養因子）を介して神経可塑性の異常を修復すると推測されている．BDNFを抗うつ薬の標的物質としての新規抗うつ薬の発展も期待される．

b. 電気けいれん療法（ECT）

　従来施行されていたECTの改良技法である修正型電気けいれん療法（modified electroconvulsive therapy; m-ECT）は，筋弛緩薬を用い前処理を行ったのちに通電する方法で麻酔医との協力のもとに行う．ECTの包括的な有効性は実証されているが，再燃再発が起きやすいことも以前から指摘されていた．m-ECTは安全性の観点から有用である．

　2002年に医療機器として認可された短パルス波定電流治療器（パルス波治療器）は，電気量，パルス幅，周波数の調整が可能であり，少ない電気量で発作を誘発できる．認知障害が少なく脳波のモニタリングが可能で，より確実に施行可能である．

　今後の課題としては，維持電気けいれん療法の適応，その有効性と安全性，施行間隔や頻度の確定が望まれる．また，抗うつ薬や抗精神病薬をECTと併用することの利点や欠点は今後の課題となろう．

c. 反復性経頭蓋磁気刺激法（rTMS）

　反復性経頭蓋磁気刺激法（repetitive transcranial magnetic stimulation; rTMS）は，m-ECTよりさらに患者に侵襲が少ない方法として注目されている．本法は麻酔を必要とせず頭皮上から非侵襲的に痛みを伴わず大脳皮質を

局所的に刺激する．諸外国，わが国とも研究の歴史は浅く，その適応疾患や状態像も確立されていない．比較的施行は簡単だが，その効果についてはまだ十分な資料に乏しい．

d. 迷走神経刺激法

欧米では治療抵抗性の部分発作をもつてんかんの治療に 1994 年以来，迷走神経刺激法（vagus nerve stimulation）が用いられているが，本法の難治性うつ病に対する効果が期待されている．ECT と異なり，抗けいれん作用があり発作を起こさない．

e. 断眠療法

簡便に施行でき安全性の高い治療法で，特に双極性障害に即効性を示すところから注目されたが，効果が持続しない欠点があり，一般的な治療法になりえていない．しかし，その施行手技の改善や薬物との併用の効果など，今後確かめるべき課題も多い．

f. 高照度光療法

季節性感情障害，概日リズム障害などではその効果が確かめられている．しかしながら，その奏効機序，有効性の予測因子，さらなる適応疾患，さらに季節性の大うつ病性障害の維持療法に第一選択として用いられることができるかについては，今後の研究課題である．

g. 精神療法

どのような技法を用いるにしろ，精神療法は，うつ病治療に不可欠といえよう．通常の支持的精神療法的接近は日常的に続けられるべきであるが，近年注目されている認知療法，対人関係療法，行動療法，森田療法などについては，まず各技法ごとの特性を明らかにし，盲検設定，無作為割り付けの困難さがあるにしろ，その有効性を科学的に証明することが求められよう．発症当初は薬物療法と併用されようが，どの時期まで併用すべきかなど，長期継続療法に関しては実証的データが乏しい．急性期，継続期，維持期に分けてその役割の各技法間での違い，どの部分が効果に影響するかなど，明らかにする必要がある．

h. 自助グループ活動

　薬物療法に抵抗性であったり，遷延化，神経症化したうつ病に対して，心理的要因，環境的性格的要因が発症や経過に与える影響を患者相互で認識し合う自助グループ活動は有用である．患者や家族からの要望も強く，このような活動を活発化していくことは今後の課題であろう．

〔上島国利〕

第II編
双極性障害

第 1 章

疾患の概念

I. 定義

a. 気分障害の広がり

　気分障害の概念は広い疾患スペクトラムをもち，以前であれば統合失調症，パーソナリティ障害，あるいは神経症と診断された多くの状態を包含するようになった．この診断学的シフトの一部は，気分障害の代わりに誤って統合失調症と診断されるケースが多いことを示したアメリカとイギリスの間で行われた Diagnostic Project の結果[1]がきっかけとなったといわれる．気分障害に対する新しい効果的な身体的および精神療法的治療法が登場したこと，気分障害にもかかわらず誤って他の診断を下された患者では，抗精神病薬による遅発性ジスキネジアや自殺の危険性が高いという事実によって，気分障害の概念の拡大はさらに刺激されたと思われる．

　気分障害に関する最近の研究は 1972 年の NIMH Conference on the Psychobiology of Affective Illness により方向づけられたといえるが，同委員会勧告を直接のきっかけとして始まった NIMH Collaborative Depression Study の結果も疾患概念の拡大が正当であることを追認した．

b. polarity による分類

　1966 年ころの Angst ら[2]，Perris ら[3]の臨床研究の影響を受け，ヨーロッパ精神医学は気分障害をその polarity を基礎として unipolar（うつ病エピソードのみ）と bipolar（うつ病エピソードと躁病，あるいは軽躁病エピソード）の 2 つに分類してきた．この分類はのちに米国の研究で支持され，気分障害の研究および診断基準の基礎とされることとなった．Diagnostic and Statistical

Manual of Mental Disorders, 4th edition, text revision (DSM-IV-TR)[4] や International Classification of Diseases and Related Health Problems, 10th revision (ICD-10)にもその影響が認められる．

c. 概念と定義[4,5]

　現行の DSM-IV-TR[4]に準拠し双極性障害の定義を確認する．今日診断学上非常に議論の多い分野であり議論は現在進行形であるが，それについては後述する．

　気分障害という概念は，病的気分とそれに関連する自律神経機能および精神運動性機能の障害が臨床症状を占めるような精神障害の大きなグループを含んでいる．人は誰でも気分が大きく変動するのを経験し，同様に多種多様な感情を表現するが，多かれ少なかれその気分や感情を制御していると感じている．気分障害はそのような制御能を失い，また強い苦悩と障害とを経験するという特徴を有する一連の臨床的な状態である．DSM-Ⅲでは感情障害(affective disorders)として知られていたが，これらの障害の決定的な病理は，気分，すなわち個人の持続的，内面的な情動状態にあり，感情，すなわち現在の情動内容の外界への表現ではないため，今日では気分障害(mood disorders)という用語が好んで用いられる．気分障害は，単一の疾患としてよりはむしろ数週間から数か月にわたって持続し，個人の社会的職業的機能を障害し，しばしば挿話的，ないし周期的に繰り返す傾向のある徴候と症状の集合からなる症候群として定義される．

1) 双極性障害

　双極性障害はかつて躁うつ病と呼ばれた．少なくとも1回以上の躁病ないし軽躁病エピソードからなる症候群である．躁病エピソードだけを経験する患者もいるが，ほとんどの患者はいずれは1回かそれ以上のうつ病エピソードを経験する．交互の，あるいは周期的なエピソードを数多く繰り返す間に，約1/3の患者がうつ病の症状と躁病の症状を同時期に含む混合状態を呈する．

　双極性障害は古典的には躁病エピソードと大うつ病エピソードの両方を伴う精神病性気分障害(現在の双極Ⅰ型障害)として記述されたが，最近の臨床研究は完全な躁病エピソードの代わりに，より軽症で持続期間も少ない軽躁病エピソードと一時的な大うつ病エピソードが入れ替わるスペクトラムの存在を示した(双極Ⅱ型障害)．双極性障害の大きなグループの中でこのような

下位分類を設けることによって，双極性障害全体の範囲に注意が向けられることとなった．双極II型障害は再発性の大うつ病性障害と区別することが必ずしも容易ではない．

2）気分循環性障害との関係

付加的な気分障害である気分循環性障害という用語もまた，時々臨床上用いられる．気分循環性障害は双極I型障害ほど重篤ではない症状によって特徴づけられる．双極性障害の多くの例は，気分循環性の背景に重畳して気分障害のエピソードを呈してくる．気分循環性とは，数多くの短期間の軽躁病エピソードとうつ病エピソードを交互に繰り返すことをさす．気分循環気質は気分変調気質と並んで，KraepelinとKretschmerによって感情病にかかりやすい性質として記述された基本気質である．また気分循環性障害は頻繁にパーソナリティ障害を合併する．

3）併存障害

疫学的研究から気分障害(特に双極性障害)と物質およびアルコール乱用の合併は一般的であることが示唆されている．いくつかの症例では，気分障害を自分で治療しようとする試みとしてアルコールや物質乱用をきたす場合がある．一方，身体疾患(後述)が気分障害に関連して発症する場合があり，その頻度は偶然合併しただけと想定するよりは，はるかに大きな数字である．

d．鑑別診断

多発性硬化症，脳卒中などの脳器質疾患，感染症，甲状腺機能低下症や妊娠期，卵巣摘除後および閉経期などの内分泌学的問題などが直接的な生理学的結果であると判断されるエピソードでは，その診断は一般身体疾患による気分障害である．物質誘発性気分障害は，乱用薬物，投薬，毒物への曝露が病因的にその気分の障害と関連があると判断されるという事実により，双極性障害とは区別されるべきである．薬物，電気けいれん療法，光療法，および経頭蓋磁気刺激法といった抗うつ療法によって引き起こされるエピソードも物質誘発性気分障害と診断される．

気分循環性障害，精神病性障害(統合失調感情障害，統合失調症，および妄想性障害)と双極性障害との関係についてはすでに述べたが，鑑別診断は(特に青年期において)しばしば困難である．

e. Akiskal の bipolar spectrum

　DSM が bipolarity の概念をあまりにクリアーカットに診断に用いているため、その中間に位置する、あいまいで確認が難しい一群がすっぽりと抜け落ちる結果となった．こうした中間領域も包含し、70 年代よりもさらに双極性障害の概念を押し広げようとする試みが Akiskal の bipolar spectrm 概念である．その意義と問題点については鷲塚らの論文[6]に詳しい．

　Akiskal の提案の背景には、軽躁病エピソードにおける高揚気分の持続が 4 日以上と長すぎること、混合エピソードの定義として躁病エピソード、大うつ病エピソードの基準がともに満たされる必要があることなど、DSM-IV-TR を使用してしまうと双極性障害の診断が多くの精神科医の感覚に比べて狭くなりがちであるという DSM 批判がベースにある．単極性、双極性に二分するのではなく、その中間症状を把握し、家族歴、抗うつ薬による躁転、さらに気質まで踏み込んで双極性障害の診断に大きな幅をもたせた．

　これは症状の重篤さや持続期間などがあいまいで、時に診断の難しい躁病ないし軽躁病エピソードを幅広く双極性障害として診断可能にしたこと、また、パーソナリティ障害や物質関連障害との鑑別ないしは併存の有無の判断に迷うケースを柔軟に双極性障害に取り込むことで、積極的な気分安定薬の使用を推奨し、同時に安易なパーソナリティ障害の診断を戒めたという点において評価できる．たとえ最終的にパーソナリティ障害を主診断とする場合であっても気分安定薬が奏効することがあり、II 軸診断をもって薬物療法の可能性を悲観する従来の治療論に一石を投じた貢献は大きい．しかしその一方で、bipolar spectrum の概念が広がったことにより、双極性障害の過剰診断が起きているのではないかという懸念もある．

f. 単極性うつ病と双極性うつ病の問題

　もう 1 点の DSM の大きな問題は、大うつ病性障害のうつ病エピソードと初回にうつ病エピソードを呈した双極性障害のうつ病相、すなわち双極性うつ病の鑑別についてである．そもそも鑑別自体が可能なのかどうかについて、Kraepelin ですらその著書を通して一貫していない．1970 年代から行われてきた単極性うつ病と双極性うつ病の長期フォローアップ試験[7]が、2008 年に国際双極性障害学会診断ガイドラインタスクフォースにより総括され[8]、あらたな確率論的診断基準が提唱されるに至った[9]．それをもって絶対的に双

極性うつ病を単極性から鑑別できる症状はないが，確率的に，例えば，過眠，過食，精神運動制止などの症状がいくつ以上あれば双極性うつ病とし，不眠，身体化症状，発症年齢が遅い，エピソード期間が長いなどの条件を，いくつ以上満たせば単極性うつ病とするという試みである．

彼らの業績は次のように要約できよう．DSM-IV の矛盾，すなわち，大うつ病と双極性障害は異なる 2 つの障害としておきながら，そのコアとなる診断条件として同一の大うつ病エピソードを共有するという構造上の欠陥，言い換えれば，単極性と双極性ははっきりと区別できるとする bipolarity という疾患分類概念の理想と，現実に行われている操作的診断基準との乖離を初めてはっきりと問題視した．そして，膨大な臨床研究を慎重に吟味し，その結果，どちらかに特異的絶対的な症状は存在しないが，どちらかに probable であると示唆される診断材料がいくつかあり，それを組み合わせて利用することで確率論的により正しい診断を下すことができるのではないかと提案したのである．

これは現在臨床で行われている作業に近いが，診断基準としてはっきり示されることになれば，今後の臨床研究は正しい診断に至る確率を上げていく作業として明確に定義されるであろうし，全世界的に臨床データを共有していくroad map がおぼろげながら見えてくる．欧州精神薬理学会議も consensus statement の中で，次回の DSM-V ではこの提言が採用される公算が強いと支持を表明した[10]．

g. 小児の双極性障害

双極性障害の症状の一部あるいはそれに近い症状が 10 代半ばから 20 代にかけて出現し始めるということについては幅広いコンセンサスがあるといってよいであろう．またさらに早期に，すなわち小児および 10 代思春期にも双極性障害様の症状が存在することも広く知られている[11]．わが国では，双極 I 型障害の確定診断が思春期前の小児になされることはまれであるが，近年，特に米国において小児双極性障害という臨床診断がなされることが増えている[12]．しかし，確定診断を最初に診断できる年齢については意見が分かれている．また成人の双極性障害の診断基準を小児用に改変し，小児双極性障害の診断を行いやすくするべきかどうかという問題は，非常に議論のあるところである[13]．

早期介入によって患者の予後が改善することがあるので，小児および思春

期十代への治療の試みは今後の重要課題の1つである[10]．ただし至適治療を決めるには成人患者の臨床試験の知見を当てはめるのでは不十分である．最終的には小児思春期の患者に対して臨床試験を行う必要があり，そうした研究に患者の協力を得たり患者を募集することは，難しいが取り組まなければならない問題である．

● 文献

1) Cooper JE: Psychiatric Diagnosis in New York and London. Oxford University Press, London, 1972 [E]
2) Angst J: Zur Ätipologie und Nosologie Endogener Depressiver Psychosen. Springer, Berlin Heiderberg, 1966 [E]
3) Perris C: A study of bipolar (manic-depressive) and unipolar recurrent depressive psychoses. Acta Psychiatr Scand 194(supple):1–89, 1948 [E]
4) APA: Diagnostic and Statistical Manual of Mental Disorders, 4th ed, Text Revision. pp341–428, American Psychiatric Association, Washington DC, 2000 [E]
5) American Psychiatric Association: Practice guideline for the treatment of patients with bipolar disorder (revision). Am J Psychiatry 159(4 Suppl):1–50, 2002 [E]
6) 鷲塚伸介, 加藤忠史: 双極性障害軽症例における診断学的問題点. 精神科診断学 13:15–24, 2002 [E]
7) Mitchell PB, Malhi GS: Bipolar depression: phenomenological overview and clinical characteristics. Bipolar Disord 6:530–539, 2004 [A]
8) Ghaemi SN, et al: Diagnostic guidelines for bipolar disorder: a summary of the International Society for Bipolar Disorders Diagnostic Guidelines Task Force Report. Bipolar Disord 10(1 Pt 2):117–128, 2008 [A]
9) Mitchell PB, et al: Diagnostic guidelines for bipolar depression: a probabilistic approach. Bipolar Disord 10(1 Pt 2):144–152, 2008 [E]
10) Goodwin GM, et al: ECNP consensus meeting. Bipolar depression. Nice, March 2007. Eur Neuropsychopharmacol 18:535–549, 2008 [E]
11) Ghaemi SN, Martin A: Defining the boundaries of childhood bipolar disorder. Am J Psychiatry 164:185–188, 2007 [E]
12) Blader JC, Carlson GA: Increased rates of bipolar disorder diagnoses among U.S. child, adolescent, and adult inpatients, 1996–2004. Biol Psychiatry 62:107–114, 2007 [A]
13) Duffy A: Does bipolar disorder exist in children? A selected review. Can J Psychiatry 52:409–117, 2007 [E]

〔杉山暢宏・神庭重信〕

II. 疫学

a. 有病率

双極 I 型障害の生涯有病率はおよそ 0.8%（地域サンプルによって 0.4 から 1.6% まで幅がある）であり，双極 I 型障害の生涯有病率はおよそ 0.5% である[1,2]．

b. 性差

双極 I 型障害は男女ほぼ同じ頻度で発症するが，それに対して双極 II 型障害は女性において頻度が高い．性別はエピソードの出現順位に関連している．男性では初回エピソードが躁病エピソードであることが多いが，女性の場合はうつ病エピソードであることが多い．双極性障害の女性では，次のエピソードが出産直後に現れる危険性が高い．産後に初発する女性もいる．月経前期が現在進行中のエピソードの悪化と関連することがある[3-9]．

c. 年齢

Epidemiologic Catchment Area Study[10] によれば，双極性障害の発症年齢は平均 21 歳であり，大うつ病性障害よりも早い．発症年齢を調べた研究を 5 年ごとの間隔に階層化すると，初発症状を示す年齢のピークは 15〜19 歳，次がわずかの差で 20〜24 歳である．しかし多くの場合，疾患の発症と初回治療との間には 5〜10 年の間隔がある．

躁病エピソードの初発年齢が 40 歳を超えている場合には，その症状が一般身体疾患や物質乱用による可能性に注意を払うべきである．特に 60 歳を過ぎて発症する躁病は双極性障害の家族歴とはあまり関係がない．むしろ脳血管障害などの医学的問題を確認できることが多い．器質脳症候群に関連する躁病の罹患率および死亡率は 60 歳以上で特に高い[11,12]．

統合失調症患者に冬生まれの者が多いことは一致した見解であるが，双極性障害も冬生まれに多いという報告がある[13]．

d. 人種

人種または民族による有病率の違いは知られていない．

e. 遺伝学的側面

疫学的研究，および双子研究，養子研究から得られたエビデンスは，双極性障害が遺伝性の強い疾患であることを強く示唆する[14]．双極性障害の患者の第一度親族は，気分障害の発症率が極めて高く，双極Ⅰ型障害(4～24%)，双極Ⅱ型障害(1～5%)，大うつ病性障害(4～24%)で高い有病率を示す．おもに精神病性の特徴が目立つ患者に，気分障害，特に双極性障害の家族歴が存在する場合，この患者が気分障害に罹患していることが強く疑われる．

f. 配偶者の有無

双極Ⅰ型障害は，既婚者と比べ離婚者や独身者により多くみられる．

● 文献

1) Weissman MM, et al: Affective disorders. *In* Robins LN, et al (eds): Psychiatric Disorders in America: The Epidemiological Catchment Area Study. p53, Free Press, New York, 1991 [C]
2) 藤原茂樹, 他：甲府市の一地区における精神科疫学調査：軽度精神障害の頻度及び発症要因に関する研究. 厚生省精神・神経疾患委託研究 精神・神経・筋疾患の頻度, 発症要因および予防に関する研究. 平成4年度研究報告書, 1992 [B]
3) Carlson GA, Strober M: Manic-depressive illness in early adolescence. A study of clinical and diagnostic characteristics in six cases. J Am Acad Child Psychiatry 17:138–153, 1978 [E]
4) Strober M, Carlson G: Bipolar illness in adolescents with major depression: clinical, genetic, and psychopharmacologic predictors in a three- to four-year prospective follow-up investigation. Arch Gen Psychiatry 39:549–555, 1982 [C]
5) Weller RA, et al: Mania in prepubertal children: has it been underdiagnosed? J Affect Disord 11:151–154, 1986 [D]
6) DeLong GR, Aldershof AL: Long-term experience with lithium treatment in childhood: correlation with clinical diagnosis. J Am Acad Child Adolesc Psychiatry 26:389–394, 1987 [C]
7) Varanka TM, et al: Lithium treatment of manic episodes with psychotic features in prepubertal children. Am J Psychiatry 145:1557–1559, 1988 [C]
8) Strober M, et al: Relapse following discontinuation of lithium maintenance therapy in adolescents with bipolar I illness: a naturalistic study. Am J Psychiatry 147:457–461, 1990 [C]

9) Werry JS, McClellan JM, Chard L: Childhood and adolescent schizophrenic, bipolar, and schizoaffective disorders: a clinical and outcome study. J Am Acad Child Adolesc Psychiatry 30:457-465, 1991 [C]
10) Weissman MM, et al: Affective disorders in five United States communities. Psychol Med 18:141-153, 1988 [C]
11) Shulman KI, et al: Mania compared with unipolar depression in old age. Am J Psychiatry 149:341-345, 1992 [C]
12) Tohen M, Shulman KI, Satlin A: First-episode mania in late life. Am J Psychiatry 151:130-132, 1994 [C]
13) 髙橋三郎, 他:精神障害の頻度と生まれ月―滋賀県患者人口による分析. 精神医学 28:1163-1172, 1986 [D]
14) Wellcome Trust Case Control Consortium: Genome-wide association study of 14,000 cases of seven common diseases and 3,000 shared controls. Nature 447:661-678, 2007 [A]

〔杉山暢宏・神庭重信〕

III. 臨床症状[1)]

　双極性障害の患者の評価には，横断的診断(cross-sectional issues；現在の，あるいは最近の患者の状態)と縦断的診断(longitudinal issues；その障害の経過および予後)が必要である．

a. 横断的診断

　双極性障害の患者の横断的評価に当たって，注意すべき重要な臨床的・心理社会的問題点が数多くある．精神科医はまず第一に，患者がDSM-IVの躁病エピソード(**表22**)[2)]，軽躁病エピソード，うつ病エピソード，あるいは混合性エピソードの診断基準を満たすかどうかを決定しなければならない．この際，軽躁病エピソードは大うつ病性エピソードの寛解に引き続いて起こることのある数日間の正常気分とは混同すべきではない．

　DSM-IVでは気分障害の随伴症状の特徴を3つ定義している．このうち，メランコリー型の特徴と非定型の特徴はうつ病相のみに用いられるが，緊張病性の特徴(**表23**)[2)]は躁病相にも用いられる．

　気分障害の区分の中に緊張病性の特徴が取り入れられた理由には，2つの要因がある．第一に，精神障害の鑑別診断に役立たせることがDSM-IVの目的の1つであるため，緊張型の特定の気分障害があると緊張型統合失調症との釣り合いがとれる．緊張病はいくつかの精神障害で生じる1つの症状であり，統合失調症と気分障害に最もよくみられる．第二に，まだ不完全な研究しかなされていないが，気分障害患者に緊張病性の特徴があるということが，おそらく予後や治療において重要な意味をもつと考えられる．

　現在の，あるいは最も最近のエピソードに関する横断的診断には，DSM-IVの特定用語以外に次のことが含まれる．精神病性の特徴，認知障害，自殺の危険性，他者への危険性や資産損失の危険性，危険な行動(財産の浪費を含む)，不適切な性的行動，物質乱用などがあるかないか評価しなければならない．患者が自分自身をどの程度ケアする能力があるのか，出産状況ないし出産計画，家族・友人の支援の有無，住宅・財産の評価も重要である．患者が抱える困難，障害の程度もまた重要である．

表22 躁病エピソードの診断基準

A. 気分が異常かつ持続的に高揚し、開放的で、またはいらだたしい、いつもとは異なった期間が、少なくとも1週間持続する(入院治療が必要な場合はいかなる期間でもよい)。
B. 気分の障害の期間中、以下の症状のうち3つ(またはそれ以上)が持続しており(気分が単にいらだたしい場合は4つ)、はっきりと認められる程度に存在している。
  (1) 自尊心の肥大、または誇大
  (2) 睡眠欲求の減少(例:3時間眠っただけでよく休めたと感じる)
  (3) 普段よりも多弁であるか、喋り続けようとする心迫
  (4) 観念奔逸、またはいくつもの考えが競い合っているという主観的な体験
  (5) 注意散漫(すなわち、注意があまりにも容易に、重要でないかまたは関係のない外的刺激によって他に転じる)
  (6) 目標志向性の活動(社会的、職場または学校内、性的のいずれか)の増加、または精神運動性の焦燥
  (7) まずい結果になる可能性が高い快楽的活動に熱中すること(例:制御のきかない買いあさり、性的無分別、またはばかげた商売への投資などに専念すること)
C. 症状は混合性エピソードの基準を満たさない。
D. 気分の障害は、職業的機能や日常の社会活動または他者との人間関係に著しい障害を起こすほど、または自己または他者を傷つけるのを防ぐため入院が必要であるほど重篤であるか、または精神病性の特徴が存在する。
E. 症状は、物質(例:乱用薬物、投薬、あるいは他の(治療))の直接的な生理学的作用、または一般身体疾患(例:甲状腺機能亢進症)によるものではない。
注:身体的な抗うつ治療(例:投薬、電気けいれん療法、光療法)によって明らかに引き起こされた躁病様のエピソードは、双極Ⅰ型障害の診断にあたるものとするべきではない。

〔米国精神医学会(髙橋三郎,大野 裕,染矢俊幸 訳):DSM-IV-TR 精神疾患の診断・統計マニュアル新訂版.医学書院,2004 より〕

　これらの因子に細心の注意を払うことで適切な治療の場(例えば、入院、外来、部分入院)をすすめることができるし、筋の通った適切な臨床アプローチを患者とその家族に提供することができるのである。

b. 縦断的診断

　双極性障害は、挿話的で長期にわたりさまざまな経過をたどる疾患である〔第1章Ⅳ「経過と予後」(p.18)参照〕。直ちに臨床上の勧告、決定を行う目的で患者を評価する場合も、長期治療計画の作成を開始する場合も、多くの縦断的特徴が考慮されなければならない。それ以前のエピソードの回数、エピソードの平均期間、寛解期の平均期間、最後の躁あるいはうつ病相から現在まで

表23 緊張病性の特徴の特定用語の基準

該当すれば特定せよ
緊張病性の特徴を伴うもの(大うつ病性障害,双極Ⅰ型障害,双極Ⅱ型障害における現在のまたは最も新しい大うつ病エピソード,躁病エピソード,または混合性エピソードに対して用いることができる)
臨床像は以下のうち少なくとも2つが優勢である.
 (1) カタレプシー(蝋屈症を含む)または昏迷により証明される無動症
 (2) 過剰な運動活動性(明らかに無目的で外的刺激により影響されない)
 (3) 極度の拒絶(すべての指示に対する明らかに動機づけのない抵抗,または動かそうとする試みに対する硬直した姿勢の保持)または無言症
 (4) 姿勢保持(随意に不適切または奇異な姿勢をとること),常同性の運動,著明な衒奇症,または著明なしかめ面で証明される随意運動の奇妙さ
 (5) 反響言語または反響動作

〔米国精神医学会(高橋三郎,大野 裕,染矢俊幸 訳):DSM-IV-TR 精神疾患の診断・統計マニュアル新訂版.医学書院,2004 より〕

の期間,エピソードとエピソードの間の時期における心理社会的適応レベルと症状の有無,以前に受けた治療に対する反応,などがそれである.

双極性障害は大うつ病性障害患者の鑑別診断として常に考慮されるべきである.患者が以前の躁病・軽躁病エピソードの報告をしない場合が非常に多い.したがって精神科医は躁病エピソードの有無について,はっきりと尋ねる必要がある.過去に躁病エピソードが存在することがわかれば治療勧告および治療方針の決定が変わってくるからである.精神科医はまた,躁病,軽躁病といった気分障害の家族歴についても尋ねなければならない.家族やキーパーソンからの聴取は,家族歴を調べるうえで非常に有益である.

反復性エピソードの経過を記述する DSM-IV の特定用語には,「ラピッドサイクラー」,「季節型」,「縦断的経過」(エピソードの間欠期に完全回復を伴うものと伴わないもの)の3つがある.時に,間欠期の正常気分を経験することなく,躁病とうつ病の症状が急速に,かつ頻回に入れ替わる患者がいる.こうした患者はしばしばラピッドサイクラーとして言及されるが,APAの双極性障害治療ガイドライン[3]では"ultrarapid cycler"という用語を使い,ラピッドサイクラーという言葉は1年に4回以上のエピソードを呈する患者に用いている(DSM-IV の定義である).双極性障害をもつ者の約 5〜15%がラピッドサイクラーであるといわれる.

c. 血液検査

その限界が繰り返し指摘され悲観論も多い精神遺伝学について触れておきたい．その粘り強い研究の継続の結果がある程度の信憑性をもって評価され始めている．Le-Niculescuら[4]は躁状態，うつ状態それぞれの患者から採取した血液を用いてwhole-genomeスクリーニングを行い，気分の変動とよく一致する遺伝子の変化を組み合わせることで感度と特異性に優れたバイオマーカーとなりうることを示した．

神経症状の組み合わせでなされていた神経内科領域の変性疾患が，amyroid，tau，synucleinおよびTDP-43の異常リン酸化として明瞭に再定義されつつあるが，こうした流れに精神科が追随できるかどうか問われている．最終的には身体科的検査によって精神科疾患分類がなされることにより，概念や定義の診断学上の議論に終止符が打たれるべきである．

● 文献

1) Goodwin FK, et al: Manic-Depressive Illness. Oxford University Press, New York, 1990 [D]
2) 米国精神医学会(髙橋三郎，大野 裕，染矢俊幸 訳)：DSM-IV-TR 精神疾患の診断・統計マニュアル新訂版. 医学書院, 2004 [E]
3) 鷲塚伸介, 加藤忠史：双極性障害軽症例における診断学的問題点. 精神科診断学 13:15-24, 2002 [E]
4) Le-Niculescu H, et al: Identifying blood biomarkers for mood disorders using convergent functional genomics. Mol Psychiatry, 2008 [A]

(杉山暢宏・神庭重信)

IV. 経過と予後

　双極性障害の経過は大うつ病性障害の経過ほど順調ではないことがしだいに認識されるようになってきている．

a. 初発エピソード

　最初のエピソードは，躁病，軽躁病，混合性，うつ病のいずれかで始まり，続いて症状がなくなる期間が数年続く．1回の躁病エピソードしかもたない者の90％以上がその後もエピソードをもつようになる．5年間に双極Ⅱ型障害をもつ者の約5〜15％が躁病エピソードを経験する．躁病エピソードと軽躁病エピソードのおよそ60〜70％が大うつ病エピソードの直前または直後に起こる．

　この疾患は物質関連障害，無謀な行動，衝動的な行動，怠けやその他の反社会的行動と関連しているので，双極性障害の診断に当たって物質関連障害，反社会的行動，パーソナリティ障害は慎重に鑑別されなければならない．幼児期や思春期においては注意欠如・多動(性)障害と素行(行為)障害も考慮する必要がある．

b. エピソード数と間欠期

　生涯エピソード数は大うつ病性障害，反復性に比べて双極性障害のほうが多い傾向がある．未治療の双極性障害の患者は，一生の間に躁とうつのエピソードを合計10回以上経験し，4回か5回のエピソードののち，エピソードの持続期間，間欠期の持続期間が一定になる[1]．

　1回目のエピソードと2回目のエピソードの間が5年以上の場合は多いが，通常，そのあとはエピソードの間隔が狭まっていく．しかし，経過の多様性こそがこの疾患の特徴であることは，強調されなければならない．標準時間帯の変化や断眠中に生じる睡眠覚醒スケジュールの変化が躁病エピソード，混合性エピソードまたは軽躁病エピソードを引き起こしたり，悪化させたりする．

　双極性障害をもつ者の大多数はエピソードの間欠期には完全な機能水準に

戻るが，Ⅰ型の20〜30％，およびⅡ型の約15％は気分変調および対人的または職業的障害を示し続ける．以前は精神病性ではなかった躁病または混合エピソードに，数日間または数週間経って精神病性の症状が現れることがある．精神病性の特徴を伴う躁病エピソードをもつ者の場合，その後のエピソードは精神病性の特徴をもちやすい．現在のエピソードが気分に一致しない精神病性の特徴を伴っている場合，エピソード間欠期の不完全回復がより多い．精神病性の特徴は軽躁病エピソードには起こらず，双極Ⅱ型障害の大うつ病エピソードでも，Ⅰ型の場合よりは頻度が少ない．

c. 心理社会的損失

双極性障害は重大な心理社会的問題を引き起こし，患者の結婚(配偶者虐待など)，育児(児童虐待など)，仕事や生活のその他の面にも頻繁に影響を与える．双極性障害の患者では離婚率が非常に高く正常対照群の2倍から3倍にも達するといわれる[2]．同様に双極性障害の患者の就職状況は正常対照群に比べて2倍悪化しやすい[2]．

d. 自殺

1937〜88年までの間に計画されたうつ病と躁うつ病に関する研究(9,000人以上の患者が含まれる)を再検討したところ，自殺の完遂率は平均して19％であった[3]．双極性障害の患者だけに絞った自殺率は報告されていない．自殺は女性よりも男性で起こりやすく，うつ病エピソードの間に起こることが多い．合併する物質乱用や不安障害は自殺のリスクを高める．

e. 薬物療法の効果

薬物療法によって自殺のリスクを大幅に減らすことができることがわかっている[4]．例えばリチウム内服中の103人の双極性障害の患者を11年間フォローアップした研究では，彼らの死亡率は年齢と性別に基づいて推定される死亡率よりもはるかに低かった[5]．しかしリチウムで症状が十分に制御されるのはおそらく患者の50〜60％程度にすぎない．

抗うつ薬の使用の是非は臨床上重要であるだけでなく，疾患概念にかかわる問題なのでここでも触れておく．気分安定薬使用中の双極性うつ病患者に対する抗うつ薬の作用を検討した大規模臨床試験(2007年 STEP-BD 試験[6])では，双極性うつ病に抗うつ薬を用いても効果がないと結論された．従来双

極性障害の患者に抗うつ薬を用いることは躁転の危険が高く，ラピッドサイクラー化させてしまう危険があり，自殺念慮が非常に強い場合にその使用は限られると考えられていたため，驚きをもって受け止められた．精神薬理学的な研究をそのまま診断学や疾患概念に当てはめるのはむろん誤りだが，大切な洞察を得ることができよう．多くの精神薬理学的知見の蓄積に基づき，薬物への反応というフィルターを通して，私たちはやはり異なる2つの障害の存在を想定せざるをえない．前述の通り単極性，双極性の鑑別の難しさ，ひいては単極性から双極性への移行という連続性が認められつつある流れの中で，精神薬理学はbipolarityという疑問命題の再考を迫っている．

f. 予後に影響する因子

病前の職歴の不良，アルコール依存，精神病性の特徴，抑うつ的特徴，病相間の抑うつ的特徴，そして男性であることなどはすべて予後不良を示す因子である．躁病相が短期間であること，発症が遅いこと，自殺念慮がほとんどないこと，そして精神的・身体的疾患を併発しないことは良好な予後を示す．一般に晩年に躁病を伴う患者のほうがうつ病だけの患者に比べて死亡率が高い[1]．

● 文献

1) Shulman KI, et al: Mania compared with unipolar depression in old age. Am J Psychiatry 149:341–345, 1992 [C]
2) Coryell W, et al: The enduring psychosocial consequences of mania and depression. Am J Psychiatry 150:720–727, 1993 [C]
3) Goodwin FK, et al: Manic-Depressive Illness. Oxford University Press, New York, 1990 [D]
4) Muller-Oerlinghausen B, Muser-Causemann B, Volk J: Suicides and parasuicides in a high-risk patient group on and off lithium long-term medication. J Affect Disord 25:261–269, 1992 [C]
5) A Coppen, et al: Does lithium reduce the mortality of recurrent mood disorders? J Affect Disord 23:1–7, 1991 [C]
6) Sachs GS, et al: Effectiveness of adjunctive antidepressant treatment for bipolar depression. N Engl J Med 356:1711–1722, 2007 [A]

〔杉山暢宏・神庭重信〕

第2章

治療計画の策定

I. 精神医学的管理

A 治療関係の確立

　急性躁病エピソードにおいても，他の精神疾患と同様，その病態ならびに治療導入の必要性を患者に十二分に説明することを第一に心がけるべきである[III]．その説明の際には，患者の興奮を誘発するような刺激的言動を避けることは当然ながら，躁病患者を挑発するような一方的な説明とならないように十分に配慮し，患者の挑発に対しても議論を避け，丁重かつ友好的な態度を保つことを旨とするよう努める．表面に現れている具体的な行動上の問題点を取り上げ納得させることで治療契約を結べる場合も多い．例えば，睡眠短縮という本人も自覚できることを問題とし，休養，服薬の必要性を説明し治療導入に努め，治療関係の確立の布石とするのも一法である．

　重症急性躁病エピソードにおいては，病識に乏しく，病気に対する理解も得られにくいのが通常であり，医療保護入院による行動の制限と治療の導入を行うことが原則となる[III]．しかしその際であっても，病態ならびに治療導入の必要性を患者に十二分に説明することを怠ってはならない．丁重かつ友好的な態度を保つことを旨とするのは上述の通りであるが，著明な逸脱行動に関しては，毅然とした態度で行動の限界設定を行うべきである[1)[III]．つまり保護者の同意のもと，保護室隔離をも考慮し，さらに自傷他害の恐れが強い場合や精神運動興奮が著しい場合には身体拘束も考慮する．

　病勢が改善に向かえば，C項(p.265)に述べるようなサイコエデュケーションを取り入れた接近を行い，治療関係をさらに堅固なものとするように努め

表 24　躁病エピソードの重症度評価（DSM-IV-TR による）

1. 軽症：躁病エピソードの最小限の症状の基準を満たす
2. 中等症：活動性の著しい増加，または判断の障害
3. 重症，精神病性の特徴を伴わないもの：自己または他者に対する身体的傷害を防ぐためほとんどいつも監視を必要とする
4. 重症，精神病性の特徴（妄想や幻覚）を伴うもの：
    4-1. 気分に一致した精神病性の特徴：妄想や幻覚で，その内容が肥大した価値，権力，知識，身分，神や有名な人物との特別なつながりなど，典型的な躁病性の主題に完全に合致しているもの
    4-2. 気分に一致しない精神病性の特徴：上記のような躁病性の主題に合致していないもの（例：誇大的な観念や主題と直接関係のない被害妄想，思考吹入，被支配妄想など）

る．双極性障害の治療は長期にわたることが多く，この時期に治療関係を確実なものとすることが，回復期治療，再発予防治療（維持療法）の成功の鍵となる．なお急性期には種々の行動制限が必要であった点につき，回復期に十分説明しあらためて本人の理解を得るように努めることも重要である[Ⅲ]．

B　症状評価

躁状態の症状評価，重症度評価には，Petterson 評価尺度[2]が用いられることが多い．活動性，談話促迫，観念奔逸，騒々しさ，攻撃性，見当識，気分の高揚，躁状態の全体評価，前回評価時以来躁状態にみられた変化の9項目からなり，各項目は5段階評価となっている．最初の7項目の合計点数で重症度を評価する．

しかし臨床場面では，DSM-IV-TR[3]による重症度評価（**表 24**）が簡便であり，治療計画の実施上にも有用である[4]．また中等症の躁病を爽快気分を主とする古典的躁病と不快気分を伴う躁病，混合性エピソード（躁病エピソードと大うつ病エピソードの基準をともに満たす）という臨床特徴によって分類することも治療上有用である[5,6][Ⅱ]．

C 疾患教育（サイコエデュケーション）

　患者ならびに家族に対する，双極性障害の疾病概念，病態，症状，病相経過，長期経過，治療方法に関する一般的知識の提供ならびに，服薬の意義，薬物の副作用，病相再発の誘発因となりうる心理社会的ストレス因子や身体的要因（睡眠不足など），再発の初期徴候，家族の患者への対応の仕方に関する平易かつ具体的な情報提供が，サイコエデュケーションの根幹をなすものである．適切なサイコエデュケーションを行った場合には，行わなかった場合に比べ服薬コンプライアンスが良好であり，再発率が低くなったとする報告がいくつかみられる[7]．

　サイコエデュケーションは，次の諸点を目標とすべきである[5,6,8][II]．すなわち，双極性障害に対する理解の深化，治療コンプライアンスの強化，再発徴候の早期自覚ならびに医師への適切な申告，再発予防，心理社会的ストレスの管理，病相の結果生じた心理社会的事態に対する対処，自殺行動の予防，寛解期の対人・社会機能の改善，臨床閾値下の症状・残遺症状に対する対処である．

　可能であれば，これらの諸点に関して患者・家族向けのパンフレットを作成し，それを用いて教育することでよりいっそうの効果がえられることが期待される．これらの過程を通して，疾患の存在そのものを否認し，疾患によってもたらされた結果を否認しがちな患者もしだいに病態を理解し，治療の意義を理解し，長期に及ぶことが少なくない双極性障害治療の協力者の役割を担うことが期待される．

　急性期には，病識に乏しく，病気に対する理解も得られにくいが，少なくとも治療の意義，服薬の意義についてのサイコエデュケーションを開始する．本格的なサイコエデュケーションが開始されるのは，通常ほぼ寛解に達した回復期となる．家族に対するサイコエデュケーションは，急性期に開始することができるが，その際，とりわけ留意すべきことは，疾患に関する情報を家族の反応を配慮せず一方的に教えようとしたり，さらには家族を批判したり「犯人扱い」するような態度を慎むことである[9][III]．すなわち双極性障害は，誰の過失でもない一種の脳の疾患（あるいは生物学的な疾患）ともいえるものであることを説明しておくべきである．

　気分障害患者と同居する成人家族の約半数が治療的介入を要するほどの精

神状態を呈するという報告[10]もあり，双極性障害患者の家族に対する精神療法的配慮も忘れてはならない．こうした治療者側の配慮があって初めて，治療者，患者，家族の治療同盟が形成されうることに留意する．理想的には，家族も準治療者として機能することを目標とする．

D 再発早期発見と予防

　サイコエデュケーションの一環としてあらかじめ患者ならびに家族に再発予防の意義について十分に説明をしておくことが重要である．寛解状態に達した時点で，再発の早期徴候を具体的に教示しておき，そうした徴候を本人が自覚した場合あるい家族が認めた場合，医師へ適切な申告がなされるようにしておくべきである．そのためにも，患者ならびにその家族と医師の間に良好な信頼関係が構築されるべく努める．再発の早期徴候が出現した際，特に軽躁を希求する傾向がみられる患者などにおいては，それを本来の状態ととらえるため治療コンプライアンスが損なわれやすく，そのことが明瞭なエピソード再発の要因となってしまうこともまれならずある．そうした危険性についてもあらかじめ十分に話し合っておくべきである．

　躁病エピソードの再発早期徴候は，患者個人間で多様性があるが，病歴から各個人における前回までの躁病エピソード初期の症状出現様式，構成を把握しておくことが有用である．ただし，多くの患者において，躁病エピソード再発の早期徴候は睡眠時間の短縮であることが多く，再発早期発見の最も有用な標識となる．睡眠パターンを経時的にグラフ化することで再発の早期徴候発見には十分な患者もいるとの指摘もある[8][Ⅲ]．

　種々のライフイベントが病相エピソード再発の誘因となることも少なくない．患者によっては毎回同様のライフイベントが誘因となることもある．したがって寛解期において，個々の患者にとって誘発状況となりうるライフイベントをあらかじめ明らかにし，今後予想されるライフイベントで再発の誘因となる危険性のあるものについては，回避の可能性について話し合うことも予防上重要である[Ⅲ]．しかし実際には，不可避のライフイベントも少なくないため，その際は，気分安定薬を中心とする再発予防的療法の強化ならびに再発徴候の早期発見に特に留意すべきである[Ⅲ]．

●文献

1) 田島 治:躁病エピソード. 精神科治療学 10(臨):110–111, 1995 [E]
2) Petterson U, Fyiro B, Sedrall G: A new scale for the longitudinal rating of manic states. Acta Psychiatr Scand 49:248–256, 1973 [C]
3) 米国精神医学会(髙橋三郎, 大野 裕, 染矢俊幸 訳): DSM-IV-TR 精神疾患の診断・統計マニュアル新訂版. 医学書院, 2004 [A]
4) 坂元 薫:双極性障害の治療—躁病の治療と双極性障害の予防療法. 大塚俊男(編):エビデンス精神科医療—実証的証拠に基づく精神疾患の治療指針, I 気分・不安・人格の障害, pp95–121, 日本評論社, 1998 [A, E]
5) Keck PE Jr, Perlis RH, Otto MW, et al: The Expert Consensus Guidelines: Treatment of Bipolar Disorder 2004. Postgrad Med Special Report 1–120, 2004 [E]
6) Sachs GS, Prntz DJ, Kahn DA, et al: The expert consensus guideline series: Medication treatment of bipolar disorder 2000. Postgrad Med Special Report 1–104, 2000 [E]
7) Rothbaum BO, Astin MC: Integration of pharmacotherapy and psychotherapy for bipolar disorder. J Clin Psychiatry 61(suppl 9):68–75, 2000 [B]
8) American Psychiatric Association (APA): Practice guideline for the treatment of patients with bipolar disorder (revision). Am J Psychiatry 159(4 Suppl):1–50, 2002 [A]
9) 坂元 薫:うつ病再発・再燃予防における家族療法の役割. 精神科治療学 15:29–36, 2000 [A, E]
10) Coyne, JC, Kessler RC, Tal M, et al: Living with a depressed person. J Consult Clin Psychol 55:347–352, 1987 [D]

〈坂元　薫〉

II. 急性期治療

A 治療原則

　躁病急性期は，気分の異常な高揚と活動性の亢進などにより社会的逸脱行動を伴いやすく，その結果，それまでの対人関係が破壊されたり職業的機能や日常の社会活動に著しい障害を惹起することもまれではない．そのため，躊躇することなく迅速な治療的対応を開始すべきである[1][I]．このようにして治療関係の樹立に努めつつも，行動の限界設定が必要な際には，毅然とした態度で臨むべきである．

　治療の開始に当たっては，まず症状の程度と数，社会的機能の障害の程度に従って，患者が軽躁状態か中等度の躁状態か重症の躁状態かの重症度評価を行う[1-3][II]．重症度評価には，**表24**(p.264)に示したようにDSM-IV-TR基準による重症度評価が簡便であり実際的である．

　なお以下に述べる軽症躁病とは，DSM-IV-TRの軽躁病エピソードあるいは，躁病エピソードの軽症に相当し，中等症の躁病とはDSM-IV-TRの躁病性エピソードの中等症に，重症躁病とはDSM-IVの躁病性エピソードの重症（精神病性の特徴を伴わないもの，伴うもの）にそれぞれ相当するものとする．

　なお初回の躁病エピソードに際しては，躁状態を呈する器質性疾患（二次性躁病）[4]（**表25**）の鑑別のために必要な器質的検索を行う．

　躁病急性期の身体的治療は，第一に気分安定薬を中心とする薬物療法を考慮する[1-3][I]．しかし，急速な治療反応性を必要とする場合，例えば，著しく重症の躁病で生命を脅かす危険性を伴う場合，気分安定薬あるいは抗精神病薬が無効あるいは副作用のため使用できない場合，妊娠や悪性症候群，その他身体的問題があり薬物療法が施行できない場合には，電気けいれん療法（ECT）を第一に考慮する[1-3][I]．

　治療原則ならびに薬物身体療法のポイントを躁病急性期治療の治療アルゴリズムとして**図6**にまとめた．

表25　二次性躁病(secondary mania)の診断基準と原因疾患，薬物

1. 診断基準：
   1) 少なくとも1週間の持続期間
   2) 高揚気分あるいは刺激性
   3) 次の症状のうち2つ以上を呈する
      (a)多動，(b)多弁，(c)観念奔逸，(d)誇大念慮，(e)睡眠欲求の減少，(f)注意の転導性，(g)判断力の欠如
   4) 感情病の既往がなく，錯乱や見当識障害，せん妄，意識混濁を伴わない
2. 診断を妥当にする所見：
   1) 感情病の家族歴がない
   2) 器質的原因と躁状態との時間的並行関係
   3) 高年齢での発症
3. 原因疾患：
   脳血管障害，頭部外傷，脳腫瘍，脳手術，側頭葉てんかん，多発性硬化症，正常圧水頭症，甲状腺機能亢進症，Cushing症候群，ビタミンB_{12}欠乏症，インフルエンザ，Q熱，AIDS
4. 原因薬剤：
   ステロイド，甲状腺ホルモン，L-dopa，ブロマイド，LSD，INH，メチルフェニデート

B　治療環境の選択

　軽症躁病から中等症躁病は外来治療が可能である．特に軽症躁病では，原則として外来治療が選択される[1-3][II]．重症躁病は，原則として入院治療が望ましく，医療保護入院による治療が必要となることが多い．
　入院治療の必要性の程度によって分類すると以下のようになる[1-3][II]．
(1) 入院治療が強く推奨される場合：
　　暴力行為，セルフケアの極度の悪化の危険性が高い場合，重篤な精神病症状を伴う場合(特に行動に重大な影響を及ぼすような妄想や幻覚を伴う場合)
(2) 通常，入院治療が推奨される場合：
　　外来治療に協力的ではない場合，服薬コンプライアンスが不良な場合，躁的言動により社会的問題を引き起こすような社会的立場にある場合，乱費，仕事上あるいは性的行動に関する判断力が不十分の場合，重篤ではないが精神病症状を伴う場合，心理社会的サポートが不十分あるいは家族と敵対し，家族よりのサポートを得られない場合，薬物乱用を伴う場合

```
                    ┌─────────────────┐
                    │ (軽) 躁病エピソード │
                    │  (DSM-IV-TR)    │
                    └────────┬────────┘
                             ▼
                    ┌─────────────────┐
                    │  治療関係の確立   │
                    └────────┬────────┘
                             ▼
                    ┌─────────────────┐
                    │  治療環境の選択   │
                    └────────┬────────┘
                       ┌─────┴─────┐
                     (外来)      (入院)
```

軽症〜中等症 「古典的」躁病	中等症〜軽症 不機嫌 混合状態	重症 精神病像
LI or VPA + CBZ	VPA or CBZ + AAP	LI or PA or CBZ + AAP or NLP

2〜3 週間の十分量投与後
部分的反応あるいは無効

↓

気分安定薬の変更 or 追加
+
AAP or NLP 増量

↓

無効

↓

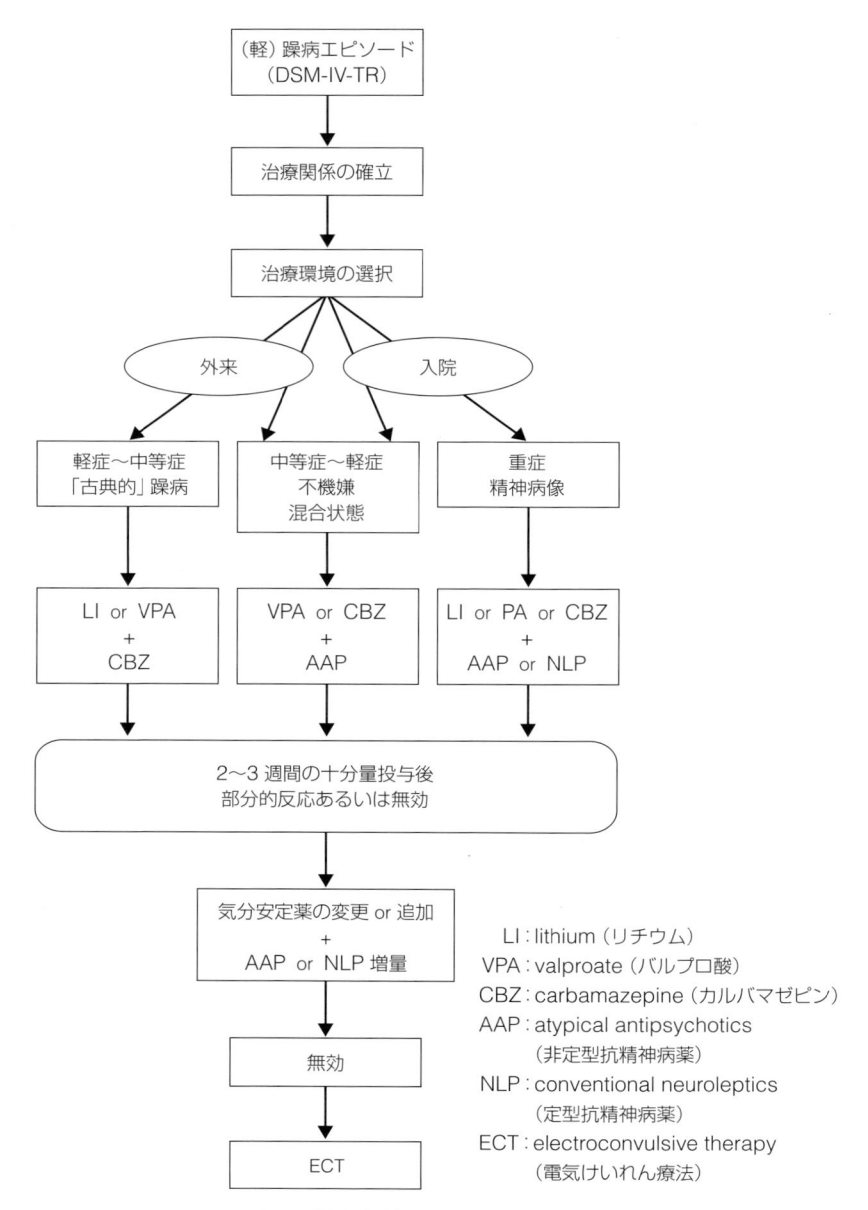

ECT

LI : lithium (リチウム)
VPA : valproate (バルプロ酸)
CBZ : carbamazepine (カルバマゼピン)
AAP : atypical antipsychotics
　　　(非定型抗精神病薬)
NLP : conventional neuroleptics
　　　(定型抗精神病薬)
ECT : electroconvulsive therapy
　　　(電気けいれん療法)

図 6　躁病急性期の治療アルゴリズム

(3) 入院が考慮される場合：
　　身体疾患を合併している場合，薬物療法に対する反応性，忍容性が不良な場合，初発躁病エピソード

C 薬物身体療法

1. 薬物療法

a. 多幸感を主とする軽症から中等症の「古典的」躁病の治療

　抗うつ薬が投与されている場合には，まずこれを中止とする．そして，リチウムあるいはバルプロ酸単剤投与を原則とする[1-3][I]が，時にカルバマゼピンが推奨されることもある[1-3][II]．

　リチウムを使用する場合は，表26に示したこれらの薬剤の禁忌事項の有無のチェックがまず必要である．リチウムは，1日400 mg分2あるいは600 mg分3程度から開始する．4～5日目ならびに7日目に血中濃度を測定し，有効濃度域(0.6～1.2 mEq/l)にあるかを確認する．効果が不十分であれば5～7日ごとに200 mg程度ずつ増量し，血中濃度に注意しつつ1,000～1,200 mgまで試みる（ちなみに米国では，900～2,400 mg/日が推奨されている）．なお高齢者に対しては200～300 mg/日から開始し，1週間から10日かけて増量し，最高量も600 mg以下とする．

表26　リチウムの絶対禁忌と相対禁忌（慎重投与）

禁忌	慎重投与
●腎障害 ●急性心筋梗塞 ●重症筋無力症 ●妊娠第1三半期（妊娠14週未満） ●重篤な電解質バランス異常 ●授乳中	●急性心筋梗塞以外の心疾患 ●Parkinson病 ●妊娠第2・3三半期（妊娠14週以降） ●分娩 ●てんかん ●甲状腺機能障害 ●小脳障害 ●認知症 ●その他の中枢神経疾患 ●高齢者 ●糖尿病 ●潰瘍性大腸炎

バルプロ酸は，400 mg/日程度から開始し，数日ごとに 200 mg/日増量し，600〜800 mg まで増量する．さらに症状の程度によっては 1,200 mg まで増量可能である（ちなみに米国では 1,000〜3,000 mg/日が推奨されている）．血中濃度は 70〜100 μg/ml が有効濃度とされている．

カルバマゼピンは 1 日 200 mg 程度より開始し，数日ごとに 200 mg/日増量し，400〜800 mg まで増量する．さらに症状の程度によっては 1,200 mg まで増量可能である（ちなみに米国では 400〜1,600 mg/日が推奨されている）．血中濃度は 4〜12 μg/ml が適量とされている．

これらの気分安定薬は，通常 1 日 2 回投与が推奨されるが，忍容性が認められる場合には，就寝時単回投与も推奨されている[Ⅱ]．

第一選択の気分安定薬を 2〜3 週間，十分量使用しても十分な効果が認められない場合には，その薬剤を中止とせず，別の気分安定薬との併用療法へ移行することが推奨される[1)][Ⅱ]．第一選択の気分安定薬の中止により状態増悪が生じたり，両者の併用で抗躁効果が増強される可能性があるからである．

なお睡眠障害が悪循環的に躁状態を増悪させるので，不眠に対しては，ベンゾジアゼピンの追加を考慮すべきである[2,3)][Ⅱ]．特に，抗躁作用が示唆されているクロナゼパムを 1〜3 mg 程度就寝前に用いることもすすめられる[5)][Ⅲ]．

b. 不機嫌，易怒性が目立つ中等症の躁病

不機嫌，易怒性，多動，多弁の目立つ中等症の躁病に対しても，気分安定薬による治療が中心となるが，比較的急速な行動のコントロールが必要とされる場合には，効果発現の比較的遅いリチウムではなく，バルプロ酸が第一選択薬として推奨される[1-3)][Ⅱ]．バルプロ酸 20 mg/kg/日の投与で血中濃度を速やかに治療レベルに到達させることができるとされるが，上記同様，これは米国での推奨投与量であることを考慮しておく必要がある．またはカルバマゼピンの使用も推奨される[1-3)][Ⅱ]．

躁状態の重症度がより高い場合，あるいは気分安定薬単剤に十分な反応がみられない場合は，気分安定薬の併用あるいは気分安定薬と抗精神病薬の併用を考慮する[1-3,6)][Ⅱ]．併用する抗精神病薬として代表的なものは，従来は，ハロペリドール（5〜10 mg/日），クロルプロマジン（100〜300 mg/日）などであったが，近年では，錐体外路系副作用がより少なく気分安定薬に準ずる再発予防効果も示唆されているオランザピン（10〜20 mg/日），クエチアピン（300〜

750 mg/日），アリピプラゾール（12～30 mg/日），あるいはリスペリドン（2～8 mg/日）などの非定型抗精神病薬の併用が推奨される［II］．

実際，気分安定薬単剤に比べこれらの非定型抗精神病薬を併用したほうが，改善度が有意に優れるとした報告[7]がある．ただしわが国では，いずれの非定型抗精神病薬も現時点では，躁病が保険適応外となっていることに留意しておく必要がある（米国では，上述の非定型抗精神病薬のいずれも適応症として躁病が承認されている）．

2～3週間して気分安定薬の最大効果が得られるようになるころから，症状の再燃がないことを確かめながら2～3週間かけて抗精神病薬の漸減を試みる［III］．

c. 重症躁病の治療

精神運動興奮が著しい重症躁病例や幻覚・妄想などの精神病像を伴う重症の躁病例においては，気分安定薬（通常はバルプロ酸あるいはカルバマゼピン，場合によってはリチウム）と抗精神病薬の併用療法が基本となる[1-3]［II］．併用される抗精神病薬としては，ハロペリドール（10～20 mg/日）以外にも強力な抗躁効果を有するゾテピン（100～300 mg/日）やスルトプリド（150～1,800 mg/日）があるが，上述のように非定型抗精神病薬の併用も積極的に考慮する[3]［II］．ただし経口投与が困難で，ハロペリドール10～20 mg/日の非経口的投与が必要な場合も少なくない．この場合には，躁状態が改善し経口投与が可能になりしだい，気分安定薬の併用を開始し，状態の改善に従って抗精神病薬を漸減し，気分安定薬を主体とした治療としていく．ただし，気分に調和しない精神病像を伴う場合には，抗精神病薬の持続投与を考慮する場合がある［III］．

d. 薬剤の副作用出現時の対処法

リチウム投与時には，血中リチウム濃度を定期的に測定し，腎機能，甲状腺機能，心電図を定期的にモニタリングし，リチウムの重篤な副作用発現に対して早期発見，早期治療をこころがけることが必要である[1-3]［I］．リチウムによる初期の副作用が出現した場合には，リチウムを減量する．それにより数日で消退することが多い．血中濃度が2.0 mEq/lを超える重篤な中毒症状が出現した場合には，リチウムの即時中止，電解質平衡の維持と浸透圧利尿薬，重炭酸ナトリウム，アミノフィリンなどの投与を行い，これらによっ

ても中毒症状の改善が得られない場合は，血液透析が必要となる．

バルプロ酸，カルバマゼピン，抗精神病薬の副作用出現に対しては，適宜，該当薬剤の減量ならびに中止を考慮する．

2. 電気けいれん療法（ECT）

電気けいれん療法は，修正型 ECT（modified ECT; m-ECT）によるのが望ましい[III]．なお ECT 施行の際には，バルプロ酸，カルバマゼピンの投与は中止とするのが望ましい[II]．バルプロ酸，カルバマゼピンによりけいれん閾値が上昇し ECT の効果が得られなくなることがあるからである．

なお，リチウムと ECT の併用により，せん妄やてんかん重積状態出現の危険性が高まるとする報告もあるので注意を要する[1][II]．ただし，両者併用によりせん妄が出現した場合であっても，リチウムの中止で速やかな改善がみられるとされる[1]．

● 文献

1) American Psychiatric Association (APA): Practice guideline for the treatment of patients with bipolar disorder (revision). Am J Psychiatry 159(4 Suppl):1–50, 2002 [A]
2) Keck PE Jr, Perlis RH, Otto MW, et al: The Expert Consensus Guidelines: Treatment of Bipolar Disorder 2004. Postgrad Med Special Report 1–120, 2004 [E]
3) Sachs GS, Prntz DJ, Kahn DA, et al: The expert consensus guideline series: Medication treatment of bipolar disorder 2000. Postgrad Med Special Report 1–104, 2000 [E]
4) Krauthammer C, Klerman GL: Secondary mania. Arch Gen Psychiatry 35:1345–1348, 1978 [D]
5) 神庭重信：躁うつ病の薬物治療学 1. 未解決問題への試みの解答. 精神科治療学 6:1051–1058, 1991 [A, E]
6) Freeman MP, Stoll AL: Mood stabilizer combinations: A review of safety and efficacy. Am J Psychiatry 155:12–21, 1998 [A]
7) Gyulai L, Bowden CL, McElroy SL, et al: Maintenance efficacy of divalproex in the prevention of bipolar depression. Neuropsychopharmacology 28:1374–1382, 2003 [B]

〔坂元　薫〕

III. 回復期治療（継続療法）

　軽症，中等症の初回躁病エピソードの場合は，急性期症状が改善してからも 2〜6 か月間（すなわち，発症から数えて 6〜12 か月）は再燃の可能性あるいはうつ転の可能性が高いので，急性期治療に用いた気分安定薬を最小の副作用で最大の効果が得られる用量に調整し，投与を継続する．抗精神病薬やベンゾジアゼピンは，漸減中止とするのがのぞましいが[1,2][II]，抗精神病薬の継続投与が有効な場合があり，その際は，定型抗精神病薬ではなく，リスペリドンあるいはオランザピンなどの非定型抗精神病薬の併用が推奨される[2][II]．

　最終的に薬物が減量され中止されたのちにも，安定した寛解状態が持続するかを確認するため，薬物中止直後から定期的な外来通院を促し，患者を注意深く観察すべきである．それができない場合には，I-D 項（p.266）の記載に従い再発の初期徴候を患者ならびに家族に教示しておき，もしその徴候が出現した場合には早期の受診をするように十分教示しておくべきである[III]．

　なお，初回躁病エピソードであっても重症躁病例においては，V 項「再発予防治療（維持療法）」（p.278）に述べる予防的維持療法に移行することが望ましい[1,2][II]．

● 文献

1) Keck PE Jr, Perlis RH, Otto MW, et al: The Expert Consensus Guidelines: Treatment of Bipolar Disorder 2004. Postgrad Med Special Report 1–120, 2004 [E]
2) Sachs GS, Prntz DJ, Kahn DA, et al: The expert consensus guideline series: Medication treatment of bipolar disorder 2000. Postgrad Med Special Report 1–104, 2000 [E]

〈坂元　薫〉

IV. 双極性うつ病エピソードの治療

A 治療原則

　基本的には，単極性うつ病エピソードの治療に準じるが，躁転ならびにそれに基づく長期経過の不安定性がもたらされる可能性があるため，抗うつ薬の単独投与は避けるのが原則である[1,2][I]．

B 薬物身体療法

　軽症〜中等症の大うつ病エピソードでは，気分安定薬と抗うつ薬の併用を行い，大うつ病エピソードが軽症の場合には，気分安定薬の単独投与も考慮する[1,2][II]．精神病症状を伴わない重症大うつ病エピソードは，気分安定薬と抗うつ薬の併用とし，精神病症状を伴う大うつ病エピソードは，気分安定薬，抗うつ薬，抗精神病薬の併用またはECTを考慮する[1,2][II]．特に，薬物療法に反応がみられなかった精神病症状を伴う大うつ病あるいは重症の非精神病性大うつ病に対しては，ECTを考慮すべきである[1,2][II]．
　抗うつ薬の選択に関しては，三環系抗うつ薬よりも躁転率が低い[3]とされるSSRI（選択的セロトニン再取込み阻害薬）が推奨される[II]．

C 精神療法

　基本的には，うつ病性障害（単極うつ病）に準じるが，双極うつ病はしばしば遷延し，治療が困難なことが少なくないことを，患者や家族の治療意欲や希望をなるべく損なわないようなかたちをとりながらも，治療経過の比較的早期に説明しておくべきである[III]．

● 文献

1) Keck PE Jr, Perlis RH, Otto MW, et al: The Expert Consensus Guidelines: Treatment of Bipolar Disorder 2004. Postgrad Med Special Report 1–120, 2004 [E]
2) Sachs GS, Prntz DJ, Kahn DA, et al: The expert consensus guideline series: Medication treatment of bipolar disorder 2000. Postgrad Med Special Report 1–104, 2000 [E]
3) Peet M: Induction of mania with selective serotonine reupake inhibitors and tricyclic antiepressants. Br J Pscychiatry 164:549–550, 1996 [C]

（坂元　薫）

V. 再発予防治療（維持療法）

A 治療原則

1. 再発予防治療（維持療法）導入の決定と開始時期

　双極性障害は，再発性が高い疾患であり再発予防治療が重要な課題となる．すべての双極性障害患者に対して再発予防を目的とする維持療法に関する適切な情報が伝えられなければならない[1][I]．維持療法を開始するか否かは，維持的薬物療法の有無に伴う再発の頻度の相違や，その治療に伴う危険性と負担などに関する判断に基づいて決定される．その決定は，患者，精神科医そして可能ならば家族の参加を得てなされるべきである[I]．その際，少なくとも2年間は予防療法を継続することにおいて医師-患者間で同意が得られていることが望ましいとされる[2][III]．

　一般的には過去の病相の程度，回数ならびに患者の希望を総合的に判断して導入時期が決定されるべきである．躁病エピソードが1回でもあれば，躁病の急性期治療，回復期治療に引き続いて予防療法に移行することを推奨する精神科医も少なくないが，米国精神医学会の双極性障害患者の治療ガイドラインでは，2回の躁病エピソードを経験したのちに予防療法に導入すれば，予防療法の利益が患者の負担に優ることが示唆されている[1][II]．

　米国の精神科専門医による治療ガイドラインでは，予防療法の開始時期を一般的には2回の躁病エピソード後とし，1回の躁病エピソード後であっても，重症躁病の場合や双極性障害の濃厚な家族歴を有する場合には予防療法の開始を推奨している[3,4][II]．つまり重症の躁病で初発したような場合，躁病再発による患者本人の蒙る損失を考え，さらに患者の希望も勘案して直ちに再発予防療法が開始されるのが望ましい[3][II]．また双極II型障害の場合には，3回の軽躁病エピソードがあるか頻回かつ重症の大うつ病エピソードがある場合に再発予防療法が開始されることが推奨されている[3][II]．

2. 再発予防治療における薬剤選択

a. 薬剤選択の原則

　第一選択薬としては，その効果と安全性に関するこれまでの臨床的研究によるデータから，リチウムが強く推奨されている[1][I]．リチウムによる再発予防療法中に，もし再発した場合でもその程度を軽減できることに加えて，病相間欠期の臨床的閾値下の（臨床的病相に至らない）気分変動を軽減することもその重要な作用として指摘されている[1][II]．しかしリチウム非反応者や副作用のため服用困難な患者の場合には，バルプロ酸やカルバマゼピンによる予防療法を考慮する[1][II]．ただし，躁病急性期の治療と同様に，2剤以上の気分安定薬の併用により，単剤より良好な予防効果の得られる患者もいるので，リチウム非反応者であってもリチウムを中止とせず他剤との併用療法も推奨される[1][II]．

　米国の精神科専門医による治療ガイドラインでは，バルプロ酸がリチウムと並んで再発予防的療法の第一選択薬とされており，特に長期忍容性の観点からは，リチウムよりもバルプロ酸の有用性が指摘されている[3,4][II]．

b. リチウム，カルバマゼピン，バルプロ酸の予防効果の比較

　これまでに施行された無作為化比較対照試験（randomized controlled trial; RCT）の結果によれば，カルバマゼピンの予防効果は，リチウムに比べて同等かやや劣るとされる[5][I]．しかし，カルバマゼピンはリチウム抵抗性の症例にも有効であることが注目される．またカルバマゼピンは，躁病予防作用に比べうつ病予防作用は弱いという指摘がある[6]．バルプロ酸は，リチウム非反応性の症例にも有効であることがオープン試験で示されている[6]．リチウムとの大規模なRCTの結果によれば，バルプロ酸にリチウムとほぼ同等の再発予防効果があることが示唆されている[7]．

3. 経過ならびに病相構造による気分安定薬の選択指針

　岸本[8]は，双極性障害の病相経過を構成する諸指標である，①病相頻度，②躁・うつ循環の有無とその順序，③躁病相／うつ病相比とそれらの重症度，④間欠期の有無を総合して「病相構造」と呼んでいる．双極性障害の予防療法

において気分安定薬への反応性をある程度予測し，その選択を決定する際に，この病相構造が一つの指標となる[Ⅲ]．

Kukopulosら[9]は，双極性障害の病相発現パターンを分類して，リチウムの反応性を検討している[Ⅱ]．それによれば，リチウム予防投与に最もよく反応するのが躁-うつ-間欠期経過型(MDI)であり，その中でも，とりわけ軽躁-うつ-間欠期(mDI)の患者は極めてよく反応すると指摘している．逆に，最もリチウムへの反応性が低かったのが，躁病相とうつ病相とが間欠期をもたずに頻繁に繰り返される持続循環経過-短周期(continuous circular course with rapid cyclers; CC-RC)のものであったという．

一方，うつ-躁-間欠期経過型(DMI)は，MDIの患者ほどリチウムに反応せず，むしろリチウム投与によって躁病相後の間欠期が短縮することにより，病相反復の頻度が増し間欠期のない持続循環型へと移行することもあるという．ただし，こうした病相頻発化にはうつ病相の際の抗うつ薬の使用が強く関係しているため，DMI型のうつ病相にあっても抗うつ薬が投与されなければ，こうした病相頻発化経過は予防できるという．

したがって，DMI型の症例には可能な限りリチウム単剤治療が試みられべきであり，やむをえず抗うつ薬を併用する場合は躁転を予防するため，うつ状態の改善に応じて速やかに抗うつ薬を減量・中止すべきであり，抗うつ薬の予防的維持投与は避けるのが望ましい[10][Ⅲ]．

躁病相/うつ病相比に関しては，うつ病相優位の病相構造を有するものは，リチウム，カルバマゼピンなどの気分安定薬の病相予防効果は躁病相優位のものに比べて劣るとする指摘がある[8]．こうしたうつ病相優位のものに対しては，リチウムとクロナゼパムの併用を推奨する意見がある[8,10][Ⅲ]．

4. 抗うつ薬の再発予防的投与の是非

双極性障害のうち過去12か月間に少なくとも4回の大うつ病，躁病，混合性，または軽躁病性エピソードの基準を満たすものは，「ラピッドサイクラー」(rapid cycler；病相頻発型)と呼ばれる．

抗うつ薬投与を躁転や病相頻発化の原因とみなすか否かに関しては，肯定と否定の見解が相半ばしているのが現状であるが[11,12]，ラピッドサイクラー化と抗うつ薬の因果関係に関する相反する見解の最大公約数として，以下のようにまとめられる[Ⅲ]．

「双極性障害患者のうち少なくとも一部，ことに元来病相を頻発しやすいラピッドサイクラーのハイリスクグループ（女性，双極型気分障害，rapid cyclingの既往，循環気質，気分高揚者など）では，三環系抗うつ薬の投与によりrapid cyclingが誘発される可能性があり，また現にrapid cycling経過を呈している症例の一部では三環系抗うつ薬の投与が病相周期をさらに短縮する可能性が高い．そしてこれらの症例では，抗うつ薬の中止によってラピッドサイクラーではなくなり，経過が安定化することがある」．

5. 再発予防治療の中止時期——離脱躁病をめぐる問題

　上述のように少なくとも2年間，可能ならば3年間，再発予防治療で寛解が維持された際に再発予防治療の終了を考慮する[2][III]．この際，以前の病相の回数が多いほど，あるいは病相の程度が重ければ重いほど予防療法の期間を長く設定すべきである[13][III]．

　リチウムによる予防療法の中止の際には，リチウム中止後早期に躁病エピソードが誘発されやすくなること（離脱躁病）を示唆する報告が少なくないことに注意する[1,2,14,15]．すなわちSuppesら[14]は，リチウムによる予防療法によって安定した経過を示している患者において，リチウムを中断後10週間以内に躁病の再発が起こりやすいことを見出している．さらに，リチウム中断後の病相周期がリチウム治療導入前よりも短縮化する症例が少なくないことから，リチウム中断により双極性障害の経過が自然経過よりも悪化したり，リチウムによる予防療法が有効であった症例が，リチウム中断後にリチウム非反応性となってしまうことがあることも指摘している．一方，近年では，こうした現象を否定する報告[15]もあり，Suppesら[14]の見解は否定的となっている．

　いずれにせよリチウムを中断する場合には，徐々に（数か月かけて）減量することが推奨されている[1][I]．なお，カルバマゼピンやバルプロ酸の予防療法中止による躁病の再発に関しては，これまでにデータはなく今後の課題であるが，やはり投与量の漸減が推奨されている[II]．

6. 心理社会的治療

　再発予防のためにもサイコエデュケーションを行うことが重要である[1][I]．

特に，睡眠障害が新たな躁病相の誘因となったり，再発の初期徴候となりうることを教示し，明瞭な躁病相の予防のための規則正しい睡眠パターンの確保に努めるよう指導すべきである[II]．躁病の再発の初期徴候が出現した場合には，直ちに B-2 項(p.283)で述べるような対処を開始する．

なお，持続的葛藤状況が病相頻発化の一要因となることもあるので，とりわけ病相頻発例では持続的葛藤状況も十分に視野に入れたうえで，それらと病相頻発の間の悪循環を絶ち切る治療的方策を考えることも重要である[10][III]．

7. 妊娠，出産に対する対処

リチウム，バルプロ酸，カルバマゼピンのいずれも，妊娠中，特に妊娠第1三半期に服用した場合には，催奇形性が高まることが知られている[1][II]．例えば，リチウム服用中の妊婦の児における大奇形の発生率は，4～12%にも及ぶことが指摘されている．妊娠した場合には，一時的にリチウム服用を中止するか，再発の危険性が高い場合に限り，患者と十分に相談のうえ，妊娠後期に慎重投与することもある．

また重症の双極性障害で，短期間にせよ気分安定薬の中断が再発の危険性を明らかに高めると判断される場合は，全妊娠期間を通じて気分安定薬が継続されることもある．その際は，あらかじめ奇形発現の危険性に関する十分なカウンセリングが必要であり，また妊娠経過の慎重な監視が必要である[1][II]．

双極性障害において，気分安定薬に準ずる予防効果が示唆されている非定型抗精神病薬の催奇形性は，リチウム，バルプロ酸，カルバマゼピンに比較すれば低く，これらへの置換を試みることも治療の選択肢となろう．

なお躁病，大うつ病の妊婦に対する最も安全かつ効果的な治療はECTである[1][II]という指摘も考慮しておくべきである．

B 薬物身体療法

1. リチウムによる再発予防治療

躁病急性期にリチウムが有効で，副作用も臨床的に問題にならなかった場

合には，リチウムを第一選択薬とする[16][I]．

a. 投与量，投与方法，血中濃度モニタリング

予防療法に用いられるリチウムの投与量は，400～800 mg/日であるが，コンプライアンスを高めるため1日2回分服あるいは就寝時単回投与を試みるなどの工夫もする[3][II]．リチウムの血中濃度測定に関しては，最初の2か月は1～2週間に1回の測定，その後は3～6か月に1回の測定が推奨されている[3][II]．

リチウムの血中濃度は，通常0.6～0.8 mEq/l の維持濃度が選択される[1][II]．これは0.83 mEq/l での再発率は13%と低く，0.54 mEq/l での再発率は38%と高いが，後者のほうが手指振戦や口渇などの副作用発生頻度が低く，脱落率も低くなるという結果に基づいている[17]．すなわち，長期に服薬が必要となる予防療法においては，有効率よりも安全性を優先させた投与量設定を考慮する[III]．ただし，リチウムの血中濃度が0.5 mEq/l 以下では十分な再発予防効果は期待できないとされる[III]．

b. 副作用モニタリング

腎機能，甲状腺機能，心電図を定期的に(維持療法開始6か月以内に2～3回，それ以降年に1～2回)モニタリングし，長期投与に伴う副作用の早期発見に努める[1,3][II]．

2. リチウム非反応者に対する再発予防治療

急性期にリチウムに反応しなかった者や副作用のため服用困難な患者の場合には，他の気分安定薬による予防療法を考慮する[3,4][II]．ただし，躁病急性期にリチウム単剤に反応がみられず，リチウムとカルバマゼピンあるいはリチウムとバルプロ酸との併用で効果がみられた場合には，リチウムを含む2剤以上の気分安定薬の併用による予防療法を考慮する．特に病相が頻発する症例やうつ病相優位の経過をとる症例では，気分安定薬の併用(リチウム＋バルプロ酸，リチウム＋カルバマゼピン，リチウム＋カルバマゼピン＋クロナゼパムなど)を考慮する[18][II]．カルバマゼピン，バルプロ酸は通常400～600 mg/日を投与する．

一方，躁病急性期にリチウムが有効であっても，リチウムによる維持療法

開始後，病相再発の回数の減少あるいは病相の程度の改善がまったくみられない場合は，リチウム予防療法無効例と考え，バルプロ酸，カルバマゼピンへの切り替えあるいはそれらとの併用療法を考慮する[1,3][II]．なおバルプロ酸とカルバマゼピンとを併用する際には，薬剤相互作用によりカルバマゼピンを減量傾向とし，バルプロ酸を増量傾向としなくてはならないことに注意を要する[1][II]．

3. 躁病エピソード，大うつ病エピソード再発時の対処

リチウムによる予防療法中に躁病エピソードがみられた場合には，リチウムの血中濃度を急性期の治療濃度（$0.8～1.2\,mEq/l$）とすべく，リチウムの増量による対処を考慮する[1][II]．ただし病相の重症度が高い場合には，躁病急性期の治療に準じて他の気分安定薬の併用[18]，あるいは非定型抗精神病薬の併用を考慮する[1,3,4][II]．大うつ病エピソードがみられた場合には，比較的軽症例に対しては，リチウムの増量で対処するが，中等症以上の際には，抗うつ薬の併用を考慮する[3,4,19][II]．

それらによる治療が奏効して症状が軽快すれば，それに応じて非定型抗精神病薬や抗うつ薬を減量，中止として，それまでにリチウムによる予防療法が有効であると判断されれば，リチウム単剤による治療に戻すのが原則である[3,4][II]．

バルプロ酸あるいはカルバマゼピンによる予防療法施行中に躁病エピソードあるいは大うつ病エピソードがみられた場合にも，上述のリチウムの場合に準じて，まずこれらの増量による対処を考慮し，次いで，他の気分安定薬ならびに非定型抗精神病薬の併用[18][II]あるいは抗うつ薬の併用[19][II]を考慮する．

4. ラピッドサイクラーに対する薬物療法

ラピッドサイクラーに対しては，まず気分安定薬の単独使用を考慮する．気分安定薬としては，第一にバルプロ酸が推奨される[3,4][II]．次にカルバマゼピンも推奨される[3,4][II]が，リチウム単剤に対する反応性はあまりよくないとされる[3,4]．気分安定薬が無効あるいは部分的反応の場合には，気分安定薬の併用（リチウム＋バルプロ酸，リチウム＋カルバマゼピン）を考慮する[3,4]

[Ⅱ]．これによっても十分な反応がみられない場合には，リスペリドンやオランザピンなどの非定型抗精神病薬の追加を考慮する[3,4][Ⅱ]．あるいは，気分安定薬に L-サイロキシン（T_4）100〜200 mg/日を追加投与することも考慮する．この際，free T_4 濃度が正常上限の150％に至るまで漸増することもある[3,4][Ⅱ]．

　このように，抗うつ薬が病相頻発を加速する可能性があるため，可能な限り一度は抗うつ薬の中止を考慮する[3,4][Ⅱ]．そのうえで，経過がどのように変化するかを評価し，対象例が抗うつ薬により病相周期の短縮がもたらされた症例であるか否かが確認されるべきである[Ⅲ]．抗うつ薬中止の結果，病相周期が長くなり病相頻度も減少すれば，抗うつ薬の中止は継続されるべきである[Ⅲ]．抗うつ薬中止後も，うつ病相の重症度や持続期間など経過に変化が生じなければ，そもそもその抗うつ薬による治療の意味がなかったことになる．

　一方，抗うつ薬中止後，うつ病相がそれまでに比し重症化したり，病相期間が延長するような場合には，抗うつ薬の再投与を考慮する．その際は，上述の双極性うつ病の治療に準ずる．すなわち，うつ病が改善しつつある早期の段階で抗うつ薬を減量，中止し維持療法は行わないこととする．さらに抗うつ薬の代わりに，アルプラゾラム，エチル・ロフラゼペイト，エチゾラム，クロナゼパムなどの抗うつ作用をある程度有することが示唆されている抗不安薬の投与でうつ病相の治療を行う方法もある[Ⅲ]．ことにクロナゼパムは，気分安定薬としての作用も示唆されるものであり，積極的に試みられるべきであろう[Ⅲ]．

　なお，ラピッドサイクラーには女性が多いため，性周期との関連性が見落とされないような配慮も必要である[Ⅲ]．

　病相の交代や病像の変化に逐一応じて治療薬を次々と変更，追加するなどして不必要に治療を複雑化し，ひいては多剤併用による病像の複雑化と不安定化をもたらすことのないよう留意する[10][Ⅲ]．治療と状態変化の関連が一目でわかるような臨床経過表を作成をすることは，抗うつ薬中止の際の患者への説明に有用なだけでなく，効果的な予防療法が行えているかどうかの判断の一助ともなる[1][Ⅱ]．

● 文献

1) American Psychiatric Association (APA): Practice guideline for the treatment of patients with bipolar disorder (revision). Am J Psychiatry 159(4 Suppl):1–50, 2002 [A]
2) Goodwin, GM: Recurrence of mania after lithium withdrawal. Implication for the use of lithium in the treatment of bipolar affective disorder. Br J Psychiatry 164:149–152, 1994 [A, E]
3) Keck PE Jr, Perlis RH, Otto MW, et al: The Expert Consensus Guidelines: Treatment of Bipolar Disorder 2004. Postgrad Med Special Report 1–120, 2004 [E]
4) Sachs GS, Prntz DJ, Kahn DA, et al: The expert consensus guideline series: Medication treatment of bipolar disorder 2000. Postgrad Med Special Report 1–104, 2000 [E]
5) Calabrese JR, et al: lithium and the anticonvulsants in the treatment of bipolar disorder. *In* Bloom FE (ed): Psychopharmacology: The Fourth Generation of Progress, pp1099–1111, Raven Press, New York, 1995 [A]
6) 樋口輝彦：躁うつ病の薬物治療学 2. 気分安定薬の現況. 精神科治療学 6:1959–1066, 1991 [A, E]
7) Bowden CL, et al: A randomized, placebo-controlled 12-month trial of divalproex and lithium in treatment of outpatients with bipolar I disorder. Arch Gen Psychiatry 57:481–489, 2000 [B]
8) 岸本 朗：頻発性気分障害 (rapid cycler) の治療. 臨床精神医学 22:1117–1127, 1993 [A, E]
9) Kukopulos A, Caliari B, Tundo, A, et al: Rapid cyclers, temperament and antidepressants. Compr Psychiatry 24:249–258, 1983 [C]
10) 坂元 薫：双極性障害の治療—躁病の治療と双極性障害の予防療法. 大塚俊男 (編)：エビデンス精神科医療—実証的証拠に基づく精神疾患の治療指針, I 気分・不安・人格の障害, pp95–121, 日本評論社, 1998 [A, E]
11) 古川壽亮：抗うつ薬は気分障害の経過を不安定化させるか？ 急性期治療/継続治療/予防療法の観点から. 精神科治療学 7:903–909, 1992 [A, E]
12) 神庭重信：抗うつ薬による躁転あるいは病相の頻発化の問題. 精神科治療学 7:911–917, 1992 [A, E]
13) 神庭重信：躁うつ病の薬物治療学 1. 未解決問題への試みの解答. 精神科治療学 6:1051–1058, 1991 [A, E]
14) Suppes T, Baldessarini RJ, Faedda, GL, et al: Risk of recurrence following discontinuation of lithium treatment in bipolar disorder. Arch Gen Psychiatry 48:1082–1088, 1991 [A]
15) Moncrieff J: lithium revised- A re-examination of the placebo-controlled trials of lithium prophylaxis in manic-depressive disorder. Br J Psychiatry 167:569–574, 1995 [B]
16) Davis JM, Janicak PG, Hogan DM: Mood stabilizer in the prevention of recurrent affective disorders: a meta-analysis. Acta Psychiatr Scand 100:406–417, 1999 [A]
17) Gelenberg AJ, Kane JM, Keller MB, et al: Comparison of standard and low serum levels of lithium for maintenance treatment of bipolar disorders. N Engl J Med 321:1489–1493, 1989 [B]

18) Freeman MP, Stoll AL: Mood stabilizer combinations: A review of safety and efficacy. Am J Psychiatry 155:12–21, 1998 [A]
19) Young LT, Joffe RT, Robb JC, et al: Double-blind comparison of addition of a second mood stabilizer versus an antidepressant to an initial mood stabilizer for treatment of patients with bipolar depression. Am J Psychiatry 157:124–126, 2000 [B]

〔坂元　薫〕

第3章

治療法の解説

I. 薬物療法

　双極性障害の患者の治療において，薬物療法は，急性期のみならず，再発予防においても重要な位置を占めている．しかし，大うつ病を対象とした抗うつ薬の無作為化比較対照試験(randomized controlled trial; RCT)と比べて，双極性障害のみを対象としたRCTは少なく，特にプラセボとの比較を行った研究はさらに少ない．また，これらのRCTのうち，いくつかの報告を除いてサンプルサイズが小さく，結果の解釈にかなり統計学的な限界がある[1]．
　本稿では，これらの問題点はあるものの，現時点で明らかにされているそれぞれの薬物の効果について紹介する．次に，これらの薬物を用いる際に留意すべき副作用を説明したうえで，実際の治療法についても言及したい．
　双極性障害の治療にはいくつかの種類の向精神薬が用いられるが，本稿では双極性障害の薬物治療の根幹をなすと考えられる気分安定薬について紙面を割いて述べていきたい．また，抗精神病薬，抗うつ薬，さらにそれ以外の補助的に用いられている薬物や評価が十分定まっていない新しい薬物などについても，順を追って記載したい．

A 気分安定薬

　現在，気分安定薬として考えられているのは，リチウム，カルバマゼピン，バルプロ酸の3種類である．リチウムの抗躁作用が最初に報告されたのは1949年[2]で，1960年代に入り，双極性障害の急性期および維持期の治療薬として

広く受け入れられるようになった[3]．一方，カルバマゼピンとバルプロ酸の双極性障害に対する有効性は1970年代後半になって初めて報告された[4]．現時点では双極性障害治療に関する臨床研究の数や内容の広がりは，リチウムが他の2剤を大きく上回っている．

精神科医が，双極性障害の患者の薬物治療において，最初にしなければならないことはどの気分安定薬を用いるかという決定である．双極性障害の治療は病相の変化に伴い変わっていく部分もあるが，気分安定薬はあらゆる病相で必要で，維持療法においてもその選択が重要となる．それゆえ，薬物治療の選択は，3種類の気分安定薬のおのおのの利点と欠点，使用の際の優先順位，過去の治療反応性，安全性，特異的な副作用の既往，忍容性などより，個々の症例について判断する必要がある．

1. リチウム

近年，バルプロ酸に関する新しい治験が精力的に集積されつつある[5]が，リチウムは双極性障害の第一選択薬として中心的位置を占めている[6]．その理由として，多くの患者で忍容性があり，適切な臨床的なマネージメントが行われる状況では副作用が問題となることは少なく，典型的な症状をもつ双極性障害患者では病相の急性期治療のみならず再発予防に有効であるからである[6]．

a. 標的症状と治療効果
1）急性期躁状態

リチウムの抗躁作用は多くの研究結果から証明されている．初期に行われた10報の非比較対照試験によれば，413例中81％の双極性障害患者でリチウム治療により躁症状が軽減したことが明らかにされた[7]．その後行われた4つのプラセボ対照試験[8-11]において，116例の躁状態患者のうち78％がリチウム治療に反応したことが報告された[12]．近年行われたリチウム，バルプロ酸とプラセボによる比較対照試験において，リチウムを服用した患者のうち49％が3週間以内に躁症状の50％以上の改善を認め，リチウムの効果はプラセボ(25％)より明らかに優れているとされている[13]（表27）．12報のRCTを用いて行われたメタアナリシスによれば，リチウムはプラセボやクロルプロマジンと比べてより有効であったが，ハロペリドールとは有意差はなかっ

表 27 リチウムの抗躁効果に関するプラセボ対照試験

著者〔発表年〕	方法	N	観察期間	反応性
Schou, et al〔1954〕	crossover, RCT	30	不定	40%が著明改善，50%が改善
Maggs〔1963〕	D-Bl, crossover, RCT	18	14日	リチウム群で28例中9例が脱落
Goodwin, et al〔1969〕	D-Bl, crossover	12	21日	4例が著明改善，4例が改善，1例が部分的，3例が悪化
Stokes, et al〔1971〕	D-Bl, crossover	38	10～14日	75%が改善，7%が不変，18%が悪化
Bowden, et al〔1994〕	D-Bl, RCT	110	21日	49%が著明改善，25%がプラセボに反応

crossover：クロスオーバー法，RCT：無作為化比較対照試験，D-Bl：二重盲検法

た[14]．最近，発表された非定型抗精神病薬，気分安定薬の躁病エピソードに対する効果を検討したメタアナリシスにおいても，リチウムの効果は検証されている[15]．

リチウムは，誇大感や高揚感をもった典型的な躁状態では極めて高い有効性を示し，その治療反応性は高く60～90%とされる[13,16-21]．これに対し，不機嫌や混合病像といった非定型的な躁状態では，反応性は低く30～40%と考えられている[17-21]．非定型病像に関する調査によれば，40%を超える躁状態患者が非定型病像を呈するとされ[16,18,21,22]，半数近い躁病患者ではリチウム単独療法により十分な反応が得られないことが示唆される．

急性躁状態のリチウムに対する良好な反応を予測させるものとして，過去の良好な治療反応性，一親等の気分障害の存在などがある[23]．これに対してリチウムに対する不良な反応性の指標としては，病相頻発型[24-26]，重篤な躁状態[27]，薬物依存の併存[27,28]，そして，うつ—躁—寛解の順を呈するタイプなどが知られている[26]．

2) 急性期うつ状態

Zornbergら[29]は，双極性障害のうつ状態に対しリチウムとプラセボを比較した9報のコントロール研究をまとめ，リチウムの反応率は85例中79%で，プラセボは60例中36%であったことを明らかにした（表28）．これらの研究

表 28　リチウムの抗うつ効果に関するプラセボ対照試験

著者〔発表年〕	方法	N	観察期間	反応性
Fieve, et al〔1968〕	D-Bl	29	21 日	32%がリチウムで改善し，プラセボより有意
Goodwin, et al〔1969〕	D-Bl, crossover (AB)	13	1～43 日	10 例がリチウムに反応し，プラセボ置換により 7 例が再発
Greenspan, et al〔1970〕	D-Bl, crossover (AB)	3	28 日	全例がリチウムにより気分安定
Stokes, et al〔1971〕	D-Bl, crossover (AB)	18	7～10 日	リチウムにより 59%が反応し，プラセボにより 48%が反応
Goodwin, et al〔1972〕	D-Bl, crossover (ABA)	40	14～28 日	32 例がリチウムに反応し，プラセボ置換により 12 例が再発
Noyes, et al〔1974〕	D-Bl, crossover (ABA)	6	14～28 日	6 例がリチウムに反応し，プラセボ置換により 4 例が再発
Baron, et al〔1975〕	D-Bl, crossover (ABA)	8	19 日	7 例がリチウムに反応し，プラセボ置換により 4 例が再発
Mendels〔1976〕	D-Bl, crossover (ABA)	13	21 日	9 例がリチウムに反応し，プラセボ置換により 6 例が再発 69%(9/13)
Donnelly, et al〔1978〕	D-Bl, crossover (AB)	33	28 日	21 例がリチウムに反応

D-Bl：二重盲検法，crossover：クロスオーバー法，AB：実薬–プラセボ，ABA：実薬–プラセボ–実薬

の中には方法論的に問題点のあるものも含まれているが，リチウムは双極性障害患者のうつ状態に対しても有効な薬物であることが示唆される．

エキスパートコンセンサスガイドライン[30]は，単独で抗うつ作用をもつリチウムを双極性障害の抑うつ状態の治療の第一選択薬として推奨している．すなわち，双極性障害の患者が抑うつ状態となったとき，適切な量のリチウム投与を受けていない患者では，リチウムの投与量を適切なレベルまで増量することが必要となる．しかし，リチウムの抑うつ状態に対する治療効果発

表 29　リチウムの双極性障害の予防効果に関するプラセボ対照試験

著者〔発表年〕	方法	N	観察期間	再発率	
				リチウム群	プラセボ群
Baastrup, et al〔1970〕	D-Bl, RCT	50	5 か月	0%	55%
Melia〔1970〕	D-Bl, RCT	15	24 か月	57%	75%
Coppen, et al〔1971〕	D-Bl, RCT	38	4〜26 か月	18%	100%
Cundall, et al〔1972〕	D-Bl, crossover, RCT	24	12 か月	33%	83%
Stallone〔1973〕	D-Bl, RCT	52	8〜22 か月	44%	93%
Prien, et al〔1973〕	Bl, RCT	205	24 か月	43%	81%

D-Bl：二重盲検法，RCT：無作為化比較対照試験，crossover：クロスオーバー法，Bl：盲検法

現は躁状態に比較すると長く，多くの患者では 6〜8 週間の期間が必要である[31]．よって患者の状態がリチウムの治療効果発現までに猶予がない場合に，抗うつ薬などを加えることは必要である．

3）維持期寛解状態（表 29）

1960 年代から行われてきたオープン試験の結果から，リチウムは病相の出現頻度，持続期間，重症度を軽減させるという報告[28]がなされてきた．その後行われた RCT をまとめて再検討した結果，患者選定の基準，再発の定義，経過観察期間が異なるといった問題点もあるが，プラセボ群では 81％が再発したのに対しリチウム群では 34％しか再発しなかった[28]．これらの結果より，リチウムの双極性障害の維持療法としての有用性は 1970 年代にはすでに確立していた．

しかし，1990 年代に入り，双極性障害に対するリチウムの再発予防効果は，当初考えられていたほど高くはないとする長期追跡研究が発表され，リチウムの効果は長期間投与するにつれて減弱していく可能性が指摘されている[32-34]．また，長期投与の腎機能や甲状腺機能に及ぼす影響も懸念され，リチウムによる維持療法を再評価する必要があるとの報告[35]もなされている．

その一方，Baldessarini ら[36]は，1970〜90 年代に発表されたリチウムの長期投与試験に関する報告を年代ごとに比較し，リチウム治療中の患者の再発

率は30年間減少傾向にあること,治療を受けていない患者の再発率は受けている患者の約19倍であり30年間変わっていなかったことを報告した.さらに,リチウムの維持療法の効果が1970～97年の間でも変化していないことも明らかにし,双極性障害に対するリチウムの維持療法が無効,かつ有害であるという主張には根拠がないと反論している.最近,発表された非定型抗精神病薬,気分安定薬の維持療法に関する効果を14報のRCTを用いて検討したメタアナリシスにおいても,リチウムの効果は検証されている[37].

一方,リチウムを用いた維持療法の中断により,躁病相を中心とする病相の出現が高頻度に起こることが報告されている.ある研究では,リチウムを中断すると,6か月間に50%以上の双極性障害患者が再発するとしている[38].ただ,この現象が疾患の再発なのか「リチウム退薬症候群」なのかはっきりしていない[39,40].

Manderら[41]は,リチウム寛解維持療法中の双極性障害患者について,リチウムとプラセボを用いたクロスオーバー法による比較試験を行い,その中断の影響を検討している.それによると14例中7例が再発したが,そのすべてがプラセボを投与された時期に再発していた.また別の研究では,リチウム中断による再発例の中には,再度リチウムを使用しても予防効果がみられず,より重篤で,薬物抵抗性の病態を呈することも報告されている[42].したがって,これまで有効であったリチウムによる維持療法を中止する際には,リチウムを漸減中止する必要がある.漸減することにより早期の再発の危険性を軽減できることが報告されている[38,43].

リチウムの予防効果に関する臨床的な指標として,Abou-Saleh[44]は症候学,病前性格および経過などから予測を試みている.良好な反応因子としては,誇大的で爽快な躁病,気分と一致した精神病像,躁病の家族歴,循環性格であることを挙げている.その一方で,不良な反応因子としては,頻発性の経過,慢性の経過,躁うつの混合症状の存在,アルコール・薬物乱用,甲状腺機能低下症などが挙げられている.

b. 副作用(表30)

リチウムを服用している患者の75%がなんらかの副作用を経験している[3,28].これらの副作用の臨床的意義はさまざまで,多くは軽微な副作用であり,リチウムの投与量の調節や投与方法の変更により軽減あるいは消失する.

リチウムの副作用として,口渇,多飲・多尿症,体重増加,認知障害(記憶

表30 気分安定薬の副作用

	リチウム	カルバマゼピン	バルプロ酸
使用量に関係した副作用	口渇，多尿，体重増加認知障害，振戦，鎮静，協調運動障害，胃腸症状，脱毛，浮腫，心電導障害，甲状腺機能低下症	複視，眼振，倦怠感，悪心，めまい，運動失調皮疹，肝機能障害，白血球・血小板減少症	胃腸症状，肝機能障害振戦，鎮静，脱毛，食欲亢進，体重増加，白血球・血小板減少症
特異的副作用	乾癬，囊胞性痤瘡，形態学的な腎変化	無顆粒球症，再生不良性貧血，皮疹（紅斑），剝奪性皮膚炎，低Na・低浸透圧血症甲状腺ホルモン低下，副腎皮質ホルモン上昇，肝障害，膵炎，心伝導障害	肝機能障害，膵炎，顆粒球減少，多囊胞性卵巣，高アンドロゲン血症

障害，集中力低下，困惑，思考遅延），振戦，鎮静または傾眠，運動障害，胃腸障害（悪心，嘔吐，消化不良，下痢），脱毛，白血球増加，痤瘡，乾癬，浮腫などがある．

1）用量依存性の副作用

Schou[45]は，平均リチウム濃度が0.68 mEq/lの患者は，0.85 mEq/lの患者に比べ，副作用が30％少ないことを報告しており，用量に依存して副作用の頻度が上がる可能性を示唆している．

リチウムは，腎のバソプレシン感受性のアデニレートシクラーゼを投与量に依存して阻害し，可逆性の腎の濃縮力低下を起こす．その結果，約25％のリチウム服用中の患者に多尿や口渇がみられる[46]．また，多尿に関係なく口渇が生じる場合もある．リチウムは，唾液量を減少させることにより直接口渇を起こす．そのため，リチウム治療中の患者でう歯の出現が多いことが指摘されている[46]．

リチウム治療中の約30％の患者で，甲状腺機能の変化や体液量の変化とは関係なく体重増加がみられるが，これは一般人口の3倍である[46]．体重増加は特に維持療法を受けている患者で顕著なため，女性患者ではコンプライアンスを低下させ，再発の危険性を高める要因となる．

Prohaskaら[47]は，リチウム服用中の患者では単純運動課題，精神運動課題，スピード課題などを実施中の情報処理過程の遅延が生じること，また記

憶への干渉が起こり短期記憶から長期記憶への変換も困難となることを報告している．さらに，その中で，これらの現象がすべての患者に生じる副作用ではないこと，甲状腺機能障害といった他の要因によっても起こりうることを挙げ，一定の結論を出すにはいまだ十分でないことを強調している．

リチウムは心機能に対してもさまざまな影響を及ぼすが，臨床的に問題となることは多くない．心電図上 T 波の変化が出現することもあるが，通常，治療を必要とせずリチウム投与を継続してよい．既往に心伝導障害のある患者では，リチウム服用中に不整脈の増悪や，新たな不整脈が発生することも報告されている[3]．

リチウムは，甲状腺刺激ホルモンに関連した細胞内情報伝達系に影響を与え，甲状腺機能を障害することが知られている[46]．その結果，リチウム維持療法中の 5％以上の患者で甲状腺機能低下症が起こり，5～35％の患者でサブクリニカルな甲状腺機能低下症が起こるとされる[46]．この異常はリチウム治療開始後 6～18 か月目ころに出現することが多い[3,48]とされるが，通常リチウムの投与をやめれば可逆的に回復する[3]．リチウム治療を継続することは必ずしも禁忌ではなく，その場合は甲状腺ホルモンの補充を行う必要がある[3]．典型的な甲状腺機能低下症の臨床症状を示す場合だけでなく，サブクリニカルな甲状腺機能低下症により，一部の双極性障害患者は抑うつ状態や病相頻発をきたすことがある．もしもこれらの症候が出現し，甲状腺機能の低下が検査上で明らかとなれば，甲状腺ホルモンの補充や，リチウムの中止も考慮する必要がある[49,50]．

2）特異的な副作用

リチウム治療に関連して，乾癬が生じたり，増悪したとの症例が複数報告されている．そのうち，一部の症例では，標準的な皮膚科的治療への反応性が悪くリチウム治療中止によって初めて症状が改善された症例も報告されている[3]．

10 年以上の長期にわたってリチウム治療を受けた患者の 10～20％で，腎の間質の線維化，尿細管上皮細胞の脱落，糸球体硬化といった非可逆的な病理組織学的な変化が起こることが指摘されている[51-53]．リチウム治療中の患者 39 例のクレアチニンクリアランスを最低 4 年間にわたって調査した報告では，臨床的に有意な変化はみられなかったが，尿量は 10～20％増加し，腎の濃縮力は 7～10％減少した[46]．さらに，長期のリチウム治療開始後 10 年以

上経過した症例で血清クレアチニン濃度の上昇を認めた症例が少数報告されている[53].

3) 催奇形性

1970年代はじめに行われたリチウムベイビーの国際登録研究により，妊娠初期のリチウムへの曝露は，Ebstein奇形に代表される先天的な心血管系の奇形の危険性を高めるという結果が示された[54,55].すなわち妊娠初期のリチウム曝露により，この奇形の危険性は一般人口の1/20,000から1/50に400倍高くなることが報告された.しかし，この登録研究には方法論的に大きな問題があり，副作用の出現頻度が過度に見積もられることが指摘されている[56].最近の疫学的研究から，妊娠早期のリチウム曝露後の心奇形の危険性は1/2,000(0.05%)～1/1,000(0.1%)の間にあり，一般人口の10～20倍であることが明らかにされている[56].よって，Ebstein奇形の相対的危険度は若干高いものであるが，絶対的危険度はかなり低いものといえる.

初期の報告では，妊娠前にリチウムをカルバマゼピンやバルプロ酸のような他の気分安定薬に切り替えることをすすめていた[57,58].しかしながら，妊娠初期はどの気分安定薬にさらされても催奇形性が増加する.カルバマゼピンは特に最初の3か月の曝露で，神経管欠損，頭蓋顔面の欠損，指爪低形成などの催奇形の可能性が高まる[59].バルプロ酸もまた神経管欠損の危険を1～5%もっている[60,61].よって，器官形成期である妊娠初期3か月間は，原則として，いずれの気分安定薬の投与も見合わせる必要がある.

4) 中毒，過剰投与

リチウムの中毒作用は，血中濃度と強く相関する.多くの患者は中毒症状を1.5 mEq/l 以上の濃度で自覚するようになり，2.0 mEq/l 以上では致死的な副作用が生じる.1.5 mEq/l 以上の初期の中毒徴候としては，著明な振戦，悪心と下痢，目のかすみ，めまい，錯乱，深部腱反射亢進などがある[62].2.5 mEq/l 以上になると，けいれん，昏迷，不整脈，神経学的後遺症を生じる.副作用の発生には血中濃度と，その高い血中濃度が持続した期間の双方が関連しているため，急速に血中濃度を下げることが治療上重要である[62].さらに，重篤な中毒の治療中に，一度血中濃度が低下したのちに，再度血中濃度が上昇する「第2の山」を経験することがあるため，血中濃度を継続して測定する必要がある.

血液透析は過剰なリチウムを急速かつ確実に除去する方法である．リチウム中毒における血液透析を導入する基準は，厳密には決められていないが，患者の臨床症状とリチウム血中濃度の両方を考慮に入れる必要がある．臨床的に中毒の症状が重篤なときには，透析を行う必要がある[62]．

c. 薬物動態と相互作用

　リチウムは，わが国では炭酸塩として錠剤になっているが，諸外国ではクエン酸塩としてシロップになっているものや徐放剤も存在する．リチウムは服用後，容易に吸収され，1.5～2時間後に最高血中濃度に達する．リチウムは体液中に広く分布し蛋白質とは結合せず，代謝を受けず腎から排泄される．血中半減期は14～30時間で，リチウムのクリアランスはクレアチニンクリアランスの約1/4である[3]．

　加齢もしくは病気により糸球体機能が低下すると，リチウムクリアランスが低下し，血中リチウム濃度は上昇する．ダイエット，薬物，その他の理由により引き起こされる電解質不足により，リチウムの再取り込みが増加し血中濃度が上昇する場合もある．サイアザイド系利尿薬は血中リチウム濃度を30～50％も増加させる．フロセミドはリチウム濃度に直接影響を与えないが，総体液量が変化するためリチウム濃度が上昇する可能性がある．非ステロイド性抗炎症薬や，アンジオテンシン変換酵素阻害薬などの薬物もリチウム濃度を上昇させることが報告されている[28]．

d. 実際の治療法

1）治療を始める前に

　リチウム治療を始める前に，リチウム治療に関係する腎，甲状腺，心疾患などの既往を再確認し，妊娠と現在の皮膚疾患の有無も確かめる必要がある．血液，生化学的検査としては血清尿素窒素（BUN）とクレアチニン値，甲状腺機能検査，妊娠反応，さらに40歳以上の患者には心電図検査などを行う[63]．

2）治療に際して

　急性躁状態の治療において，一般的には5～21日程度で反応がみられるが，投与開始後10日以内に症状が改善し始めることが多い．リチウムの消失半減期は14～30時間なので，定常状態に達するまでに5～7日間が必要とされる[28]．一般的には，低用量より始め，血中濃度，反応性，副作用をみなが

ら増量していく．

　躁病治療に関するわが国の臨床試験では，有効リチウム濃度として0.3〜1.2 mEq/l，平均0.6 mEq/lといった結果が得られている[64]．リチウム反応性が不明な場合には，少なくとも0.6 mEq/l以上に設定する必要がある．病相予防に関して，Gelenbergら[65]は，「低」リチウム血中濃度群(0.4〜0.6 mEq/l)の患者では，「標準」リチウム血中濃度群(0.8〜1.0 mEq/l)の患者に比べ，副作用は少なかったが，病相の数は多かったことを明らかにしている．

　リチウム治療を開始し，血中濃度を治療域にもっていくには2つの方法がある．まず，試験的にある量のリチウムを内服し，24時間後に血中濃度を測定し，計算式を用いて，最適な1日投与量を推定する方法である[66]．もう一方は，副作用を最小限にするために，なるべく少量を複数回に分割して内服する．例えば，患者の体重と年齢に応じて1日量300 mgを3回に分けて投与し，治療反応性と副作用をみながら徐々に血中濃度を0.5〜1.2 mEq/lに上昇させる方法である[65]．

　血中濃度の測定は，通常5日以上の間隔を開けるが，急性期治療で血中濃度を急速に増加させる必要がある場合や，中毒が疑われる場合には，5日経たないうちに測定することもある．血中濃度が治療域の上限に近づいたときには，中毒を防止するために投与量を増加させるたびにより短い間隔で検査する必要がある．また，合併症をもつ患者や薬物動態に影響する併用薬を服用している患者，コンプライアンス不良と想定される患者では，頻回に血中濃度測定を行う必要がある[63]．

　一般に，リチウム治療開始後，最初の6か月間は，腎機能は1〜2か月ごとに，甲状腺機能は2〜3か月ごとに検査する必要がある．その後，症状が安定している患者では6か月〜1年ごとに検査を行う．副作用が出現したり，新たな身体的あるいは精神的な症状が出現したときは，そのつど血液検査を行う[3]．

　60歳を過ぎて初発したような躁病患者は，しばしば身体疾患を合併しており，特に注意深く器質的原因を検索する必要がある．高齢の患者の多くはリチウムに対して感受性が高く，若年者と比べて低い血中濃度で治療効果も副作用も出現しやすい[63]．

　妊娠を希望している女性双極性障害患者に関しては，気分安定薬の治療による利点，危険性，そして代替治療についての十分な説明を行う．患者が妊娠を希望し，リチウムの中止を希望した場合，徐々に漸減し，病相の再発の

徴候を早期に見つけるために頻回の受診を指示する．リチウム治療の継続を希望した場合，懐胎16～18週での胎児心エコー検査と高分解能エコー検査，そして血清または羊水のα-フェトプロテインレベルの検査を含む胎児の発育のモニタリングを行いながら治療を継続する[56]．妊娠期間中，腎クリアランスの変化のため定期的な血中リチウム濃度のモニタリングを行いながら，投与量を調整していく必要がある．出産時，胎児へのリチウムの影響を最小限にするため，分娩数日前からリチウムを中止する．双極性障害の再発の可能性が最も高い時期は出産直後から2週間で，25～30%はこの時期に再発するため，分娩後24時間以内にリチウムの再投与を行い，この危険性を軽減する．この方法の問題点としてはリチウムは母乳中に移行するので，授乳を禁止する必要があることである[67]．

2. カルバマゼピン

わが国で行われた優れた臨床研究が端緒となった経緯もあって，カルバマゼピンは国内で2番目に抗躁薬として承認され，気分安定薬としてリチウムとともに汎用されている．これに対して，米国において，近年，特に副作用の面から第一選択薬としての使用が控えられるようになっている[30]．

a. 標的症状と治療効果
1) 急性期躁状態

カルバマゼピンの急性期躁状態に対する効果は15報の対照試験から明らかになっている．6報がプラセボとの比較[68-73]，4報が抗精神病薬との比較[74-77]，5報がリチウムとの比較を行っている[78-82]．これらの研究をまとめると，203例中123例(61%)の患者で明らかな治療反応性が認められた．しかしながら，これまで行われてきたカルバマゼピンの研究は，サンプルサイズが小さく，プラセボの設定がなかったり，併用薬があったりといった問題点があった．近年，カルバマゼピン徐放剤の開発に伴い，効果や安全性を検証するための多数例での2つの臨床試験が行われ，カルバマゼピンの急性期躁状態に対する効果および混合状態のうつ症状に対する効果が示唆された[83,84]．抗精神病薬との効果を比較した報告では，カルバマゼピンによる改善の程度，時間的経過，反応者の割合は，両剤はほぼ同等で，副作用に関してはカルバマゼピンが優れていることを示していた[74-77]．リチウムとの比較に関しては，カルバ

マゼピンの効果は同等とする報告[78,80-82]もあるが，劣る傾向にあるとする報告もある[79]（表31）．

Vasudevら[85]は，第一選択の抗躁薬としてのカルバマゼピンとバルプロ酸の効果と安全性を比較している．バルプロ酸群の73%が治療反応性を示したのに対し，カルバマゼピン群では53%であった．効果発現に関してはバルプロ酸群が1週目から効果を示したのに対して，カルバマゼピン群は2週目以後で，この間多くの追加薬が必要であった．カルバマゼピンの血中濃度は3〜9 μg/mlの間にあり，投与量と治療反応性との間に相関はなかったのに対し，バルプロ酸は50〜100 μg/mlの間にあり，投与量と血中濃度さらには治療反応性との間に相関が認められた．また，副作用の発現頻度もバルプロ酸では少なかった．これらの結果から，第一選択の抗躁薬としてはカルバマゼピンよりもバルプロ酸が優れている可能性を示している．

カルバマゼピンに反応を示す臨床像に関しては予備的な結果しか得られていない．Postら[86]は，リチウムに対する反応性不良の4つの要因，混合状態，病相頻発型，重症躁病，気分障害の家族歴のないことが，カルバマゼピンに対する良好な反応性の指標となることを報告している．オープン試験の結果ではあるが，リチウム治療に反応しない病相頻発型の患者でカルバマゼピンが有効であったことが知られている．また，別の研究では二次性の躁病でリチウムよりカルバマゼピンの効果が優れていたことが示されていた[87]．

これまでの報告からカルバマゼピンの抗躁作用の発現には1〜2週間かかるとされている[79-82]．カルバマゼピンの有効血中濃度については十分な合意はないが，一般的には4〜12 μg/ml[62]とされ，わが国の比較対照試験における平均有効濃度は8 μg/ml[74]となっている．

2) 急性期うつ状態

Dilsaverら[88]は，双極性障害36例（抑うつ状態27例，混合状態9例）を対象に，最長21日間のカルバマゼピン単剤投与を行った．その結果，双極性うつ病患者27例の抑うつ症状は73%改善し，17例が寛解状態に達した．

双極性うつ病を対象とした2つのプラセボとカルバマゼピンの比較対照試験が行われている．1つの報告[68]では13例中5例が有意な改善を示し，そのうち3例がプラセボへの置換により再発した．ただし，カルバマゼピン血中濃度と臨床反応性との間に有意な相関は認められなかった．2つ目の報告[89]は，35例の治療抵抗性の単極性うつ病エピソードを有する患者（24例が双極

表31 カルバマゼピンの抗躁効果に関する比較対照試験

著者〔発表年〕	方法	N	観察期間	反応性
プラセボとの比較				
Ballenger, et al〔1978〕	D-Bl(BABA), RCT	19	11〜56日	69%が改善し、多くがPLA置換により再発
Klein, et al〔1984〕	D-Bl vs. PLA, RCT	43	5週	57%がCBZで改善し55%がPLAで改善、全例HALを服用
Goncalves, et al〔1985〕	D-Bl vs. PLA, RCT	12	3週	100%がCBZに反応し、PLAより有意
Desai, et al〔1987〕	D-Bl vs. PLA, RCT	10	4週	CBZ＋LIがCBZ＋PLAより有効
Okuma, et al〔1988〕	D-Bl vs. PLA	201	4週	50%がCBZで改善し、PLAで30%が改善
Moller, et al〔1989〕	D-Bl vs. PLA	20	3週	両群間の改善に有意差なし、全例HAL24mgを服用
Weisler, et al〔2004〕	D-Bl vs. PLA, RCT	204	3週	CBZで42%、PLAで22%が改善
Weisler, et al〔2005〕	D-Bl vs. PLA, RCT	239	3週	CBZで61%、PLAで29%が改善
リチウムとの比較				
Lenzi, et al〔1986〕	D-Bl vs. LI, RCT	22	19日	両群で有意な改善し、CBZで抗精神病薬の併用量が少ない
Lerer, et al〔1987〕	D-Bl vs. LI, RCT	28	4週	両群間の改善に有意差なし、CGI評価でCBZが劣る
Lusznat, et al〔1988〕	D-Bl vs. LI, RCT	44	6週	両群間の改善に有意差なし
Okuma, et al〔1990〕	D-Bl vs. LI	101	4週	61%がCBZで改善し、59%がLIで改善
Small, et al〔1991〕	D-Bl vs. LI, RCT	48	6〜8週	33%がCBZで改善し、33%がLIで改善
抗精神病薬との比較				
Okuma, et al〔1979〕	D-Bl vs. CP, RCT	55	3〜5週	70%がCBZで改善し、60%がCPで改善
Grossi, et al〔1984〕	D-Bl vs. CP, RCT	32	3週	67%がCBZで改善し、59%がCPで改善
Stoll, et al〔1986〕	D-bl vs. HAL, RCT	32	3週	86%がCBZで改善し、67%がHALで改善
Brown, et al〔1989〕	D-Bl vs. HAL, RCT	17	4週	75%がCBZで改善し、33%がHALで改善

D-Bl：二重盲検法，BABA：プラセボ-実薬-プラセボ-実薬，RCT：無作為化比較対照試験，PLA：プラセボ，CBZ：カルバマゼピン，HAL：ハロペリドール，LI：リチウム，CP：クロルプロマジン

表 32　カルバマゼピンの双極性障害の予防効果に関する比較対照試験

著者〔発表年〕	方法	N	観察期間	反応性	
				CBZ	PLA
Okuma, et al〔1981〕	D-Bl vs. PLA, RCT	15	12 か月	60%	22%
				CBZ	LI
Placidi, et al〔1986〕	D-Bl vs. LI, RCT	56	36 か月	72%	74%
Watkins, et al〔1987〕	D-Bl vs. LI, RCT	37	16～20 か月	84%	83%
Lusznat, et al〔1988〕	D-Bl vs. LI, RCT	14	12 か月	56%	60%
Bellaire, et al〔1990〕	D-Bl vs. LI, RCT	89		85%	86%
Coxhead, et al〔1992〕	D-Bl vs. LI, RCT	31	12 か月	47%	44%
Denicoff, et al〔1997〕	D-Bl vs. crossover, RCT	77	12 か月	31%	33%
Greil, et al〔1997〕	D-Bl vs. LI, RCT	144	30 か月	53%	72%

D-Bl：二重盲検法，RCT：無作為化比較対照試験，crossover：クロスオーバー法，PLA：プラセボ，CBZ：カルバマゼピン，LI：リチウム

性，11 例が単極性)を対象に，カルバマゼピンの急性抗うつ効果を検討した．その結果，24 例の双極性障害患者中 15 例(62%)が治療反応性を示したこと，抗うつ効果は投与 2 週間後には現れ，治療期間中もその効果が持続したことが明らかになった．

3) 維持期寛解状態

6 報の比較対照試験が，双極性障害の維持療法としてのカルバマゼピンの効果を検討している．Okuma ら[90]は，プラセボを対照とした研究で，プラセボ群の 1 年間の再発率が 78% であるのに対し，カルバマゼピン群の再発率は 40% であったことを報告している．他の 5 報の研究ではリチウムとの比較が行われている[80,91-94]．Coxhead ら[94]は，リチウム治療に対して 50% が 1 年以上再発しなかったのに対し，カルバマゼピンでは 49% であった(表 32)．その他の研究は，抗精神病薬，鎮静薬，抗うつ薬の補助的使用が許可されており，実際，多くの患者では補助的治療が必要とされている[80,91-93]．この方法論的な問題点より維持療法としてのカルバマゼピンの効果がリチウムと同等とする結果に疑問が呈示されている[95]．Dardennes ら[96]は，カルバマゼピンとリチウムの双極性障害の予防効果に関する 4 つの RCT のメタアナリシスを行い，カルバマゼピンの予防効果を証明することはできなかったとしている．

カルバマゼピン維持療法に関する長期の追跡研究によれば，カルバマゼピン維持療法を行っている患者のうち 3～4 年後には 18％しか寛解状態を保っていなかったことが明らかにされている[97]．同じように，Post ら[98]は，治療抵抗性気分障害患者の 4 年間の追跡の結果，半分の患者が再発し，多くの患者ではリチウムや他の薬物による治療が必要であったことを明らかにした．

 近年，カルバマゼピンとリチウムの維持療法効果の比較に関する 2 つの RCT が行われている．Greil ら[99]は，144 例の双極性障害患者を対象としリチウムとカルバマゼピンの予防効果について比較した．入院や再発に関しては両薬剤間に有意差はなかった．再発に併用薬や副作用の出現といった要因を加えて解析を行うと，リチウム群で良好な結果が得られた．すなわち，併用薬の使用や重篤な副作用といった幅広い評価を行った場合，双極性障害患者の維持療法に関してリチウムはカルバマゼピンより優れているように思われると結論している．Denicoff ら[100]は，外来通院中の双極性障害患者を対象に，リチウムとカルバマゼピンの維持療法としての効果を 1 年間にわたって検討した．リチウム治療を受けた 42 例中 13 例(31％)が再発し，2 例が副作用のため脱落した．また，カルバマゼピン治療を受けた 35 例中 13 例(37％)が再発し，10 例が副作用のため脱落した．これらの報告からリチウムとカルバマゼピンの効果はほぼ同等と考えられるが，副作用の面からリチウムのほうが有用性が高いと考えられる．

 カルバマゼピンの維持療法の中断が再発のリスクとどのように関係しているかはわかっていないが，多くの臨床家は服用量を徐々に減らすことを推薦している[63]．

 双極性障害のためのカルバマゼピンの有効血中濃度が規定されていないため，てんかんのための治療的血中濃度($4～12\,\mu g/ml$)が一般的に双極性障害患者にも適用されている[63]．

b. 副作用

 カルバマゼピン服用中の 50％以上の患者がなんらかの副作用を経験しており，無顆粒球症や Stevens-Johnson 症候群といった重篤な副作用が生じる場合もあることが知られている[101,102]．

1）用量依存性の副作用

 カルバマゼピンの用量依存性の副作用として，複視，眼振，倦怠感，めま

い，運動失調，頭痛，頭重，眠気，脱力感などが知られている[46]．これらの副作用は，通常，一過性であり，減量，投与回数増加，服用時間の変更といった工夫によりある程度軽減できる．軽度の肝酵素上昇が5～15%の患者で起こるが，カルバマゼピンの減量または中止により改善する[46]．一般的に，高齢者はカルバマゼピンの副作用に関して特に敏感であるので注意を要する．

2) 特異体質による副作用

皮疹（紅斑）を15%以上の患者で生じることがある．全身に広がった場合は，カルバマゼピンの投与を中止する必要がある[46]．

治療早期に白血球減少症が起こることが多い．最も多い所見は白血球数が3,000～4,000/mm^{3}となる中等度の白血球減少症で1～2%の患者でみられる[103]．通常はカルバマゼピンの中止は必要ないが，その後の経過を頻回に調べる必要がある．0.5%の割合で白血球数が3,000/mm^{3}以下となる場合があるが，この場合は速やかにカルバマゼピンを中止する[103]．

低ナトリウム血症は，カルバマゼピンの抗利尿作用による水分保持に関係し，6～31%の患者に起こり，特に高齢者に多くみられる．治療開始後，数か月も経ってから発症することが多く，時にはカルバマゼピンを中止する必要もある[63]．

カルバマゼピンは酵素誘導により，甲状腺ホルモンを減少させたり，副腎皮質ホルモンを上昇させることもある[104]．しかし，これらの影響が臨床的に明らかな症状を示すことはまれである．

重篤な副作用として，無顆粒球症，再生不良性貧血，肝不全，膵炎，Stevens-Johnson症候群がある[101,102]．これらの副作用は通常カルバマゼピンによる治療が開始されて，3～6か月後に起こることが多いが，時には長期間経過したのちに起こることもある．その他のまれな副作用としては，心伝導異常があり，腎機能に関して腎不全，乏尿，血尿，蛋白尿が起こることも知られている[63]．

3) 中毒，過剰投与

6g以上のカルバマゼピンを服用し死に至った症例が報告されている[63]．カルバマゼピン急性中毒の症状には，眼振，眼筋麻痺による複視，小脳および錐体外路症状によるめまいや運動失調，易刺激性，昏迷，昏睡といった意識障害，けいれん発作，呼吸不全がある[63]．心血管系の症状として，頻脈，不

整脈，伝導障害，低血圧がある．抗コリン性の消化器症状も出現する[63]．カルバマゼピン中毒の治療には，対症療法，胃洗浄，血液透析が含まれる．

4）催奇形性

カルバマゼピンの催奇形性は，他の抗てんかん薬と比べて比較的少ないと考えられるが，他剤との併用例では本剤単独投与に比して奇形発生率が高いとの報告がある[59]．妊娠初期のカルバマゼピン治療は，1%の胎児で神経管欠損を起こす[59]．これはカルバマゼピンの肝酵素誘導に起因する葉酸の代謝増加に関連する．この危険性を軽減するために葉酸の追加投与が必要となる[46]．

c．薬物動態と薬物相互作用

カルバマゼピンは，通常服用後4～8時間後に最高血中濃度に達する．カルバマゼピンは肝酵素の自己誘導を起こすので，半減期は単回投与時の48時間から，長期間投与中には7時間に短縮する[46]．

カルバマゼピンは，他の薬物の代謝を酵素誘導により促進し，また高率に蛋白質と結合するため，多くの薬物と相互作用を示す[101,102,104,105]．すなわち，肝で代謝される抗精神病薬，ベンゾジアゼピン系薬物，三環系抗うつ薬，抗てんかん薬，黄体卵胞ホルモン，甲状腺ホルモンなどの多くの薬物の血中濃度をカルバマゼピンは低下させる．逆に，エリスロマイシン，シメチジン，カルシウムチャネル阻害薬であるベラパミルとジルチアゼム，セロトニン再取り込み阻害薬などのカルバマゼピンの代謝を阻害する薬物は，カルバマゼピンの血中濃度を上昇させ，中毒症状を引き起こすことがあり，注意を要する[106,107]．

d．実際の治療法

1）治療を始める前に

カルバマゼピンによる治療を開始する前には，特に血液疾患と肝障害に注意をしながら，既往歴と身体学的検索を行う必要がある．基本的な検査として，末梢血液検査，肝機能，腎機能検査が必要である[108]．特に，高齢者においては低ナトリウム血症の危険性も高く，電解質検査も追加して行う．

2）治療を行うに際して

投与量の幅は200～1,600 mg/日であり，投与量，血中濃度，反応性，副作

用の関係は一定していない．したがって，投与量は反応性と副作用をみながら，徐々に増加させていく[108]．通常，カルバマゼピンは 200～600 mg/日を 3～4 分割して開始される．急性躁状態の入院患者であれば，副作用が出現しなければ 1 日 200 mg ずつ，治療効果が出現するかあるいは副作用が出現するまで 800～1,000 mg/日まで増量する．その後は必要に応じてよりゆるやかな増量を行うこともある．緊急性のない外来患者に対しては，増量はさらに緩徐に行う．急速な増量は，悪心，嘔吐，眠気，めまい，運動失調，複視などの症状を引き起こすことがある．副作用が出現した場合，一時的に投与量を減量し，副作用がなくなってから再び漸増する．

　カルバマゼピン治療開始後 2 か月間は 2 週間ごとに，末梢血液，肝機能検査を行う．骨髄抑制や肝機能障害の徴候がなく検査所見が正常であれば，その後の検査は 3 か月ごとでよい[108]．検査値の異常，徴候，症状があればより頻回な検査が必要となる．しかし，生命に危険を及ぼすような反応は，必ずしも定期的な検査で見つかるとは限らない．したがって患者には肝，血液，皮膚の異常の徴候について説明する．もしも症状が現れたならば報告するように伝えておくことが大切である．徴候を報告することが期待できない患者には，より頻回の臨床的評価および検査が必要である．

3. バルプロ酸

　米国の 2000 年度版エキスパートコンセンサスガイドライン[30]によると，リチウムがバルプロ酸とともに急性躁病の第一選択薬であることには変わりがないが，多幸気分を伴う躁病に対してはバルプロ酸はリチウムと同等とされ，混合性または不快気分を伴う躁病と病相頻発型ではバルプロ酸が優先される．すなわち，1996 年度版[62]と比べてバルプロ酸の比重が大きくなってきている．

　しかしながら，抑うつ状態や維持期におけるバルプロ酸の効果については，いまだ十分に証明されているわけではない．

　わが国でも 2002 年に躁病および躁うつ病の躁状態に対する効能効果が認められ保険適応になった．

表 33 バルプロ酸の抗躁効果に関する対照試験

著者〔発表年〕	方法	N	観察期間	反応性
Emrich, et al〔1980〕	D-Bl（ABA）	5		80％が改善
Brennan, et al〔1984〕	D-Bl（ABA）	8		75％が改善
Post, et al〔1989〕	D-Bl（ABA）	13		54％が改善
Freeman, et al〔1992〕	D-Bl vs. LI	27	3週	64％がVALで改善し，92％がLIで改善
Pope, et al〔1991〕	D-Bl vs. PLA	36	3週	53％がVALで改善し，PLAで11％が改善
Bowden, et al〔1994〕	D-Bl vs. LI & PLA	179	3週	48％がVALで改善し，49％がLIで改善，PLAで25％が改善

D-Bl：二重盲検法，ABA：実薬−プラセボ−実薬，RCT：無作為化比較対照試験，LI：リチウム，VAL：バルプロ酸，PLA：プラセボ

a. 標的症状と治療効果

1）急性期躁状態

Janicakら[106]は，急性期躁状態にバルプロ酸を使用した報告についてまとめ，診断基準の不一致，非盲検，併用薬物などの方法論上の問題はあるものの，297例中56％が「中等度から高度」の改善を示したことを報告した．急性期躁状態に対して，一定の診断基準を用い，併用薬物を制限し，プラセボを対照としたバルプロ酸の効果に関するRCTが2報報告されている．Popeら[109]は36例の急性期躁状態患者を対象に，バルプロ酸はプラセボよりも優れた治療効果を示したことを明らかにした．Bowdenら[13]は，179例の急性期躁状態の入院患者を対象として，バルプロ酸，リチウム，プラセボの投与を21日間行った．その結果，プラセボと比較してバルプロ酸は優れた改善を示し，その効果はリチウムと同程度であったことを報告した（**表33**）．Emilienら[110]は，躁状態に対してリチウムとバルプロ酸またはカルバマゼピンを比較した7報の二重盲検比較試験をまとめメタアナリシスを行い，躁状態に対する効果は3種類の気分安定薬の間で差がないと結論している．

副作用に関しては，バルプロ酸とプラセボとの間に発現頻度の差を認めなかったこと[109]，副作用による脱落率も両群間に有意差はなかったこと[13]から，優れた忍容性をもつことが明らかとなった．

バルプロ酸の急性躁症状に対する効果は，急速大量療法では治療開始後3

日以内に[111,112]，一般的な投与法では5日以内に現れ始めると報告されている[13]．先の2報のRCT[13,109]では，治療開始時の5～7日の範囲で通常の治療濃度に至る漸増法で投与され，バルプロ酸反応者では血中濃度が治療域に達したあとで躁症状の改善が認められたことから，治療効果の発現と血中濃度が関連していることが推定されている．

Bowdenのグループ[113-115]は，バルプロ酸が有効と考えられる臨床像の特徴について検討し，病相頻発型の症例，抑うつ症状を伴うような混合性病像，過去の躁病エピソードの回数が多い症例では，リチウムよりもバルプロ酸に対する反応が良好であることを明らかにした．

有効血中濃度について，てんかん患者では$50～100\mu g/ml$[116]とされるが，気分安定薬としてのバルプロ酸の至適濃度は確立されていない．急性期躁状態を対象とした研究によると，バルプロ酸の血中濃度が$45\mu g/ml$以上で有用な効果が出現し，$125\mu g/ml$以上で副作用が増加してくるとされている[113]．

2報の研究が急性期躁状態治療のバルプロ酸の医療経済上の有用性を指摘している．Keckら[117]は，双極性障害患者のバルプロ酸による急性期治療は，リチウムと比べて，入院期間の短縮により9％のコストが削減できたことを報告した．特にバルプロ酸は混合状態や病相頻発型ではコストの削減に優れていた．Fryeら[118]は78例の双極性障害患者を対象に，気分安定薬による治療と薬物反応性の時間的経過（入院期間）との間の関連性をレトロスペクティブに調査した．バルプロ酸群（10±2日）は，リチウム群（18±1日）やカルバマゼピン群（18±3日）と比べて入院期間が約40％短かった．この理由として，バルプロ酸は，初期の大量投与により速やかに至適濃度に達し抗躁効果を発揮すること，混合状態や病相頻発型にも有効性を示すことが挙げられている．その結果，これらの患者の治療コストも削減することが示唆された．

2）急性期うつ状態

急性双極性うつ病に対するバルプロ酸の効果を検討したRCTは存在しない．オープン試験によれば，双極性うつ病患者の30％は「軽度改善」したが，「著明改善」した患者はほとんどいなかった[119-123]．これはプラセボを投与した場合に得られる結果と同等である．

病相頻発型双極性障害のうつ病エピソードにある患者で，バルプロ酸単独療法により63.6％（7/11例）が，併用療法を含めると47.1％（16/34）が，中等度あるいは著明改善を示した．これらのバルプロ酸に良好な抗うつ反応を示

した症例では，その後の縦断的な経過も良好であった[121]．別の病相頻発型双極性障害を対象とした研究では，バルプロ酸投与により抑うつ状態の中等度以上の改善が速やかに認められ，その後の3～25か月の期間にわたって病相出現の頻度が低下した[124]．すなわち，バルプロ酸により良好な抗うつ作用が得られた症例では，予防効果も現れる可能性が示唆された．

2000年度エキスパートコンセンサスガイドライン[30]では，双極性うつ病に対しても，バルプロ酸をリチウムと同等の単剤治療薬として推奨しているが，この点に関して十分なエビデンスが得られているわけではない．抗うつ薬を必要とする双極性うつ病患者の治療において，躁状態への移行を予防するためにバルプロ酸を使用することは意味があると考えられるが，急性の抗うつ効果については明らかでなく，これらの所見を確認するために多数例でのRCTが必要であろう．

3）維持期寛解状態

維持療法としてのバルプロ酸の非コントロール研究によれば，病相頻発型を含む双極性障害患者において，長期間にわたり病相の再発頻度と再発時の重症度が軽減されたことが報告されている[119,121,123,125]．近年，躁病エピソードから回復した372例を対象として，12か月にわたるバルプロ酸，リチウム，プラセボを比較した大規模なRCTが行われた[126]．その結果，次の躁病またはうつ病エピソードまでの期間は，バルプロ酸群，リチウム群，プラセボ群の3群間で有意差はなかった．ただし，バルプロ酸は，プラセボに比べ再発に伴う治療中断例が少なく，リチウムと比べて維持投与を続けられる期間が長く，抑うつ症状や全体的機能の障害も軽かった．

バルプロ酸の維持療法の中断が，再発の危険性とどの程度関係しているかはわかっていないが，多くの臨床家は服用量を徐々に減らすことを推薦している[63]．

b．副作用

バルプロ酸による副作用の出現は多くない〔**表30**（p.295）参照〕．過鎮静や消化器症状が時に出現するが，一般的に投与量の調節により早期に対処することができる．また，治療域がたいへん広く，非可逆的な副作用は存在せず，過量投与が起こってもリチウムのように生命に危機を及ぼすことは少ない[63]．

1）用量依存性の副作用

バルプロ酸の用量に依存した副作用は，消化器症状（食思不振，悪心，消化不良，嘔吐，下痢），肝機能障害，振戦，失調，鎮静である．肝疾患の既往または合併のある患者は，肝機能障害に起因した中毒を起こす危険性が高い[46]．無症候性の白血球減少と血小板減少が起こることがあるが，カルバマゼピンと比べて発現率は低く0.4%である[103]．その他，脱毛，食欲亢進，体重増加，高アンモニア血症などの副作用も報告されている[63]．

2）特異的な副作用

Isojarviら[127]は，バルプロ酸の長期間投与を受けている20歳以下の女性てんかん患者のうち，80%に多嚢胞性卵巣または高アンドロゲン血症が認められたことを報告した．したがって，双極性障害のためにバルプロ酸の投与を受けている女性患者においても注意する必要がある．まれな副作用ではあるが生命に危機を及ぼす重篤なものとして，致死性肝障害，膵炎，無顆粒球症が起こることがある[63]．致死性の肝障害は，初期には嘔吐，悪心，食欲不振，腹部不快感，全身倦怠感などの症状がみられる．これらの症状の多くは非特異的なため見逃されやすいが，多くの場合症状は急速に進行し，数日のうちに死の転帰をとることもある[63]．

3）催奇形性

バルプロ酸による特徴的な奇形として神経管欠損が報告され，妊娠初期のバルプロ酸曝露により，神経管欠損の起こる頻度は1～2%とされている[128]．また，二分脊椎の危険度は通常の約20倍で，家族性に発生する二分脊椎の頻度と同じといわれる．その他，外表奇形，口唇裂，口蓋裂，指趾・骨の変形などの報告がある[128]．

4）中毒，過剰投与

バルプロ酸は広い治療域をもっており，予想外の中毒は起こりにくい．過剰投与の際の症状としては，傾眠，昏睡となり，最終的には心停止を起こし死亡した例も報告されている．過剰投与は血液透析やナロキソン静注にて治療可能である[106, 107]．

c. 薬物動態と相互作用

　米国では主として divalproex sodium（バルプロ酸とバルプロ酸ナトリウムを等用量含んだ被包錠）が用いられることが多いが，わが国ではバルプロ酸ナトリウムが錠剤，細粒，シロップ，徐放剤として市販されている．徐放剤を除き，これらの形状の違いによる薬物動態の違いはほとんどない[128-130]．バルプロ酸は，内服後速やかに吸収され，1〜4 時間以内に最高血中濃度に達し，半減期は 8〜15 時間である．バルプロ酸徐放剤は，9〜12 時間以内に最高血中濃度に達し，半減期は 16〜26 時間である[128-130]．

　バルプロ酸はほとんどが肝で代謝され，蛋白質と強く結合するため，同じように肝代謝され，蛋白質と結合する薬物との間で相互作用が起こる可能性がある．さらにバルプロ酸は弱いながらも薬物の酸化を抑制する[128,129]．したがって，バルプロ酸を併用することにより，フェノバール，フェニトイン，三環系抗うつ薬といった薬物の代謝が阻害され，血中濃度が上昇する可能性がある．逆に，バルプロ酸の血中濃度は，カルバマゼピンのような酵素誘導作用のある薬物の併用により低下し，また fluoxetine のような代謝を阻害する薬物の併用により上昇する[131]．また，アスピリンのような蛋白質と強く結合する他の薬物を併用することにより血漿蛋白結合部位での競合が起こり，非結合型のバルプロ酸の濃度が上昇し，中毒が突然引き起こされる場合がある[128,129]．

d. 実際の治療法

1）治療を始める前に

　バルプロ酸による治療を開始する前に，特に肝疾患，血液疾患，出血傾向の異常に注意して，身体的既往歴を再度確認する必要がある．可能であれば服薬を開始する前に肝機能と血液学的検査を行う．

2）治療を行うに際して

　バルプロ酸は，副作用の発現を最小限にするために，少量を分割投与で始める．投与量は一般的には 300 mg を 1 日 3 回に分割して始められ，治療反応性や副作用をみながら，数日ごとに 300〜500 mg/日を漸増していく[108]．一般的には血中濃度を 50〜100 μg/ml とする[107]．いったん，定常状態となれば，利便性とコンプライアンスを高めるため，徐放剤などを利用し，簡便な服用法に変更していく．

急性躁状態の患者では薬物に対する忍容性も高いため，バルプロ酸の1日投与量20 mg/kgで治療を開始する方法も報告されている[111,112]．McElroyら[132]は36例の入院躁状態患者を対象にし，バルプロ酸(20 mg/kg/日)とハロペリドール(0.2 mg/kg/日)との6日間のRCTを行い，バルプロ酸の急速大量療法の有効性と副作用の少ないことを証明している．

 バルプロ酸による維持療法を行っている患者に対して，少なくとも6か月ごとに血液検査，肝機能検査を含めて副作用の評価を行っていく必要がある[133]．致死性の肝不全や骨髄抑制の予測にはこれらの検査は役立たないため，患者にこれらの臨床症状を説明し，それらの症状に気づいたときには報告するよう伝えておくことが大切である[101]．

4. 気分安定薬併用療法

 近年，双極性障害の治療に複数の向精神薬が用いられることが多くなっている．3種類以上の薬物が併用投与された治療抵抗性気分障害の入院患者の割合は，1970年代には3.3%であったが，1990年代後半には43.8%にまで増加したことが報告されている[134]．従来よりリチウム治療に反応が乏しい躁状態の場合，補助的治療法として抗精神病薬がしばしば用いられてきたが，カルバマゼピンやバルプロ酸も急性抗躁効果をもつことが示唆されており複数の気分安定薬の併用療法が推奨されている[135]．複数の気分安定薬の併用療法に関して，比較対照試験は少なく，多くはオープン試験の結果であるが，より早い症状の寛解をもたらし，おおむね安全と考えられている．

 この治療法のメリットとして，① それらの薬物が急性の反応性を示すならば長期的な治療反応性の指標となる，② 抗精神病薬による急性期治療を避けることができる，③ 長期的な維持療法期間中の不必要な抗精神病薬の併用を避けることができる，④ 抗精神病薬の併用が行われなかった結果として遅発性ジスキネジアの出現を避けることができるなどが挙げられ，双極性障害の治療として推奨されている[135]．

【リチウムとカルバマゼピン】
a. 標的症状と治療効果

 これまでの報告から，リチウムとカルバマゼピンの併用療法は，急性期躁状態の治療に効果的で安全であることが示されている．Di Costanzoら[136]

は，リチウム単独療法あるいはリチウムとカルバマゼピンの併用療法を受けた 16 例の病相頻発型の患者をレトロスペクティブに調査し，リチウム単独と比べて併用群でより早期の改善が認められたことを報告した．Kramlingerら[137]は，リチウム単独療法に反応せずカルバマゼピン治療中の 7 例の躁状態患者にリチウムの追加投与を行い，症状の改善が観察されたことを報告した．Small ら[138]は，33 例のリチウム服用中の躁状態患者にカルバマゼピンあるいはハロペリドールの追加投与を行った．8 週間後に両群とも同等の改善を示したが，リチウムとカルバマゼピン併用群のほうが副作用の発現が少なかった．

カルバマゼピン単独療法に反応しなかった 15 例のうつ状態患者(13 例が双極性うつ病，2 例が単極性で，8 例が病相頻発型)に，二重盲検法でリチウムの追加が行われた結果，8 例が急速に反応(中等度から著明改善)を示し，そのうち 6 例が臨床的な寛解へ達した[139]．

Kishimoto[140]は，リチウム，カルバマゼピンあるいは両剤の併用を受けている患者 18 例で，どちらか単剤の治療を受けている患者と比べて併用療法を受けている患者で優れた予防効果が経験されたことを報告した．また，14 例のリチウム抵抗性の双極性障害患者を対象とした 1 年間のプロスペクティブ研究で，リチウムとカルバマゼピン併用が，リチウムと抗精神病薬の併用に優っていたことも明らかにされている[141]．

Denicoff ら[100]は，外来通院中の双極性障害患者を対象に，リチウム単独療法，カルバマゼピン単独療法，両者の併用療法の比較をクロスオーバー法にて行った．その結果，中等度以上の反応を示したのは，リチウム群が 33％，カルバマゼピン群 31％，併用群が 55％であった．病相頻発型の既往をもつ患者では，単独療法の反応性は不良で(リチウム 28％，カルバマゼピン 19％)あったが，併用療法では 56％と良好であった．

b. 副作用

リチウムとカルバマゼピンの併用により，神経毒性や羽ばたき振戦が生じた症例が報告されている[142,143]．また，脳血管障害が存在する患者では，特に脆弱性を有し，副作用が現れやすい[144]．これらの結果から，総じてリチウムとカルバマゼピンの併用は安全で有効であるけれども，脳血管障害を合併する患者で副作用が現れやすく注意を要する．

c. 実際の治療法

　一般的に併用療法を行う際に，薬物相互作用や新たな副作用が生じる場合もあるため，効果と危険性について継続的な評価を行う必要がある．これらの危険性を軽減するためには，追加する薬物の投与量を少量とし，徐々に漸増することである．この手法は，特に高齢患者では有用である[135]．

　また，併用療法は薬物のコンプライアンスを低下させる要因となることが知られている[145]．併用療法により患者の症状が安定してくれば，1つの薬物を漸減するほうが望ましい．精神症状の増悪した場合は，気分安定薬の併用療法を再開することとなる[135]．

　気分安定薬の併用療法を行っている場合，抗精神病薬，抗コリン薬，ベンゾジアゼピン系薬物といった他の種類の薬剤の数と量を最小限にする．これは混合病像の出現を防ぐことに有用である．また，患者の精神状態が急激に変化するようであれば，薬物中毒の可能性も考慮する必要がある[108]．

【リチウムとバルプロ酸】
a. 標的症状と治療効果

　12例のリチウム治療中の患者にバルプロ酸あるいはプラセボの追加投与が行われ，最低14週間，多くは1年間にわたってその効果が追跡された．その結果，プラセボ併用群と比べてバルプロ酸併用群では有意に再発が少なかった[146]．さらにリチウムとバルプロ酸の併用療法は，オープン試験やレトロスペクティブ研究[147,148]からも，躁とうつの病相に効果的であることが明らかにされている．また，この併用療法が病相頻発型の症例で有効であったことが示されている[149,150]．

b. 副作用

　リチウムとバルプロ酸の併用療法の問題点としては，体重増加，鎮静，消化器症状，振戦のような副作用が増強する可能性が予想されている[135]．少数例ではあるが16例の患者を対象とした試験で，この併用療法の安全性が示されている[151]．リチウムの薬物動態はバルプロ酸によって変化せず，バルプロ酸併用群とプラセボ併用群で示された副作用に有意差はなかった．

c. 実際の治療法

これまでの結果から，リチウムとバルプロ酸の併用は双極性障害の治療において優れた効果と忍容性を示すと考えられる．双極性障害のエキスパートコンセンサスガイドライン[30]では，リチウム単独療法に抵抗性の躁状態に対する第一選択としてバルプロ酸の併用療法とされている．逆にバルプロ酸に部分的な反応がみられた躁状態患者ではリチウムの追加投与が推奨されている．

【バルプロ酸とカルバマゼピン】
a. 標的症状と治療効果

バルプロ酸とカルバマゼピンの併用は，効果的ではあるがその安全性には問題がある．Schaffら[148]は，カルバマゼピン単独治療で反応しなかった患者29例にバルプロ酸の投与を行い，69％に改善が認められたことを報告した．Tohenら[152]は，バルプロ酸とカルバマゼピンの併用療法を受けた患者を調査し，2例で軽度の副作用を認めたが，12例のすべての双極性障害患者で中等度以上の改善を認めたことを明らかにした．Ketterら[153]は，バルプロ酸とカルバマゼピンの単独療法に抵抗性の病相頻発型の双極性障害の症例で，併用療法により劇的な反応が得られたことを報告した．

b. 副作用

カルバマゼピンはチトクロームP450 3A/3B系を介してカルバマゼピン自身やバルプロ酸の代謝を誘導し，両者の血中濃度を低下させ，再発の危険性を増加させる[154,155]．さらにバルプロ酸はカルバマゼピンの代謝を阻害し，蛋白質に結合したカルバマゼピンを置換して遊離型のカルバマゼピンを増加させ，神経毒性を生じさせることがある[156]．そのため，バルプロ酸とカルバマゼピンの併用療法中は，頻回に血中濃度の測定を行う必要がある．

c. 実際の治療法

バルプロ酸とカルバマゼピンを併用する場合，先に述べた理由によりカルバマゼピンを減量しバルプロ酸を増量する必要がある場合がある．加えて，この組み合わせによる併用療法は神経毒性が生じやすく，注意深い観察が必要である．

米国の2000年度版エキスパートコンセンサスガイドライン[30]の急性期躁

状態の治療アルゴリズムによると，基本的な治療選択は1996年度版[62]と著しい違いはないものの，全体にバルプロ酸の比重が大きくなっている．これに対して，わが国ではカルバマゼピンの臨床研究の端緒となった経緯もあって，気分安定薬としてカルバマゼピンがリチウムとともに汎用されている．わが国で作成された双極性障害（躁病）のアルゴリズムにおいてカルバマゼピンはリチウムと同じく第一選択薬としてバルプロ酸より優位に位置づけられている[157]．また，ヨーロッパの多くの国でも躁状態に対する第一選択薬としてのバルプロ酸が必ずしも受け入れられているわけではない[1]が，1990年代以降の報告を眺めていくと，急性期躁状態治療の趨勢はカルバマゼピンからバルプロ酸へと移りつつあり，リチウムの位置をも脅かしつつある．

しかしながら，バルプロ酸の効果について明らかとなっているのは，急性期躁状態のみであり，抑うつ状態や維持療法に関する効果は十分証明されているわけではない．現段階ではこれらの点に関してはリチウムを用いた研究が最も進んでおり，次いでカルバマゼピンとなるように思われる．

1970年代から1980年代にかけてわが国で行われた双極性障害を対象にしたカルバマゼピンの臨床試験が，双極性障害の薬物治療にもたらした貢献は計り知れないものであった．残念ながら，以後，双極性障害の薬物治療に関してわが国からの有力な情報の発信はなく，諸外国の報告を流用するのみである．今後，双極性障害の薬物治療において新たな取り組みが望まれる．本稿がその際の参考になれば幸いである．

B 抗精神病薬

重症あるいは精神病性の躁状態の急性期治療において抗精神病薬はしばしば用いられる[158-163]．抗精神病薬の使用に関する調査では，双極性障害患者の急性期治療のみならず維持療法においても高頻度に使用されていることが指摘されている[164-166]．しかしながら，維持療法期の定型抗精神病薬の使用は，抑うつ症状の増悪，錐体外路系副作用や遅発性ジスキネジアの発現といった危険性をはらんでいる[167]．

1990年代に入って登場した各種の非定型抗精神病薬が双極性障害の治療薬としても注目され，近年の研究の進展に伴い，非定型抗精神病薬が双極性障害の治療においても大きな位置を占めるようになってきた．

a. 標的症状と治療効果
1) 急性期躁状態

急性期の抗精神病薬使用に関するいくつかの調査が報告されている．Tohenら[168]の研究では，55%の双極性障害患者が退院時に抗精神病薬の投与を受けていた．別の研究では，ほぼ100%の患者で抗精神病薬が使用されていることが報告されている[169,170]．これらの研究をまとめた結果から，869例中592例（68%）が病相期間中に抗精神病薬の投与を受けており，抗精神病薬の併用が高頻度に行われていることが明らかにされている[171]．

急性躁状態の治療において，プラセボを対照とした試験により定型抗精神病薬はプラセボより勝っていることが示されている[27]．Janicakら[172]は，急性期躁状態患者のみを対象とした研究を集め，リチウムと定型抗精神病薬の作用を比較検討した．その結果，急性期躁状態の治療には，定型抗精神病薬よりもリチウムが有効であるという結果が得られた．ただし，定型抗精神病薬はリチウムと比べると，作用発現が速いため強い焦燥や精神病性の患者の初期治療には有効である[173]．

Poolsupら[174]のメタアナリシスによれば，リチウムによる寛解率はクロルプロマジンの約2倍であったこと，ハロペリドールによる概括重症度の改善はリチウムに劣っていたことが明らかにされている．

急性期躁状態の治療に，従来の定型抗精神病薬に代わり非定型抗精神病薬の有用性が報告されている．オランザピンが，2000年に急性躁病に対する適応を米国で認可されたのに続いて，リスペリドン，クエチアピン，アリピプラゾールなどが認可された．

オランザピンはプラセボまたはリチウムを対照とした急性躁病に対する二重盲検比較試験の結果から，プラセボよりも有意に優れ，リチウムと同等の抗躁作用を示したことが明らかにされている[175,176]．

リスペリドンについても，リチウムとハロペリドールを対照とした試験の結果から，リスペリドンは対照薬と同等の効果を示したことが報告されている[177]．その後，複数のプラセボを対照とした試験が行われ，急性躁病に対する有効性が確認されている[178-180]．

クエチアピンは，急性躁病患者を対象としたプラセボ，リチウム，ハロペリドールの比較試験では，プラセボと比較して有効性が確認され，リチウムあるいはハロペリドールと同等の有効性が示唆された[181]．また，気分安定薬

との併用療法における効果も検証されている[182]．

さらにアリピプラゾールは，プラセボを対照とした2つの試験において，急性躁病に対する有効性が明らかにされている[183,184]．

最近，躁病に対する非定型抗精神病薬の効果に関するメタアナリシスが報告されている．Scherkら[185]は，これらの非定型抗精神病薬の躁病に対する効果を評価した24報のRCTについてメタアナリシスを行った．その結果，非定型抗精神病薬はプラセボより優れ，それぞれの薬剤の効果は気分安定薬と同等であったことを明らかにしている．

2）急性期うつ状態

近年，双極性うつ病に対するクエチアピンの有効性に関する臨床知見に大きな注目が集まっている．うつ状態の双極性障害を対象としたクエチアピンのプラセボ対照試験が2つ行われ，いずれの試験においてもプラセボと比べて，クエチアピン300 mgおよび600 mgの投与により，有意に優れた抗うつ効果が認められた．これらの試験において躁転の危険性はプラセボと同等であった．クエチアピンの用量間に大きな差はみられなかった[186,187]．

3）維持期寛解状態

多くの双極性障害患者が退院6か月後も退院時の抗精神病薬の投与を受けていたことが報告されている．その割合をSernyakら[164]は95％，Keckら[165]は68％と報告している．これに対して，初回の躁病エピソードの双極性障害患者のみを対象とした調査では，6か月後に31％しか抗精神病薬投与を受けていなかった[188]．これらの結果は，維持療法期間中での抗精神病薬の使用が初発エピソードと比べて多くのエピソードをもつものでは必要になってくることを示している．さらに罹病期間に関して，13年間の平均罹病期間をもつ患者の95％が抗精神病薬の投与を受けていたのに対し，10年間では68％，1年以内では31％であり，罹病期間と抗精神病薬の服用率との間に関連が推定されている[189]．

維持療法に関して定型抗精神病薬とリチウムの作用について比較を行った報告[190]によれば，リチウムは定型抗精神病薬と比べていくつかの項目で優れていたのに対し，定型抗精神病薬が優れていた項目はまったくなかった．

これに対して，非定型抗精神病薬の維持療法の効果がいくつか検証されている．双極Ｉ型障害を対象とした12か月間のオランザピンとリチウムの二重

盲検比較試験では，オランザピンにより躁病と混合エピソードの再発が有意に少なかったことが報告されている[191]．また，アリピプラゾールにおいては双極Ⅰ型障害に対して100週間にわたるプラセボ対照のRCTが行われ，少なくとも6週間以上のアリピプラゾール単剤により症状が安定している患者においては予防効果があることが示されている[192]．クエチアピンに関しては，双極Ⅰ型障害を対象として104週間にわたって，気分安定薬単剤とクエチアピンの併用の比較が行われた．その結果，躁病エピソードとうつ病エピソードの再発予防に有効であることが明らかになった[193]．

b. 副作用

Kukopulosら[194]は，500例の患者を含んだ大規模な研究結果から，抗精神病薬は，抑うつを起こす危険性，病相頻発化に関与する可能性を有することを指摘している．McElroyら[195]は，双極性障害に対して定型抗精神病薬は，抗躁効果しかもたず抗うつ効果や気分安定作用をもたないと結論づけている．したがって，気分安定薬の使用だけでは良好な反応が得られない精神症状をもつ患者には，長期にわたって定型抗精神病薬の併用を必要とする場合があるが[166]，定型抗精神病薬の使用は維持療法期においては原則的に控える必要がある[189]．

また，気分障害患者は，統合失調症患者と比べて錐体外路系副作用や遅発性ジスキネジアの発現に高い危険性をもち，その割合は2倍に達する[189]．Nasrallahら[196]は，46例の双極性障害患者の26%に，135例の統合失調症の5.9%に錐体外路系副作用や遅発性ジスキネジアを認めたことを報告した．また別の報告では，リチウムに抗精神病薬を併用すると錐体外路系副作用や悪性症候群の発現の危険性が増加することが指摘されている[197]．

非定型抗精神病薬については，定型抗精神病薬と比べて錐体外路系副作用は少ないと考えられている．ただし，オランザピンでは体重増加，脂質代謝異常，耐糖能異常などに対して定期的なモニタリングが必要となる．クエチアピンもオランザピンほどではないが同様の配慮が必要となる他，めまい，起立性低血圧，口渇なども出現する可能性がある．リスペリドンは代謝系の副作用に加え，錐体外路系副作用，眠気，高プロラクチン血症などに注意を要する．アリピプラゾールは脂質代謝異常，耐糖能異常などの代謝系の副作用は比較的少ないと考えられている[198]．

c. 実際の治療法

　気分安定薬は十分な効果が得られるまでに2～3週間かかる場合もあるので，精神運動興奮，精神病像あるいは問題行動を呈する患者では症状コントロールのため補助的な薬物治療を必要とする．抗精神病薬はこれらの患者には有用であり，気分安定薬と併用され，気分安定薬の効果が現れるまで使用される[9]．双極性障害の維持療法に定型抗精神病薬を単独で継続して使用することをすすめる報告はない[199]．非定型抗精神病薬を使用する場合には，上記の副作用や危険性のある身体合併症を定期的にモニタリングする必要がある．

　Rifkinら[200]は，ハロペリドールを3種類の固定された投与量（10，30，80 mg/日）で最大6週間の躁状態の治療を行った．その結果，ハロペリドール使用に関して10 mg/日を超える量で効果は増えず，むしろ副作用のみが増加したことを明らかにした．さらに，抗精神病薬の投与量は，エピソードの数に関連し，多くのエピソードをもつ患者ではクロルプロマジン換算量で500～600 mg/日の投与量が必要とされるのに対し[164,201]，初発エピソードの患者では平均投与量は175 mg/日であったことが報告されている[171]．

C 三（四）環系抗うつ薬，選択的セロトニン再取り込み阻害薬

　単極性うつ病の抗うつ薬による治療に関しては多くの研究が報告されている[202]が，双極性障害のうつ病相に抗うつ薬を使用した比較対照試験は少なく，ほとんどの研究は統計学的限界をもっている[203]．

　エキスパートコンセンサスガイドライン[30]によれば，気分安定薬に抗うつ薬を併用する治療法は，重症で非精神病性の双極性うつ病では必要となる．これらの双極性うつ病に対する第一選択抗うつ薬として選択的セロトニン再取り込み阻害薬（SSRI）やbupropionが推奨されている．一般にTCAは躁転や病相を頻発化させるためにすすめられない．

a. 標的症状と治療効果
1) 急性期うつ状態

　Zornbergら[203]は，双極性障害の治療に対するTCAの効果を調べた7報の対照研究をまとめ，双極性障害の抑うつ状態にプラセボと比べてTCAは

有効であると結論づけている．ただし，TCAとリチウムや他の抗うつ薬との比較に関しては，現時点では明確な結論は得ることができないとしている．Bocchettaら[204]は，単極性うつ病エピソードの再発したリチウム維持療法中の双極性障害30例に，L-sulpirideあるいはアミトリプチリンの4週間の投与を行い，抑うつ効果を比較した．4週間後の効果は両群で同等であったが，L-sulpiride群が効果発現が早く，抗コリン系の副作用の発現が少ない点で優れていたことを報告している．

双極性障害の抑うつ状態患者に，MAO阻害薬に関する比較対照試験が2つある．33例の双極性障害を含むさまざまなタイプの単極性うつ病エピソードの患者381例に対し，イミプラミンとmoclobemideとの抗うつ効果の比較が行われた．4週間後の抑うつの改善はそれぞれmoclobemideは53％，イミプラミンは60％と同等であったが，抗コリン系副作用の発現率は低くmoclobemideはイミプラミンよりも優れていた[205]．Himmelhochら[206]は，外来の双極性うつ病56例を対象とした二重盲検比較試験で，イミプラミンと比べてtranylcypromineが優れた改善効果を示したこと，脱落例が少なかったことを明らかにした．

SSRIによる双極性障害の急性期うつ状態の治療に関するいくつかの報告がある．89例の双極性障害うつ状態患者を対象に，イミプラミン, fluoxetine, プラセボの6週間の二重盲検比較試験が報告されている．治療反応性は，fluoxetine群86％，イミプラミン群57％，プラセボ群38％であった[207]．Nemeroffら[208]は，117例の双極性うつ病患者にパロキセチン，イミプラミン，プラセボの10週間の投与を行った．症例はすべてリチウム投与を受け，一部はカルバマゼピンやバルプロ酸も投与されていた．リチウム濃度が0.8 mEq/l以下の患者でパロキセチンとイミプラミンはプラセボよりも効果が優れていたが，リチウム濃度が0.8 mEq/l以上の患者ではそのような効果は認めなかった．この結果はリチウムによる抗うつ効果発現のレベルが0.8 mEq/l以上にあるためと考えられた．リチウムあるいはバルプロ酸で治療されている双極性うつ病27例にパロキセチンと2種類めの気分安定薬の追加を比較した別の研究では，パロキセチンの追加がより大きな臨床的な有用性をもっていた[209]．すなわち，両群とも6週間の治験期間中，有意な抑うつ症状の改善を示したが，パロキセチンと気分安定薬のほうが2種類の気分安定薬併用と比べて脱落者が少なかった．

fluoxetineとオランザピンの合剤の抗うつ効果が明らかになっている．う

つ状態の双極Ⅰ型障害833例を対象として, プラセボ, オランザピン単剤, fluoxetineとオランザピンの合剤の3群間の8週間の比較が行われた. 抑うつ症状の50％以上の改善率は, 合剤群(56.1％)で, プラセボ群(30.4％), オランザピン単剤群(39.0％)と比べて有意に優れていた. しかも合剤群での躁転の危険性は低かった[210].

いくつかの報告が, bupropionの双極性障害, 特にうつ病相の治療に効果的であることを示している. 75例のうつ状態患者(プラセボ群で52％, bupropion群で60％の双極性障害を含む)を対象とし, bupropionとプラセボの効果を3週間比較した研究によれば, bupropionは抑うつや不安を有意に軽減させた[211]. 別の研究では, 66例のうつ状態患者(71％が双極性うつ病)に28日間の試験を行い, 反応者の割合はbupropion79％, プラセボ13％であったことが報告されている[212]. 気分安定薬の治療を受けている15例の双極性うつ病患者でbupropionあるいはdesipramineの投与を行った研究では, bupropion群は63％(5/8), desipramine群は71％(5/7)で治療反応性を認め, 両群間で違いはなかった[213].

最近, Sachsら[214]により興味深い知見が報告された. 気分安定薬と抗うつ薬(パロキセチンあるいはbupropion)を併用した場合と, 気分安定薬を単独で用いた場合とで効果を16週間にわたって比較すると, 併用群と単独群の回復率はそれぞれ, 23.5％と27.3％で両群の間に有意差は認められなかった. また躁病エピソードの出現率に関して, 両群間に有意差は認めなかった(併用群10.1％, 単独群10.7％)[214]. すなわち, この研究の結果は, 気分安定薬服用中の双極性うつ病への抗うつ薬の併用は, 安全であるが有効性ももたないことを示している. この結果がパロキセチンあるいはbupropionに限定された知見なのか, 気分安定薬の作用がどの程度関与していたかは現時点では明らかではなく, 今後の検証が必要と考えられる.

2) 維持期寛解状態

Prienら[215]は, 122例の再発性うつ状態患者(双極性障害44例を含む)にリチウム, イミプラミン, プラセボを投与し, 2年間の経過を追跡した. 双極性障害患者でリチウムはイミプラミンやプラセボよりも病相予防に優れていたが, イミプラミンとプラセボの間には有意差はなかった. さらに5～24か月の期間中にイミプラミンで67％と高い割合で躁病エピソードが起こったのに対し, リチウムでは12％, プラセボでは33％であった. すなわち, 双極性

うつ病では躁転が起こる可能性が大きいため，イミプラミンの投与は適切でないとしている．Quitkinら[216)]は，双極Ⅰ型障害の患者75例を対象に，リチウムとイミプラミン，リチウムとプラセボの投与を行った．リチウムとイミプラミン群がうつ病相の再発に関しては若干優れていたが，女性例や躁病相が先行するタイプでは躁転の危険性が増加した．

　リチウム，イミプラミン，両者の併用により治療を受けた117例の双極性うつ病と150例の単極性うつ病を対象とした大規模な2年間の長期経過が報告された[217)]．双極性障害群でイミプラミン単剤群と比べてリチウム単剤群と併用群は有意に高い改善を示した．リチウム単剤群と併用群の間に有意差はなかった．躁病相や混合病相の再発に関しては，イミプラミン単剤群(53%)がリチウム単剤(26%)，併用群(28%)と比べて高かったが，抑うつ病相の再発に関しては各群間で有意差は認めなかった．

　最近，Leverichら[218)]は，双極性うつ病に対する気分安定薬を併用したうえでの，セルトラリン，bupropion，venlafaxineの治療反応率や躁転率を1年間にわたって比較検討している．3剤ともに同等の治療反応性(62.5%，68.8%，71.0%)を示したが，軽躁を含む躁転の危険性(29.2%，31.3%，48.4%)も高値であった．特にvenlafaxineの躁転率は他の2剤と比べて高値であった．

b. 副作用

　双極性障害患者での抗うつ薬の使用は，躁転の危険性[203,219,220)]や，病相頻発化[221)]や混合状態[222)]の出現と関連していることが指摘されている．

　抗うつ薬の種類に関しては，TCAはMAO阻害薬やSSRIと比べて躁転やラピッドサイクラーを明らかに起こしやすい[220)]．治療抵抗性の双極性障害患者を対象としたレトロスペクティブな研究で，TCAは1/3の症例で躁転や躁病エピソードの増悪を引き起こし，1/4の症例で病相頻発化を引き起こすとされている[223)]．Boerlinら[224)]は，29例の双極性障害の79のうつ病エピソードの経過をフォローした．その結果，TCA，MAO阻害薬，fluoxetineの躁転率は，それぞれ32%(7/22)，35%(6/17)，12%(1/8)であり，特にTCAによる躁転は重症である印象があったとしている．抗うつ薬治療中に躁転や病相頻発化が起こった場合には，抗うつ薬は減量するか中断する必要がある．

　その他の抗うつ薬使用に伴う一般的な副作用に関しては，うつ病性障害の項を参照していただきたい．

c. 実際の治療法

双極性障害患者に抗うつ薬を投与する際には，抗うつ薬が躁転や病相を頻発化させるため慎重に行わなければならない[225]．しかし気分安定薬を適切に使用しても，うつ状態の遷延してしまう一部の双極性障害患者に対しては，抗うつ薬を併用する必要がしばしば認められる．その際には抗うつ薬による治療は，最小限の必要量で，最短期間行う．躁転の危険性が大きいため抗うつ薬単独での治療は行わない[225]．

エキスパートコンセンサスガイドライン[30]は，非精神病性の双極性うつ病に対して，気分安定薬に抗うつ薬を併用する場合には，SSRI を第一選択薬として推奨している．TCA は躁転や病相を頻発化させる危険性が高いためにすすめられない[225]．さらに，SSRI は TCA や MAO 阻害薬と比べて副作用も少ないだけでなく，過量服薬時の毒性が低いことが知られている[225]．

D その他の薬物

双極性障害のさまざまな病相の治療に有効とされるいくつかの代替的な治療が報告されている[226,227]．その中で最近，最も注目を集めているのは，双極性うつ病に対するラモトリギンの知見であろう．

その他，本項では比較的効果が確立している新規抗てんかん薬の中でラモトリギン，ベンゾジアゼピン系薬物，甲状腺ホルモンなどについて取り上げる．ただし，いずれの薬剤も国内では未承認である．

1. ラモトリギン

a. 標的症状と治療効果
1) 急性期躁状態

Ichim ら[228]は，急性期の躁病エピソード30例を対象として，リチウムを対照とした RCT を行っている．少人数の結果ではあるが，ラモトリギンはリチウムと同等の効果を有しているとしている．これに対して Calabrese ら[229]が行った2つの RCT では，急性躁病エピソードに対する有効性は示されておらず，その作用は限定的と考えられている．

2) 急性期うつ状態

Calabreseら[230]は，192例の双極性障害の外来患者を対象に，単極性うつ病エピソードに対するlamotrigineの効果を検討した．その結果，プラセボと比較して50 mgおよび200 mg投与で，3週目に有意な抗うつ効果が認められた．その後に行われたcitalopram[231]やfluoxetineとオランザピンの合剤[232]を対照とした試験においても同等の有効性が検証されている．Geddesら[233]は，これまでに行われたRCTを用いてメタアナリシスを行い，プラセボに比してラモトリギンの双極性うつ病に対する有効性を報告している．

3) 維持期寛解状態

維持療法としての効果が2報のRCTによって示されている．Bowdenら[234]は，維持療法期にある175例の双極性障害を対象として，リチウムおよびプラセボを対照としてラモトリギンの効果を検証している．その結果，ラモトリギンはプラセボと比較して，うつ病エピソードまでの期間は有意に長かったが，躁病エピソードまでの期間に有意差は認めなかった．これに対して，リチウムはプラセボと比較して躁病エピソードまでの期間は有意に長かったが，うつ病エピソードまでの期間に有意差は認めなかった．また，同様の対照薬を用いた別の報告[235]も，うつ病エピソードの再発予防効果を示唆している．さらに病相頻発型に対する有効性も有することが明らかにされている[236]．

b. 副作用

最も多い副作用として頭痛が挙げられているが，重大な副作用として皮膚障害が挙げられる[237]．皮疹の出現率はプラセボ6.8％に比してラモトリギン8.3％であることが報告されている[238]．

c. 実際の治療法

ラモトリギンの皮疹は，典型的には投与初期に最も危険性が高い．その危険因子として，初期からの高用量投与，急激な増量，バルプロ酸の併用が挙げられ，用法用量の遵守が求められる．バルプロ酸の投与を受けている場合は，25 mg隔日投与より開始し，投与5週目に50 mg/日に増量，6週目に目標用量の100 mgにすること，カルバマゼピンやフェノバールなどの投与を受けている場合は，50 mg/日から開始し，投与3～4週目に100 mg/日，投

与5週目に200 mg/日に増量，投与7週目に目標用量の400 mgとすること，それ以外の場合，25 mg/日より開始し，投与3～4週目に50 mg/日に増量，5週目に100 mgにすること，投与6週目に目標用量の200 mgとする．薬物相互作用のある薬物を中止した場合は，それぞれ3週間かけて通常の目標用量である200 mg/日とすることとしている[239]．

2. ベンゾジアゼピン系薬物

　高力価のベンゾジアゼピン系薬物で，不可逆的な副作用がないことや過量服薬時に比較的安全性が高いことから，抗精神病薬に代わる急性期躁状態の補助的治療薬として臨床的に受け入れられつつある[240]．

a. 標的症状と治療効果
1）急性期躁状態
　いくつかの比較対照試験は，単独療法でも，リチウムとの併用においても，クロナゼパムとロラゼパムの抗躁効果を示している[241-245]．Sachsら[246]は，少なくとも多くの重症度の高くない患者では，クロナゼパムは抗精神病薬の代わりになることを報告した．Bradwejnら[247]は，ロラゼパムの反応性はクロナゼパムよりも優れていたことを報告した．
　これに対して，Aronsonら[248]は，重症で精神病像が前景となる症例ではベンゾジアゼピン系薬物の効果は不十分であることを指摘している．

2）急性期うつ状態
　双極性障害患者の抑うつ状態に対するベンゾジアゼピン系薬物の効果が検討されている．5例の双極性うつ病患者にアルプラゾラムの投与が行われ，3例が完全寛解に達したことが報告されている[249]．80例の外来患者（単極性うつ病69％，双極性障害31％）を対象に6週間のプラセボを対照とした試験が行われadinazolamの効果と安全性が評価された[250]．adinazolam群は69％が改善を示し，プラセボ群では38％であった．単極性うつ病と双極性障害の診断の違いによる差は観察されなかった．27例の抑うつ状態患者（単極性18例，双極性9例）を対象とした6週間のオープン試験により，クロナゼパムが有意な抑うつ症状の改善効果を示し，試験開始後1週間で試験終了時の効果の60％の早期改善が認められたことが報告されている．

3) 維持期寛解状態

双極性障害の維持療法期間中のベンゾジアゼピン系薬物の効果を検討した2つの報告がある．1つの研究は，リチウム維持療法中に追加補助薬が必要な患者において，ハロペリドールをクロナゼパムに問題なく置換することができたとしている[246]．しかし，別の研究では気分安定薬と抗精神病薬の併用によりコントロールが十分できなかった患者は，気分安定薬とクロナゼパムの併用に切り替えても治療は奏効しなかったことを報告している[248]．

b. 副作用

ベンゾジアゼピン系薬物は，抗精神病薬とは異なり，錐体外路症状や遅発性ジスキネジアなどを生じることはないが，脱抑制や依存といった問題が生じることがある．特に，物質使用障害を合併している患者ではベンゾジアゼピン系薬物の使用は，新たな物質使用障害を生じさせてしまう可能性がある[251,252]．

c. 実際の治療法

一般に，不眠や不安のある双極性障害患者には，ベンゾジアゼピン系薬物の併用が有効である．特に，不眠は躁病やうつ病の再発の早期徴候やきっかけとなる．規則正しい睡眠習慣を確保するためにベンゾジアゼピン系薬物を用いることは，病相への発展を防ぐ意味でも有効と考えられる[253]．

急性期躁状態の治療では，気分安定薬の効果発現までに2～3週間かかる場合もあるので，気分安定薬の効果が現れるまでの期間に使用されている．焦燥感の認められる患者を急激に鎮静させるのに有効である．急性期躁状態では主としてクロナゼパムとロラゼパムが選択されるが，躁転の可能性があるためアルプラゾラムは使用されない[240]．

3. 甲状腺剤

甲状腺機能の変化とリチウムやカルバマゼピン治療期間中の気分安定性との関連性が指摘され，病相頻発化や重症化が起こることが知られている[18]．したがって，病相頻発化を示す患者は，甲状腺機能の評価を行う必要がある．甲状腺機能の低下の徴候があれば，気分安定薬に併用して甲状腺剤を補充し，甲状腺機能を正常範囲の上限にもっていく．甲状腺剤の補充により，病相頻発型の

双極性障害患者では気分安定効果を示す場合もある[254, 255]．Bauer ら[256]は，正常 free T_4 値の 150％を目標に甲状腺剤の投与量を調節する必要があると主張している．甲状腺剤を使用する際には，心機能障害，体重減少などの副作用や，長期の使用に伴う骨粗鬆症の可能性にも注意を払う必要がある[257-260]．

● 文献

1) Licht RW: Drug treatment of mania: a critical review. Acta Psychiatr Scand 97:387–397, 1998 [E]
2) Cade JF: Lithium salts in the treatment of psychotic excitement. Med J Aust 36:349–352, 1949 [E]
3) Jefferson JW, et al: Lithium Encyclopedia for Clinical Practice, 2nd ed. American Psychiatric Press, Washington DC, 1987 [E]
4) Keck PE Jr, et al: Anticonvulsants in the treatment of bipolar disorder. J Neuropsychiatry Clin Neurosci 4:395–405, 1992 [E]
5) Bowden CL: Key treatment studies of lithium in manic-depressive illness: efficacy and side effects. J Clin Psychiatry 59(Suppl 6):13–19, 1998 [E]
6) Soares JC: Recent advances in the treatment of bipolar mania, depression, mixed states, and rapid cycling. Int Clin Psychopharmacol 15:183–196, 2000 [E]
7) Goodwin FK, Ebert M: Lithium in mania: clinical trials and controlled studies. In Gershon S, et al (eds): Lithium: Its Role in Psychiatric Research and Treatment, Plenum Press, New York, 1973 [C]
8) Schou M, et al: The treatment of manic psychoses by administration of lithium salts. J Neurol Neurosurg Psychiatry 17:250–260, 1954 [C]
9) Maggs R: Treatment of manic illness with lithium carbonate. Br J Psychiatry 109:56–65, 1963 [C]
10) Goodwin FK, et al: Lithium-carbonate treatment in depression and mania. A longitudinal double-blind study. Arch Gen Psychiatry 21:486–496, 1969 [C]
11) Stokes PE, et al: Efficacy of lithium as acute treatment of manic-depressive illness. Lancet 1:1319–1325, 1971 [C]
12) Goodwin FK, et al: Lithium in the treatment of mania: comparisons with neuroleptics. Arch Gen Psychiatry 36(8 Spec No):840–844, 1979 [E]
13) Bowden CL, et al: Efficacy of divalproex vs lithium and placebo in the treatment of mania. The Depakote Mania Study Group. JAMA 271:918–924, 1994 [B]
14) Poolsup N, et al: Systematic overview of lithium treatment in acute mania. J Clin Pharm Ther 25:139–156, 2000 [A]
15) Smith LA, et al: Pharmacological interventions for acute bipolar mania: a systematic review of randomized placebo-controlled trials. Bipolar Disord 9:551–560, 2007 [A]
16) Himmelhoch JM, et al: Incidence and significance of mixed affective states in a bipolar population. Arch Gen Psychiatry 33:1062–1066, 1976 [C]
17) Secunda SK, et al: Mania. Diagnosis, state measurement and prediction of treatment response. J Affect Disord 8:113–121, 1985 [D]

18) Swann AC, et al: Lithium treatment of mania: clinical characteristics, specificity of symptom change, and outcome. Psychiatry Res 18:127–141, 1986 [C]
19) Prien RF, et al: Treatment of mixed mania. J Affect Disord 15:9–15, 1988 [C]
20) Dilsaver SC, et al: The manic syndrome: factors which may predict a patient's response to lithium, carbamazepine and valproate. J Psychiatry Neurosci 18:61–66, 1993 [E]
21) Dilsaver SC, et al: Depressive mania associated with nonresponse to antimanic agents. Am J Psychiatry 150:1548–1551, 1993 [C]
22) McElroy SL, et al: Clinical and research implications of the diagnosis of dysphoric or mixed mania or hypomania. Am J Psychiatry 149:1633–1644, 1992 [E]
23) Maj M, et al: Factors associated with response to lithium prophylaxis in DSM III major depression and bipolar disorder. Pharmacopsychiatry 18:309–313, 1985 [C]
24) Dunner DL, et al: Clinical factors in lithium carbonate prophylaxis failure. Arch Gen Psychiatry 30:229–233, 1974 [C]
25) Maj M, et al: Previous pattern of course of the illness as a predictor of response to lithium prophylaxis in bipolar patients. J Affect Disord 17:237–241, 1989 [C]
26) Faedda GL, et al: Episode sequence in bipolar disorder and response to lithium treatment. Am J Psychiatry 148:1237–1239, 1991 [C]
27) Goodwin FK, et al: Manic-Depressive Illness. Oxford University Press, New York, 1990 [E]
28) Sonne SC, et al: Substance abuse and bipolar affective disorder. J Nerv Ment Dis 182:349–352, 1994 [C]
29) Zornberg GL, et al: Treatment of depression in bipolar disorder: new directions for research. J Clin Psychopharmacol 13:397–408, 1993 [E]
30) Sachs GS, et al: The Expert Consensus Guideline Series: Medication Treatment of Bipolar Disorder 2000. Postgrad Med 1–104, 2000 [E]
31) Compton MT, et al: The treatment of bipolar depression. J Clin Psychiatry 61(Suppl 9):57–67, 2000 [E]
32) Harrow M, et al: Outcome in manic disorders. A naturalistic follow-up study. Arch Gen Psychiatry 47:665–671, 1990 [C]
33) O'Connell RA, et al: Outcome of bipolar disorder on long-term treatment with lithium. Br J Psychiatry 159:123–129, 1991 [C]
34) Coryell W, et al: Lithium and recurrence in a long-term follow-up of bipolar affective disorder. Psychol Med 27:281–289, 1997 [C]
35) Schou M: Forty years of lithium treatment. Arch Gen Psychiatry 54:9–13, 1997 [E]
36) Baldessarini RJ, et al: Does lithium treatment still work? Evidence of stable responses over three decades. Arch Gen Psychiatry 57:187–190, 2000 [E]
37) Smith LA, et al: Effectiveness of mood stabilizers and antipsychotics in the maintenance phase of bipolar disorder: a systematic review of randomized controlled trials. Bipolar Disord 9:394–412, 2007 [A]
38) Faedda GL, et al: Outcome after rapid vs gradual discontinuation of lithium treatment in bipolar disorders. Arch Gen Psychiatry 50:448–455, 1993 [C]
39) Suppes T, et al: Risk of recurrence following discontinuation of lithium treat-

ment in bipolar disorder. Arch Gen Psychiatry 48:1082–1088, 1991 [E]
40) Schou M: Is there a lithium withdrawal syndrome? An examination of the evidence. Br J Psychiatry 163:514–518, 1993 [E]
41) Mander AJ, et al: Rapid recurrence of mania following abrupt discontinuation of lithium. Lancet 2:15–17, 1988 [B]
42) Post RM, et al: Lithium-discontinuation-induced refractoriness: preliminary observations. Am J Psychiatry 149:1727–1729, 1992 [G]
43) Baldessarini RJ, et al: Reduced morbidity after gradual discontinuation of lithium treatment for bipolar I and II disorders: a replication study. Am J Psychiatry 154:551–553, 1997 [C]
44) Abou-Saleh MT: Who responds to prophylactic lithium therapy? Br J Psychiatry Suppl 21:20–26, 1993 [E]
45) Schou M: Lithium prophylaxis: myths and realities. Am J Psychiatry 146:573–576, 1989 [E]
46) Silverstone T, et al: Long term treatment of bipolar disorder. Drugs 51:367–382, 1996 [E]
47) Prohaska ML, et al: Lithium-thyroid interactive hypothesis of neuropsychological deficits: A review and proposal. Depression 2:241–251, 1995 [E]
48) Bauer MS, et al: Rapid cycling bipolar affective disorder. II. Treatment of refractory rapid cycling with high-dose levothyroxine: a preliminary study. Arch Gen Psychiatry 47:435–440, 1990 [E]
49) Smigan L, et al: Lithium therapy and thyroid function tests. A prospective study. Neuropsychobiology 11:39–43, 1984 [C]
50) Bocchetta A L, et al: The course of thyroid abnormalities during lithium treatment: a two-year follow-up study. Acta Psychiatr Scand 86:38–41, 1992 [C]
51) Vestergaard P, et al: Monitoring of patients in prophylactic lithium treatment. An assessment based on recent kidney studies. Br J Psychiatry 140:185–187, 1982 [C]
52) Schou M: Effects of long-term lithium treatment on kidney function: an overview. J Psychiatry Res 22:287–296, 1988 [E]
53) Gitlin MJ: Lithium-induced renal insufficiency. J Clin Psychopharmacol 13:276–279, 1993 [C]
54) Schou M, et al: Lithium and pregnancy. I. Report from the Register of Lithium Babies. Br Med J 2:135–136, 1973 [E]
55) Weinstein MR: The international register of lithium babies. Drug Inf J 10:94–100, 1976 [E]
56) Cohen LS, et al: A reevaluation of risk of in utero exposure to lithium. JAMA 271:146–150, 1994 [E]
57) Cohen LS, et al: Treatment guidelines for psychotropic drug use in pregnancy. Psychosomatics 30:25–33, 1989 [E]
58) Markovitz PJ, et al: Use of anticonvulsants for manic depression during pregnancy. Psychosomatics 31:118, 1990 [E]
59) Rosa FW: Spina bifida in infants of women treated with carbamazepine during pregnancy. N Engl J Med 324:674–677, 1991 [E]
60) Omtzigt JG, et al: The risk of spina bifida aperta after first-trimester exposure

to valproate in a prenatal cohort. Neurology 42(4 Suppl 5):119–125, 1992 [C]
61) Robert E, et al: Maternal valproic acid and congenital neural tube defects. Lancet 2:937, 1982 [E]
62) Treatment of bipolar disorder. The Expert Consensus Panel for Bipolar Disorder. J Clin Psychiatry 57(Suppl 12A):3–88, 1996 [E]
63) American Psychiatric Association: Practice guideline for the treatment of patients with bipolar disorder. Am J Psychiatry 151(12 Suppl):1–36, 1994
64) 渡辺昌祐: 躁病の薬物療法. 島薗安雄, 他(編): 躁うつ病の治療と予後, 精神科MOOK, pp153–164, 金原出版, 1986 [E]
65) Gelenberg AJ, et al: Comparison of standard and low serum levels of lithium for maintenance treatment of bipolar disorder. N Engl J Med 30:1489–1493, 1989 [B]
66) Cooper TB, et al: The 24-hour serum lithium level as a prognosticator of dosage requirements. Am J Psychiatry 130:601–603, 1973 [C]
67) Schou M, et al: Lithium and pregnancy. II. Hazard to women given lithium during pregnancy and delivery. Br Med J 2:137–138, 1973 [E]
68) Ballenger JC, et al: Carbamazepine in manic-depressive illness: a new treatment. Am J Psychiatry 137:782–790, 1980 [A]
69) Klein E, et al: Carbamazepine and haloperidol v placebo and haloperidol in excited psychoses. A controlled study. Arch Gen Psychiatry 41:165–170, 1984 [A]
70) Goncalves N, et al: Carbamazepine in manic syndromes. A controlled double-blind study. Nervenarzt 56:43–47, 1985 [A]
71) Desai NG, et al: Carbamazepine hastens therapeutic action of lithium in mania. Proceedings of the International Conference on New Directions in Affective. Disorders 97, 1987 [A]
72) Okuma T, et al: Double-blind controlled studies on the therapeutic efficacy of carbamazepine in affective and schizophrenic patients. Psychopharmacology (Berl) 96:102, 1988 [A]
73) Moller HJ, et al: Double blind evaluation of the antimanic properties of carbamazepine as a comedication to haloperidol. Prog Neuropsychopharmacol Biol Psychiatry 13:127–136, 1989 [A]
74) Okuma T, et al: Comparison of the antimanic efficacy of carbamazepine and chlorpromazine: a double-blind controlled study. Psychopharmacology (Berl) 66:211–217, 1979 [A]
75) Grossi E, et al: Carbamazepine vs. chlorpromazine in mania: A double blind trial. *In* Emrich HM, et al (eds): Anticonvulsants in Affective Disorders, Excerpta Medica, Amsterdam, pp177–187, 1984 [A]
76) Stoll KD, et al: Carbamazepine versus haloperidol in manic syndromes—First report of a multicentric study in Germany. *In* Shagass C, et al (eds): Biological Psychiatry 1985, pp332–334, Elsevier, Amsterdam, 1986 [A]
77) Brown D, et al: Carbamazepine compared to haloperidol in acute mania. Int Clin Psychopharmacol 4:229–238, 1989 [A]
78) Lenzi A, et al: Use of carbamazepine in acute psychosis: a controlled study. J Int Med Res 14:78–84, 1986 [A]
79) Lerer B, et al: Carbamazepine versus lithium in mania: a double-blind study. J

Clin Psychiatry 48:89-93, 1987 [A]
80) Lusznat RM, et al: Carbamazepine vs lithium in the treatment and prophylaxis of mania. Br J Psychiatry 153:198-204, 1988 [A]
81) Okuma T, et al: Comparison of the antimanic efficacy of carbamazepine and lithium carbonate by double-blind controlled study. Pharmacopsychiatry 23:143-150, 1990 [A]
82) Small JG, et al: Carbamazepine compared with lithium in the treatment of mania. Arch Gen Psychiatry 48:915-921, 1991 [A]
83) Weisler RH, et al: A multicenter, randomized, double-blind, placebo-controlled trial of extended-release carbamazepine capsules as monotherapy for bipolar disorder patients with manic or mixed episodes. J Clin Psychiatry 65:478-484, 2004 [B]
84) Weisler RH, et al: Extended-release carbamazepine capsules as monotherapy for acute mania in bipolar disorder: a multicenter, randomized, double-blind, placebo-controlled trial. J Clin Psychiatry 66:323-330, 2005 [B]
85) Vasudev K, et al: Carbamazepine and valproate monotherapy: feasibility, relative safety and efficacy, and therapeutic drug monitoring in manic disorder. Psychopharmacology (Berl) 150:15-23, 2000 [B]
86) Post RM, et al: Correlates of antimanic response to carbamazepine. Psychiatry Res 21:71-83, 1987 [C]
87) Himmelhoch JM, et al: Sources of lithium resistance in mixed mania. Psychopharmacol Bull 22:613-620, 1986 [E]
88) Dilsaver SC, et al: Treatment of bipolar depression with carbamazepine: results of an open study. Biol Psychiatry 40:935-937, 1996 [C]
89) Post RM, et al: Antidepressant effects of carbamazepine. Am J Psychiatry 143:29-34, 1986 [B]
90) Okuma T, et al: A preliminary double-blind study on the efficacy of carbamazepine in prophylaxis of manic-depressive illness. Psychopharmacology (Berl) 73:95-96, 1981 [A]
91) Placidi GF, et al: The comparative efficacy and safety of carbamazepine versus lithium: a randomized, double-blind 3-year trial in 83 patients. J Clin Psychiatry 47:490-494, 1986 [A]
92) Watkins SE, et al: The effect of carbamazepine and lithium on remission from affective illness. Br J Psychiatry 150:180-182, 1987 [A]
93) Bellaire W, et al: Carbamazepine vs. Lithium. Application in the prophylaxis of recurrent affective and schizoaffective psychoses. Munch Med Wochenschr 132:S82-S86, 1990 [A]
94) Coxhead N, et al: Carbamazepine versus lithium in the prophylaxis of bipolar affective disorder. Acta Psychiatr Scand 85:114-118, 1992 [A]
95) Murphy DJ, et al: Carbamazepine in bipolar affective disorder. Lancet 2:1151-1152, 1989 [E]
96) Dardennes R, et al: Comparison of carbamazepine and lithium in the prophylaxis of bipolar disorders. A meta-analysis. Br J Psychiatry 166:378-381, 1995 [A]
97) Frankenburg FR, et al: Long-term response to carbamazepine: a retrospective

study. J Clin Psychopharmacol 8:130–132, 1988 [C]
98) Post RM, et al: Carbamazepine prophylaxis in refractory affective disorders: a focus on long-term follow-up. J Clin Psychopharmacol 10:318–327, 1990 [C]
99) Greil W, et al: Lithium versus carbamazepine in the maintenance treatment of bipolar disorders—a randomised study. J Affect Disord 43:151–161, 1997 [A]
100) Denicoff KD, et al: Comparative prophylactic efficacy of lithium, carbamazepine, and the combination in bipolar disorder. J Clin Psychiatry 58:470–478, 1997 [A]
101) Pellock JM, et al: A rational guide to routine blood monitoring in patients receiving antiepileptic drugs. Neurology 41:961–964, 1991 [E]
102) Smith MC, et al: Convulsive disorders: toxicity of anticonvulsants. Clin Neuropharmacol 14:97–115, 1991 [E]
103) Tohen M, et al: Blood dyscrasias with carbamazepine and valproate: a pharmacoepidemiological study of 2,228 patients at risk. Am J Psychiatry 152:413–418, 1995 [C]
104) Ketter TA, et al: Principles of clinically important drug interactions with carbamazepine. Part I. J Clin Psychopharmacol 11:198–203, 1991 [E]
105) Ketter TA, et al: Principles of clinically important drug interactions with carbamazepine. Part II. J Clin Psychopharmacol 11:306–313, 1991 [E]
106) Janicak PG, et al: Principles and Practice of Psychopharmacotherapy. Williams & Wilkins, Baltimore, 1993 [E]
107) Goodman AG, et al: Goodman and Gilman's: The Pharmacological Basis of Therapeutics, 8th ed. Macmillan, New York, 1991 [E]
108) Arana GW, et al: Handbook of Psychiatric Drug Therapy, 2nd ed. Little, Brown, Boston, 1991 [E]
109) Pope HG, et al: Valproate in the treatment of acute mania. A placebo-controlled study. Arch Gen Psychiatry 48:62–68, 1991 [A]
110) Emilien G, et al: Lithium compared to valproic acid and carbamazepine in the treatment of mania: a statistical meta-analysis. Eur Neuropsychopharmacol 6:245–252, 1996 [A]
111) Keck PE, et al: Valproate oral loading in the treatment of acute mania. J Clin Psychiatry 54:305–308, 1993 [C]
112) McElroy SL, et al: Treatment guidelines for valproate in bipolar and schizoaffective disorders. Can J Psychiatry 38:S62–S66, 1993 [E]
113) Bowden CL: Valproate in mania. In Manji FHK, et al (eds): Bipolar Medication Mechanisms of Action, Chapter 16, pp357–365, APA Press, Washington DC, 1999 [E]
114) Swann AC, et al: Depression during mania. Treatment response to lithium or divalproex. Arch Gen Psychiatry 54:37–42, 1997 [B]
115) Swann AC, et al: Differential effect of number of previous episodes of affective disorder on response to lithium or divalproex in acute mania. Am J Psychiatry 156:1264–1266, 1999 [B]
116) Penry JK, et al: The scope and use of valproate in epilepsy. J Clin Psychiatry 50(Suppl):17–22, 1989 [E]
117) Keck PE, et al: A pharmacoeconomic model of divalproex vs. lithium in the

acute and prophylactic treatment of bipolar I disorder. J Clin Psychiatry 57:213–222, 1996 [C]
118) Frye MA, et al: The relationship between antimanic agent for treatment of classic or dysphoric mania and length of hospital stay. J Clin Psychiatry 57:17–21, 1996 [C]
119) Puzynski S, et al: Valproic acid amide as a prophylactic agent in affective and schizoaffective disorders. Psychopharmacol Bull 20:151–159, 1984 [C]
120) Hayes SG: Long-term use of valproate in primary psychiatric disorders. J Clin Psychiatry 50(Suppl):35–39, 1989 [C]
121) Calabrese JR, et al: Spectrum of efficacy of valproate in 55 patients with rapid-cycling bipolar disorder. Am J Psychiatry 147:431–434, 1990 [C]
122) Calabrese JR, et al: Spectrum of efficacy of valproate in 78 rapid-cycling bipolar patients. J Clin Psychopharmacol 12:53S-56S, 1992 [C]
123) McElroy SL, et al: Valproate in psychiatric disorders: literature review and clinical guidelines. J Clin Psychiatry 50(Suppl):23–29, 1989 [E]
124) McElroy SL, et al: Valproate in the treatment of rapid-cycling bipolar disorder. J Clin Psychopharmacol 8:275–279, 1988 [C]
125) Jacobsen FM: Low-dose valproate: a new treatment for cyclothymia, mild rapid cycling disorders, and premenstrual syndrome. J Clin Psychiatry 54:229–234, 1993 [C]
126) Bowden CL, et al: A randomized, placebo-controlled 12-month trial of divalproex and lithium in treatment of outpatients with bipolar I disorder. Divalproex Maintenance Study Group. Arch Gen Psychiatry 57:481–489, 2000 [B]
127) Isojarvi JI, et al: Polycystic ovaries and hyperandrogenism in women taking valproate for epilepsy. N Engl J Med 329:1383–1388, 1993 [E]
128) Rall TW, et al: Drug effective in the therapy of the epilepsies. *In* Goodman and Gilman's The Pharmacological Basis of Therapeutics, 8th ed, Macmillan, New York, 1991 [E]
129) Rimmer EM, et al: An update on sodium valproate. Pharmacotherapy 5:171–184, 1985 [E]
130) Wilder BJ, et al: Gastrointestinal tolerance of divalproex sodium. Neurology 33:808–811, 1983 [B]
131) Sovner R, et al: A potential drug interaction between fluoxetine and valproic acid. J Clin Psychopharmacol 11:389, 1991 [E]
132) McElroy SL, et al: A randomized comparison of divalproex oral loading versus haloperidol in the initial treatment of acute psychotic mania. J Clin Psychiatry 57:142–146, 1996 [B]
133) McElroy SL, et al: Valproate in the treatment of bipolar disorder: literature review and clinical guidelines. J Clin Psychopharmacol 12(1 Suppl):42S–52S, 1992 [E]
134) Frye MA, et al: The increasing use of polypharmacotherapy for refractory mood disorders: 22 years of study. J Clin Psychiatry 61:9–15, 2000 [C]
135) Freeman MP, et al: Mood stabilizer combinations: a review of safety and efficacy. Am J Psychiatry 155:12–21, 1998 [E]
136) Di Costanzo E, et al: Lithium alone or in combination with carbamazepine for

the treatment of rapid-cycling bipolar affective disorder. Acta Psychiatr Scand 83:456–459, 1991 [C]
137) Kramlinger K, et al: Adding lithium carbonate to carbamazepine: antimanic efficacy in treatment-resistant mania. Acta Psychiatr Scand 79:378–385, 1989 [C]
138) Small JG, et al: Lithium combined with carbamazepine or haloperidol in the treatment of mania. Psychopharmacol Bull 31:265–272, 1995 [B]
139) Kramlinger KG, et al: The addition of lithium to carbamazepine. Antidepressant efficacy in treatment-resistant depression. Arch Gen Psychiatry 46:794–800, 1989 [C]
140) Kishimoto A: The treatment of affective disorder with carbamazepine: prophylactic synergism of lithium and carbamazepine combination. Prog Neuropsychopharmacol Biol Psychiatry 16:483–493, 1992 [C]
141) Shukla S, et al: Lithium-carbamazepine versus lithium-neuroleptic prophylaxis in bipolar illness. J Affect Disord 9:219–222, 1985 [C]
142) Chaudhry RP, et al: Lithium and carbamazepine interaction: possible neurotoxicity. J Clin Psychiatry 44:30–31, 1983 [C]
143) Rittmannsberger H, et al: Asterixis induced by carbamazepine therapy. Biol Psychiatry 32:364–368, 1992 [E]
144) Shukla S, et al: Lithium-carbamazepine neurotoxicity and risk factors. Am J Psychiatry 141:1604–1606, 1984 [C]
145) Keck PE, et al: Factors associated with pharmacologic noncompliance in patients with mania. J Clin Psychiatry 57:292–297, 1996 [C]
146) Solomon DA, et al: A pilot study of lithium carbonate plus divalproex sodium for the continuation and maintenance treatment of patients with bipolar I disorder. J Clin Psychiatry 58:95–99, 1997 [B]
147) Sharma V, et al: Treatment of rapid cycling bipolar disorder with combination therapy of valproate and lithium. Can J Psychiatry 38:137–139, 1993 [C]
148) Schaff M, et al: Divalproex sodium in the treatment of refractory affective disorders. J Clin Psychiatry 54:380–384, 1993 [C]
149) Sharma V, et al: Augmentation of valproate with lithium in a case of rapid cycling affective disorder. Can J Psychiatry 37:584–585, 1992 [E]
150) Mitchell P, et al: Combining lithium and sodium valproate for bipolar disorder. Aust NZ J Psychiatry 28:141–143, 1994 [E]
151) Granneman GR, et al: Pharmacokinetic interactions and side effects resulting from concomitant administration of lithium and divalproex sodium. J Clin Psychiatry 57:204–206, 1996 [B]
152) Tohen M, et al: Concomitant use of valproate and carbamazepine in bipolar and schizoaffective disorders. J Clin Psychopharmacol 14:67–70, 1994 [C]
153) Ketter TA, et al: Synergy of carbamazepine and valproic acid in affective illness: case report and review of the literature. J Clin Psychopharmacol 12:276–281, 1992 [E]
154) Levy RH: Cytochrome P450 isoenzymes and antiepileptic drug interactions. Epilepsia 36(5 Suppl):S8–S13, 1995 [C]
155) Sovner R: A clinically significant interaction between carbamazepine and valproic acid. J Clin Psychopharmacol 8:448–449, 1988 [C]

156) Onady AA, et al: Carbamazepine auto- and hetero-induction complicating clinical care. J Clin Psychopharmacol 9:387-388, 1989 [C]
157) Motohashi N: Algorithms for the pharmacotherapy of bipolar disorder. Psychiatry Clin Neurosci 53(Suppl):S41-S44, 1999 [E]
158) Platman SR: A comparison of lithium carbonate and chlorpromazine in mania. Am J Psychiatry 127:351-353, 1970 [C]
159) Spring G, et al: A double-blind comparison of lithium and chlorpromazine in the treatment of manic states. Am J Psychiatry 126:1306-1310, 1970 [C]
160) Johnson G, et al: Comparative effects of lithium and chlorpromazine in the treatment of acute manic states. Br J Psychiatry 119:267-276, 1971 [C]
161) Shopsin B, et al: Psychoactive drugs in mania. A controlled comparison of lithium carbonate, chlorpromazine, and haloperidol. Arch Gen Psychiatry 32:34-42, 1975 [A]
162) Takahashi R, et al: Comparison of efficacy of lithium carbonate and chlorpromazine in mania. Report of collaborative study group on treatment of mania in Japan. Arch Gen Psychiatry 32:1310-1318, 1975 [A]
163) Garfinkel PE, et al: A comparison of haloperidol, lithium carbonate and their combination in the treatment of mania. J Affect Disord 2:279-288, 1980 [A]
164) Sernyak MJ, et al: Neuroleptic exposure following inpatient treatment of acute mania with lithium and neuroleptic. Am J Psychiatry 151:133-135, 1994 [C]
165) Keck PE, et al: Factors associated with maintenance antipsychotic treatment of patients with bipolar disorder. J Clin Psychiatry 57:147-151, 1996 [C]
166) Sernyak MJ, et al: Chronic neuroleptic exposure in bipolar outpatients. J Clin Psychiatry 58:193-195, 1997 [C]
167) Soares JC: Recent advances in the treatment of bipolar mania, depression, mixed states, and rapid cycling. Int Clin Psychopharmacol 15:183-196, 2000 [E]
168) Tohen M, et al: Outcome in Mania. A 4-year prospective follow-up of 75 patients utilizing survival analysis. Arch Gen Psychiatry 47:1106-1111, 1990 [C]
169) Mukherjee S, et al: Persistent tardive dyskinesia in bipolar patients. Arch Gen Psychiatry 43:342-346, 1986 [C]
170) Dinan TG, et al: Tardive dyskinesia in bipolar affective disorder: relationship to lithium therapy. Br J Psychiatry 155:55-57, 1989 [C]
171) Tohen M, et al: Antipsychotic agents and bipolar disorder. J Clin Psychiatry 59(Suppl 1):38-48, 1998 [D]
172) Janicak PG, et al: Principles and Practice of Psychopharmacotherapy. Williams & Wilkins, Baltimore, 1993 [E]
173) Prien RF, et al: Comparison of lithium carbonate and chlorpromazine in the treatment of mania. Report of the Veterans Administration and National Institute of Mental Health Collaborative Study Group. Arch Gen Psychiatry 26:146-153, 1972 [A]
174) Poolsup N, et al: Systematic overview of lithium treatment in acute mania. J Clin Pharm Ther 25:139-156, 2000 [E]
175) Tohen M, et al: Efficacy of olanzapine in acute bipolar mania: a double-blind, placebo-controlled study. The Olanzapine HGGW Study Group. Arch Gen Psychiatry 57:841-849, 2000 [A]

176) Berk M, et al: Olanzapine compared to lithium in mania: a double-blind randomized controlled trial. Int Clin Psychopharmacol 14:339–343, 1999 [A]
177) Segal J, et al: Risperidone compared with both lithium and haloperidol in mania: a double-blind randomized controlled trial. Clin Neuropharmacol 2:176–180, 1998 [B]
178) Hirschfeld RM, et al: Rapid antimanic effect of risperidone monotherapy: a 3-week multicenter, double-blind, placebo-controlled trial. Am J Psychiatry 161:1057–1065, 2004 [A]
179) Gopal S, et al: Symptomatic remission in patients with bipolar mania: results from a double-blind, placebo-controlled trial of risperidone monotherapy. J Clin Psychiatry 66:1016–1020, 2005 [A]
180) Khanna S, et al: Risperidone in the treatment of acute mania: double-blind, placebo-controlled study. Br J Psychiatry 187:229–234, 2005 [A]
181) Brecher M, Huizar K: Quetiapine monotherapy for acute mania associated with bipolar disorder (STMAP1). Bipolar Disord. 5(suppl 1):35–36, 2003 [B]
182) Yatham LN, et al: Quetiapine versus placebo in combination with lithium or divalproex for the treatment of bipolar mania. J Clin Psychopharmacol 24:599–606, 2004 [B]
183) Keck PE Jr, et al: Aripiprazole Study Group. A placebo-controlled, double-blind study of the efficacy and safety of aripiprazole in patients with acute bipolar mania. Am J Psychiatry 160:1651–1658, 2003 [A]
184) Sachs G, et al: Aripiprazole Study Group. Aripiprazole in the treatment of acute manic or mixed episodes in patients with bipolar I disorder: a 3-week placebo-controlled study. J Psychopharmacol 20:536–546, 2006 [A]
185) Scherk H, et al: Second-generation antipsychotic agents in the treatment of acute mania: a systematic review and meta-analysis of randomized controlled trials. Arch Gen Psychiatry 64:442–455, 2007 [A]
186) Calabrese JR, et atl: A randomized, double-blind, placebo-controlled trial of quetiapine in the treatment of bipolar I or II depression. Am J Psychiatry 162:1351–1360, 2005 [A]
187) Thase ME, et al: BOLDER II Study Group. Efficacy of quetiapine monotherapy in bipolar I and II depression: a double-blind, placebo-controlled study (the BOLDER II study). J Clin Psychopharmacol 26:600–609, 2006 [A]
188) Tohen M, et al: The McLean/Harvard First-Episode Mania Project: pharmacological treatment and outcome. Psychiatric Annals 26:5444–5448, 1996 [C]
189) Tohen M, et al: Atypical antipsychotic agents in mania. *In* Manji FHK, et al (eds): Bipolar Medication Mechanisms of Action, Chapter 18, pp375–388, APA Press, Washington DC, 1999 [C]
190) Esparon J, et al: Comparison of the prophylactic action of flupenthixol with placebo in lithium treated manic-depressive patients. Br J Psychiatry 148:723–725, 1986 [C]
191) Tohen M, et al: Olanzapine versus lithium in the maintenance treatment of bipolar disorder: a 12-month, randomized, double-blind, controlled clinical trial. Am J Psychiatry 162:1281–1290 2005 [B]
192) Keck PE Jr, et al: Aripiprazole Study Group. Aripiprazole monotherapy for

maintenance therapy in bipolar I disorder: a 100-week, double-blind study versus placebo. J Clin Psychiatry 68:1480–1491, 2007 [B]
193) Vieta E, et al: Efficacy and safety of quetiapine in combination with lithium or divalproex for maintenance of patients with bipolar I disorder (international trial 126). J Affect Disord 109:251–263, 2008 [B]
194) Kukopulos A, et al: Course of the manic-depressive cycle and changes caused by treatments. Pharmakopsychiatrie Neuropsychopharmakologie 13:156–167, 1980 [C]
195) McElroy SL, et al: Mania, psychosis, and antipsychotics. J Clin Psychiatry 57(Suppl 3):14–26, 1996 [C]
196) Nasrallah HA, et al: Higher frequency of neuroleptic-induced dystonia in mania than in schizophrenia. Am J Psychiatry 145:1455–1456, 1988 [C]
197) Addonizio G: Rapid induction of extrapyramidal side effects with combined use of lithium and neuroleptics. J Clin Psychopharmacol 5:296–298, 1985 [C]
198) 菅原祐子, 坂元 薫：双極性障害に対する第二世代抗精神病薬の有効性. 臨床精神薬理 10:2209–2217, 2007 [E]
199) Treatment of bipolar disorder. The Expert Consensus Panel for Bipolar Disorder. J Clin Psychiatry 57(Suppl 12A):3–88, 1996 [E]
200) Rifkin A, et al: Dose and blood levels of haloperidol in treatment of mania. Psychopharmacol Bull 26:144–146, 1990 [B]
201) Gerner RH, et al: Algorithm for patient management of acute manic states: lithium, valproate, or carbamazepine? J Clin Psychopharmacol 12(1 Suppl):57S–63S, 1992 [E]
202) Practice guideline for major depressive disorder in adults. American Psychiatric Association. Am J Psychiatry 150(4 Suppl):1–26, 1993 [E]
203) Zornberg GL, et al: Treatment of depression in bipolar disorder: new directions for research. J Clin Psychopharmacol 13:397–408 1993 [E]
204) Bocchetta A, et al: A double-blind study of L-sulpiride versus amitriptyline in lithium-maintained bipolar depressives. Acta Psychiatr Scand 88:434–439, 1993 [B]
205) Baumhackl U, et al: Efficacy and tolerability of moclobemide compared with imipramine in depressive disorder (DSM-III): an Austrian double-blind, multicentre study. Br J Psychiatry (Suppl):78–83, 1989 [A]
206) Himmelhoch JM, et al: Tranylcypromine versus imipramine in anergic bipolar depression. Am J Psychiatry 148:910–916, 1991 [A]
207) Benfield P, et al: Fluoxetine: a review of its pharmacodynamic and pharmacokinetic properties, and therapeutic efficacy in depressive illness. Drug 32:481–508, 1986 [B]
208) Nemeroff CB, et al: A double-blind, placebo-controlled comparison of imipramine and paroxetine in the treatment of bipolar depression. Am J Psychiatry 158:906–912, 2001 [B]
209) Young LT, et al: Double-blind comparison of addition of a second mood stabilizer versus an antidepressant to an initial mood stabilizer for treatment of patients with bipolar depression. Am J Psychiatry 157:124–126, 2000 [B]
210) Tohen M, et al: Efficacy of olanzapine and olanzapine-fluoxetine combination

in the treatment of bipolar I depression. Arch Gen Psychiatry 60:1079–1088, 2003 [B]
211) Fabre LF, et al: A multicenter evaluation of bupropion versus placebo in hospitalized depressed patients. J Clin Psychiatry 44(5 Pt 2):88–94, 1983 [A]
212) Merideth CH, et al: The use of bupropion in hospitalized depressed patients. J Clin Psychiatry 44(5 Pt 2):85–87, 1983 [A]
213) Sachs GS, et al: A double-blind trial of bupropion versus desipramine for bipolar depression. J Clin Psychiatry 55:391–393, 1994 [A]
214) Sachs GS, et al: Effectiveness of adjunctive antidepressant treatment for bipolar depression. N Engl J Med 356:1711–22, 2007 [B]
215) Prien RF, et al: Lithium carbonate and imipramine in prevention of affective episodes. A comparison in recurrent affective illness. Arch Gen Psychiatry 29:420–425, 1973 [A]
216) Quitkin FM, et al: Prophylactic lithium carbonate with and without imipramine for bipolar 1 patients. A double-blind study. Arch Gen Psychiatry 38:902–907, 1981 [A]
217) Prien RF, et al: Drug therapy in the prevention of recurrences in unipolar and bipolar affective disorders. Report of the NIMH Collaborative Study Group comparing lithium carbonate, imipramine, and a lithium carbonate-imipramine combination. Arch Gen Psychiatry 41:1096–1104, 1984 [A]
218) Leverich GS, et al: Risk of switch in mood polarity to hypomania or mania in patients with bipolar depression during acute and continuation trials of venlafaxine, sertraline, and bupropion as adjuncts to mood stabilizers. Am J Psychiatry 163:232–239, 2006 [B]
219) Wehr TA, et al: Do antidepressants cause mania? Psychopharmacol Bull 23:61–65, 1987 [E]
220) Peet M: Induction of mania with selective serotonin re-uptake inhibitors and tricyclic antidepressants. Br J Psychiatry 164:549–550, 1994 [C]
221) Wehr TA, et al: Rapid cycling in manic-depressives induced by tricyclic antidepressants. Arch Gen Psychiatry 36:555–559, 1979 [C]
222) Akiskal HS, et al: Criteria for the "soft" bipolar spectrum: treatment implications. Psychopharmacol Bull 23:68–73, 1987 [E]
223) Altshuler LL, et al: Antidepressant-induced mania and cycle acceleration: a controversy revisited. Am J Psychiatry 152:1130–1138, 1995 [C]
224) Boerlin HL, et al: Bipolar depression and antidepressant-induced mania: a naturalistic study. J Clin Psychiatry 59:374–379, 1998 [C]
225) Compton MT, et al: The treatment of bipolar depression. J Clin Psychiatry 61(Suppl 9): 57–67, 2000 [E]
226) Prien RF, et al: Alternatives to lithium for preventive treatment of bipolar disorder. Am J Psychiatry 146:840–848, 1989 [E]
227) Prien RF, et al: NIMH workshop report on treatment of bipolar disorder. Psychopharmacol Bull 26:409–427, 1990 [E]
228) Ichim L, Berk M, Brook S: Lamotrigine compared with lithium in mania: a double-blind randomized controlled trial. Ann Clin Psychiatry 12:5–10, 2000 [B]
229) Calabrese JR, et al: Clinical studies on the use of lamotrigine in bipolar disorder.

Neuropsychobiology 38:185–191, 1998 [E]
230) Calabrese JR, et al: A double-blind placebo-controlled study of lamotrigine monotherapy in outpatients with bipolar I depression. Lamictal 602 Study Group. J Clin Psychiatry 60:79–88, 1999 [B]
231) Schaffer A, et al: Randomized, double-blind pilot trial comparing lamotrigine versus citalopram for the treatment of bipolar depression. J Affect Disord 96:95–99, 2006 [B]
232) Brown EB, et al: A 7-week, randomized, double-blind trial of olanzapine/fluoxetine combination versus lamotrigine in the treatment of bipolar I depression. J Clin Psychiatry 67:1025–1033, 2006 [B]
233) Geddes J, et al: Lamotrigine for acute treatment of bipolar depression: additional clinical trial data and a retrospective pooled analysis of response rates across all randomized trials conducted by GSK. Bipolar disord Suppl 1:32, 2006 [A]
234) Bowden CL, et al: Lamictal 606 Study Group. A placebo-controlled 18-month trial of lamotrigine and lithium maintenance treatment in recently manic or hypomanic patients with bipolar I disorder. Arch Gen Psychiatry 60:392–400, 2003 [B]
235) Calabrese JR, et al: Lamictal 605 Study Group. A placebo-controlled 18-month trial of lamotrigine and lithium maintenance treatment in recently depressed patients with bipolar I disorder. J Clin Psychiatry 64:1013–1024, 2003 [B]
236) Calabrese JR, et al: A double-blind, placebo-controlled, prophylaxis study of lamotrigine in rapid-cycling bipolar disorder. Lamictal 614 Study Group. J Clin Psychiatry 61:841–850, 2000 [B]
237) Bowden CL, et al: Safety and tolerability of lamotrigine for bipolar disorder. Drug Saf 27:173–184, 2004 [E]
238) Calabrese JR, et al: Rash in multicenter trials of lamotrigine in mood disorders: clinical relevance and management. J Clin Psychiatry 63:1012–1019, 2002 [E]
239) 野崎昭子, 田島 治：新たな気分安定薬：ラモトリギンを中心に. 臨床精神医学 37:889–897, 2008 [E]
240) Post RM, et al: The place of anticonvulsant therapy in bipolar illness. Psychopharmacology 128:115–129, 1996 [E]
241) Lenox RH, et al: Adjunctive treatment of manic agitation with lorazepam versus haloperidol: a double-blind study. J Clin Psychiatry 53:47–52, 1992 [A]
242) Chouinard G, et al: Antimanic effect of clonazepam. Biol Psychiatry 18:451–466, 1983 [E]
243) Chouinard G: Clonazepam in acute and maintenance treatment of bipolar affective disorder. J Clin Psychiatry 48(Suppl):29–37, 1987 [E]
244) Edwards R, et al: Clonazepam in acute mania: a double blind trial. Aust NZ J Psychiatry 25:238–242, 1991 [A]
245) Chouinard G, et al: A double-blind randomized clinical trial of rapid tranquilization with I.M. clonazepam and I.M. haloperidol in agitated psychotic patients with manic symptoms. Can J Psychiatry 38(Suppl 4):S114–S121, 1993 [A]
246) Sachs GS, et al: Clonazepam vs. neuroleptics as adjuncts to lithium maintenance. Psychopharmacol Bull 26:137–143, 1990 [E]

247) Bradwejn J, et al: Double-blind comparison of the effects of clonazepam and lorazepam in acute mania. J Clin Psychopharmacol 10:403–408, 1990 [A]
248) Aronson TA, et al: Clonazepam treatment of five lithium-refractory patients with bipolar disorder. Am J Psychiatry 146:77–80, 1989 [E]
249) Rush AJ, et al: Alprazolam in bipolar-I depressions. Pharmacotherapy 4:40–42, 1984 [C]
250) Dunner D, et al: Adinazolam—a new antidepressant: findings of a placebo-controlled, double-blind study in outpatients with major depression. J Clin Psychopharmacol 7:170–172, 1987 [B]
251) Miller NS, et al: Abuse, addiction, tolerance, and dependence to benzodiazepines in medical and nonmedical populations. Am J Drug Alcohol Abuse 17:27–37, 1991 [D]
252) Busto V, et al: Patterns of benzodiazepine abuse and dependence. Br J Addiction 81:87–94, 1986 [C]
253) Practice guideline for the treatment of patients with bipolar disorder. American Psychiatric Association. Am J Psychiatry 151(12 Suppl):1–36, 1994 [E]
254) Stancer HC, et al: Treatment of intractable rapid-cycling manic-depressive disorder with levothyroxine. Clinical observations. Arch Gen Psychiatry 39:311–312, 1982 [E]
255) Stein D, et al: Thyroid hormones in the treatment of affective disorders. Acta Psychiatr Scand 77:623–636, 1988 [E]
256) Bauer MS, et al: Rapid cycling bipolar affective disorder. II. Treatment of refractory rapid cycling with high-dose levothyroxine: a preliminary study. Arch Gen Psychiatry 47:435–440, 1990 [B]
257) Banovac K, et al: Evidence of hyperthyroidism in apparently euthyroid patients treated with levothyroxine. Arch Intern Med 149:809–812, 1989 [C]
258) Stall GM, et al: Accelerated bone loss in hypothyroid patients overtreated with L-thyroxine. Ann Intern Med 113:265–269, 1990 [C]
259) Coindre JM, et al: Bone loss in hypothyroidism with hormone replacement. A histomorphometric study. Arch Intern Med 146:48–53, 1986 [C]
260) Gyulai L, et al: Bone mineral density and L-thyroxine treatment in rapidly cycling bipolar disorder. Biol Psychiatry 41:503–506, 1997 [C]

〔岡本泰昌・山脇成人〕

Ⅱ. 薬物療法以外の治療法

　第Ⅰ編の第3章Ⅱ「電気けいれん療法」(p.105)，Ⅲ「精神療法」(p.119)，Ⅳ「断眠療法」(p.147)，Ⅴ「高照度光療法」(p.153)を参照のこと．

第 4 章

その他の問題

I. 自殺

a. 双極性障害と自殺の危険

　単極性うつ病と自殺の危険の関連については第 I 編第 5 章(p.201)で詳述した．それと重複する部分は本項では省略しているので，そちらを参照していただきたい．

　気分障害のサブタイプによって自殺率が異なるか否かという点については，明確な結論が出ていない．単極性うつ病の患者のほうが双極性障害の患者よりも自殺率が高いという報告[1,2]もあれば，両者には差がないという報告[3-5]もある．一方，双極性障害の患者のほうが単極性うつ病の患者よりも自殺率が高く[6,7]，双極性障害の中でも II 型の患者は I 型の患者よりも自殺率が高いという報告もある[8]．しかし，これらの差は追跡調査の期間などによるものであるとの意見もあり，十分に長期間追跡した場合には，単極性うつ病と双極性障害では自殺率に差異がなくなるとの報告[9]もある．

　実際のところ，双極性障害に特に焦点を当てて自殺との関連を調査した報告は，単極性うつ病に比べて，決して多くはない．双極性障害の重症度，経過，病相などが自殺の危険に関連してくる．判断の誤りから生じる事故死などが起きる可能性は否定できないものの，典型的な躁病相における自殺は比較的まれである．しかし，混合病像をとる患者や，病相頻発型では，自殺率は単極性うつ病とほとんど変わらない．

　なお Harris ら[10]は，1966～93 年の期間において英語で発表された 23 編の論文を総説し，気分障害のサブタイプと自殺の危険性を次のようにまとめている．「いかなる精神障害も自殺の危険を高める要因となりうるが，その中

でも特に気分障害と自殺の危険性が関連している．単極性うつ病の患者の自殺率は一般人口のそれよりも20倍も高い．以下，双極性障害では15倍，気分変調症では12倍，その他の気分障害では16倍高いと推定されている」．

フィンランドにおける全国調査をもとにIsometsäら[11]が双極性障害の自殺者の特徴について報告している．それによると，双極性障害に罹患していて自殺した者の79%は，自殺直前にうつ状態にあり，71%は他の精神障害も合併していた．特に男性の場合，半数以上にアルコール依存症の合併を認めた．そして，適切な精神科治療を受けていなかったものが大多数を占めていた．炭酸リチウムや抗うつ薬の血中濃度が治療域に達していないものが大多数であったことから，治療へのアドヒアランスの問題もあったと考えられる．

b. 治療

自殺の原因となる精神障害を集中的に治療することが，自殺予防につながることは当然であり，単極性うつ病患者の自殺予防と共通する点も多い．

前項で指摘した双極性障害と自殺の関連を念頭に置いて，治療を計画する．特に混合病像をとる時期やうつ病相とともに，病相頻発型では自殺の危険に十分に注意し，入院治療に踏み切ったり，電気けいれん療法を実施する必要も出てくる．また，単に双極性障害ばかりでなく，物質乱用（特にアルコール乱用）やパーソナリティ障害を合併している例においては，自殺の危険がいっそう高まる点についても十分に配慮しておく．

なお，双極性障害の患者では，炭酸リチウムの長期にわたる維持療法が未遂および既遂自殺の率を下げるとの報告がある．炭酸リチウムによる治療を受けていなかった群は，受けていた群に比べて，自殺行動の率は7倍も高かったと，Baldessariniら[12]は報告している．特に，調査開始後1年以内では，突然の炭酸リチウムの中止が自殺の危険を高める可能性があることを指摘している．

● 文献

1) Angst J, et al: The course of unipolar and bipolar affective disorders. *In* Schou M, Stromgren E: Origin, Prevention, and Treatment of Affective Disorder, pp215–226, Academic Press, London, 1979 [C]
2) McGlashan TH: Chestnut Lodge follow-up study, II: Long term outcome of schizophre-nia and the affective disorders. Arch Gen Psychiatry 41:586–601, 1984 [C]

3) Perris C, et al: A study of bipolar and unipolar recurrent depressive psychoses X. Mortality, suicide and life cycles. Acta Psychiatr Scand 42(Suppl):172–183, 1966 [D]
4) Tsuang MT: Suicide in schizophrenics, manics, depressives and surgical controls. Arch Gen Psychiatry 35:153–155, 1978 [D]
5) Weeke A, et al: Excess mortality of bipolar and unipolar manic-depressive patients. J Affective Disord 11:227–234, 1986 [C]
6) Dunner DL, et al: Heritable factors in the severity of affective illness. Biol Psychiatry 11:31–42, 1976 [C]
7) Morrison JR: Suicide in a psychiatric practice population. J Clin Psychiatry 43:348–352, 1982 [C]
8) Tondo L, et al: Suicide risk in bipolar disorder. Clin Neuropsychiatry 2:55–65, 2005 [A]
9) Baldessarini RJ, et al: Bipolar disorder. *In* Simon RI, Hales RE (eds), Textbook of Suicide Assessment and Management, pp277–300, American Psychiatric Press, Washington D.C., 2006
10) Harris CE, et al: Suicide as an outcome for mental disorders. Br J Psychiatry 170:205–228, 1997 [D]
11) Isometsa ET, et al: Suicide in bipolar disorder in Finland. Am J Psychiatry 151:530–536, 1994 [B]
12) Baldessarini RJ, et al: Effects of lithium treatment and its discontinuation on suicidal behaviour in bipolar manic-depresseive disorders. J Clin Psychiatry 60(Suppl 2):57–62, 1990 [C]

〔高橋祥友〕

II. 身体合併症

　本稿では，身体疾患を合併した双極性障害の患者に気分安定薬を使用する際の留意点を述べる．

a. リチウム
　リチウムは中毒時の毒性は強いが，一部の疾患および薬物相互作用に注意することにより身体疾患を合併した双極性障害の患者にも比較的安全に使用することができる．

1）腎疾患とリチウム
　リチウムを使用する際に最も注意しなければならない身体疾患は腎疾患である．リチウムは肝代謝を受けず，そのまま腎から排泄される．腎疾患時には除去率が低下し，リチウムの蓄積とリチウム中毒の危険が強まる．
　腎疾患の中で，急性腎不全は絶対的禁忌である[1-3]が，慢性腎不全は相対的禁忌であり，クレアチニンクリアランスと血中濃度を指標にして使用量を減量しながら，リチウムを使用することができる[1-4]．また，高齢者では，特別な腎疾患のないときにも，腎機能が低下しているため，慢性腎不全の場合と同様の注意が必要である[3]．
　リチウムは透析によって除去されるため，透析患者にも使用可能である[1-3,5-9]．毎回の透析終了時に 300～600 mg を投与し，2～3 時間後に血中濃度を測定するという方法などが提唱されている[1,7-9]．
　しかし，腎疾患・透析患者ではリチウムの蓄積とリチウム中毒に厳重な注意が必要であることはいうまでもない．リチウムの必要性と危険性を十分に検討し，安易な使用を控えることが原則であろう．
　なお，リチウムはまれに腎の不可逆性変化を引き起こす．腎疾患患者がリチウムの腎毒性に敏感であるか否かは知られていないが，この点にも注意が必要である[1,2]．

2) その他の身体疾患とリチウム

 脱水やナトリウム欠乏を引き起こす身体疾患に対する注意は，腎疾患に関する注意と並んで，特に重要である[1-3,10]．脱水とナトリウム欠乏によりリチウムクリアランスが低下し，リチウム中毒の危険が強まる．

 心疾患，甲状腺疾患なども問題になる．リチウム使用時にまれに洞房結節の機能障害や伝導障害が現れる[1-3]．これらは，高齢者や，リチウム開始前に軽度の伝導障害などのあった患者，刺激伝導に影響を与える薬物を服用していた患者に多くみられ[1,2,11-13]，心室性不整脈が悪化したという報告[14,15]もある．心電図所見の変化に注意しつつリチウムを継続する[1,3]が，著しい徐脈や洞調律の不規則化などが生じたときにはリチウムの中止を考えなければならない[2]．また，心筋梗塞や心不全などの重篤な心疾患患者にリチウムを使用した報告は少なく[16]，リチウムの使用は可能な限り控えるべきであろう[1]．

 リチウム服用時には甲状腺機能低下症や甲状腺腫が生じることがある[1-3]．しかし，すでに甲状腺機能低下症と診断され，治療を受けている患者にリチウムを使用することは可能である[1-3]．このときには甲状腺機能がさらに低下する場合があり，甲状腺ホルモンの使用量の調整が必要となる[3]．甲状腺機能亢進症がリチウム開始後に甲状腺機能低下症に変わるか否かは知られていない[1]．

 その他に，痤瘡や乾癬などが悪化して皮膚科治療によって改善せず，リチウムの減量や中止を検討しなければならないこともある[1,2]．また，高カルシウム血症を伴う錯乱が生じた症例の報告[17]があり，副甲状腺腫瘍が悪化する危険もある[1]．神経疾患については，脳卒中後にリチウムの神経毒性が強まったという報告[18]があり，けいれん閾値に対する影響についても一定の結論は得られていない[19,20]が，神経疾患はリチウム使用の禁忌ではないといわれている[2]．

 なお，肝毒性はなく[1,2]，呼吸器疾患と消化器疾患患者に使用可能であり[1,2]，良性の白血球増加はしばしば生じるが，白血病発病の危険は否定されている[21]．

3) リチウムの薬物相互作用（表34）

 薬物相互作用は比較的少ないが，一部の薬物については厳重な注意が必要である[2,3,10,22]．その1つは利尿薬である．サイアザイド系利尿薬は，尿細管でのナトリウム再吸収を阻害し，リチウム再吸収を促進するため[2,3,10,22]，リ

表34 リチウムの薬物相互作用

	副作用	作用機序
向精神薬 ●ハロペリドール△	錐体外路症状，持続性のジスキネジア，悪性症候群，リチウム中毒，持続的脳障害	
●SSRI△	セロトニン症候群	
●カルバマゼピン△	錐体外路症状，意識障害	
筋弛緩薬△ ●サクシニルコリン ●スキサメトニウム(サクシン®，レラキシン®) ●パンクロニウム(ミオブロック®)	筋弛緩作用の遷延	
非ステロイド性抗炎症薬△ ●ジクロフェナク(ボルタレン®) ●イブプロフェン(ブルフェン®) ●ピロキシカム(フェルデン®) ●ナプロキセン(ナイキサン®) ●インドメタシン(インダシン®) ●メフェナム酸(ポンタール®) ●ケトプロフェン(カピステン®)	リチウム濃度上昇	尿細管におけるプロスタグランジン合成が低下し，水および電解質代謝が変化する
アンジオテンシン変換酵素阻害薬△ ●カプトプリル(カプトリル®) ●エナラプリル(レニベース®) ●リシノプリル(ロンゲス®)	リチウム濃度上昇	アンジオテンシン変換酵素阻害薬がアルドステロン分泌を抑制し，ナトリウム排泄を促進することにより，代償的に腎におけるリチウム再吸収が増加する
Ca拮抗薬 ●ベラパミル(ワソラン®) ●ジルチアゼム(ヘルベッサー®)	リチウム濃度の変化なしに，神経毒性が出現	
交感神経中枢抑制薬(降圧薬) ●メチルドパ(アルドメット®)	リチウム濃度の変化なしに，神経毒性が出現	
サイアザイド系利尿薬△	リチウム濃度上昇	利尿薬がナトリウム排泄を促進することにより，代償的に腎におけるリチウム再吸収が増加する
ループ利尿薬△	リチウム濃度上昇	
気管支拡張薬 ●アミノフィリン(ネオフィリン®) ●テオフィリン(テオドール®)	リチウム濃度低下	腎クリアランス上昇

〔文献2, 3, 10, 22に基づいて作成〕
△：わが国の薬剤添付文書(平成21年2月28日現在)で併用注意

チウム血中濃度が25〜40%上昇する[22-24]．使用量を25〜50%削減し，頻繁に血中濃度を測定しなければならない[10,23,24]．フロセミド(ラシックス®)やブメタニド(ルネトロン®)などのループ利尿薬も，腎からのナトリウム排泄を促進し，比較的軽度ではあるが，リチウム血中濃度を高める[3,10,22,25,26]．一方，その他の利尿薬と，テオフィリン(テオドール®)やアミノフィリン(ネオフィリン®)などのキサンチン系薬剤は利尿作用をもち，リチウムの排泄を促進するため，リチウム血中濃度が低下することがある[2,3,10,22,27]．

いま1つの重要な薬物は降圧薬である．カプトプリル(カプトリル®)，エナラプリル(レニベース®)，リシノプリル(ロンゲス®)などのアンジオテンシン変換酵素阻害薬は尿細管でのリチウム再吸収を促進し，リチウム濃度が上昇することがある[2,3,10,22,28,29]．また，ベラパミル(ワソラン®)，ジルチアゼム(ヘルベッサー®)などのCa拮抗薬[30-32]やメチルドパ(アルドメット®)[33,34]との併用によって，リチウム血中濃度とは無関係に，神経毒性が生じたという報告がある．

非ステロイド性抗炎症薬にも注意しなければならない．さまざまな非ステロイド性抗炎症薬(**表34**)はリチウム血中濃度を10〜60%高め，リチウム中毒を引き起こす危険をもっている[2,3,10,22,35]．なお，アスピリンとスリンダク(クリノリル®)にはこの作用がないといわれている[36,37]．

その他に，サクシニルコリン，スキサメトニウム(サクシン®，レラキシン®)，パンクロニウム(ミオブロック®)などの筋弛緩薬による筋弛緩作用が，リチウムの併用によって有意に延長したという報告がある[38,39]．

他の向精神薬との相互作用は本項の主要なテーマではないが，ハロペリドールなどの抗精神病薬およびカルバマゼピンとの併用による重篤な神経毒性や，選択的セロトニン再取り込み阻害薬(SSRI)との併用によるセロトニン症候群などが知られている[2,3,10,22]．

4) 妊娠，出産，授乳

リチウムの妊娠第1三半期における使用による催奇形性は，向精神薬の中で最も危険なものの1つと考えられてきた．しかし，最近の文献では，大奇形の有意な増加はない[40]，全体として危険は小さい[41]などと記載されることが多い．

しかし，大奇形の頻度は4〜12%であり[42]，有意差はないとしても，高い頻度である．特に，心臓のEbstein奇形は，一般には2万人に1人の頻度で

あるが，妊婦がリチウムを服用していた場合には，1,000人に1人に増加し，統計学的にも有意差が認められる[43,44]．これらを考えると，リチウムの催奇形性には現在も十分な注意が必要であるということになる．

母が妊娠後期にリチウムを服用していたときに起こる新生児の周産期症候群も危険である[40,45]．明確な頻度は不明だが，羊水過多と早産，新生児の不整脈，低血糖などが起こりやすく，甲状腺機能低下症や腎性尿崩症などが生じることもある[43,46]．

このときに新生児リチウム中毒症状が加わることもある[40,45]．これは，眠気，活力の低下，吸引反射の低下などからなり，成人の血中濃度より低い濃度でも生じる[47]．重症のリチウム脳症の新生児の報告[48]もある．すなわち，妊娠後期のリチウム使用も危険である．

妊婦にリチウムを使用している場合，その血中濃度の管理も難しい．妊娠中は妊娠そのものの影響と悪阻のためにリチウム血中濃度が低下する．その後，妊娠直前にリチウムのクリアランスが急速に下降し，濃度が上昇する[41]．

このように，リチウムの使用は，妊娠第1三半期においても，後期においても危険であり，避けることが望ましい[41]．わが国の薬剤添付文書では，妊娠中の使用は禁忌とされている．

しかし，症例によって，気分安定薬を中止することが，再発，再燃の危険などを考えたときに難しい患者もいる．この場合には，十分に注意しながら，次のような方法でリチウムを使用することが可能であるといわれている[49,50]．すなわち，

①妊娠前にリチウムを中止
②妊娠の第2三半期に入ったときにリチウムを再開
③出産の前に再度中止
④出産後またリチウムを再開
⑤妊娠第18～20週に胎児の心エコー検査を行う

という方法[50]である．

リチウムは授乳についても要注意とされている．乳汁中のリチウム濃度は比較的高く，母の血中濃度の24～72%[51]となる．少数だが，新生児に眠気，筋緊張低下，低体温，心電図のT波の変化などが生じたという症例報告もある[52-54]．リチウム服用中の授乳は避けることが望ましい．

b. バルプロ酸(VPA)

1) VPA と身体疾患の関係

　VPA を身体疾患患者に使用すると，VPA の一般的な副作用が生じやすく，重大な問題を引き起こす危険が大きくなる．重症肝障害は最も重篤な VPA の副作用であるが，肝疾患が先行している患者では，肝疾患が悪化する危険があり，十分な注意が必要で[10]．同じ理由で，膵炎が先行している患者についても，VPA は慎重に使用しなければならない．

2) VPA の薬物相互作用(表35)

　VPA の薬物相互作用の原則は，① 代謝酵素を誘導して他の薬物の代謝を促進する作用は比較的弱く，むしろ他の薬物の代謝を阻害して濃度を高める傾向が強い，② 他の薬物の酵素阻害によって VPA の濃度が上昇する場合と，他の薬物の酵素誘導によって VPA の濃度が低下する場合とがあるということである[10]．また，血漿蛋白結合能が高いため，他の薬物の血漿蛋白結合を阻害して，他の薬物の遊離型の比率を高めることが多い[10]．

　一般治療薬との相互作用では，エリスロマイシン(アイロタイシン®)[55]やシメチジン(タガメット®)[56]との併用による VPA 濃度の上昇，パニペネム・ベタミプロン(カルベニン®)，メロペネム(メロペン®)，イミペネム・シラスタチンナトリウム(チエナム®)，ビアペネム(オメガシン®)，ドリペネム(フィニバックス®)などとの併用による VPA 濃度の低下[57,58]が知られている．また，アスピリンと併用すると，アスピリンが VPA の血漿蛋白結合を阻害して遊離型 VPA が 10〜40%増加し，神経毒性出現の危険が高まること[59]，ワルファリンと併用すると遊離型ワルファリンが増加すること[60]なども指摘されている．

3) 妊娠，出産，授乳

　妊娠第 1 三半期に VPA を使用したときの催奇形性は重大な問題である．胎児性バルプロ酸症候群[61,62]に含まれる症状には，① 二分脊椎，② 心血管奇形，③ 四肢の奇形，④ 泌尿生殖器奇形，⑤ 特有の顔貌(小頭症，中顔面低形成，扁平鼻橋，短鼻，上向きの鼻，内眼角贅皮，小顎症，平坦な人中，薄い上口唇，厚い下口唇)などがある．また，胎児性バルプロ酸症候群の際には，その後の発達遅滞，精神遅滞も生じやすい．

　このような大奇形の頻度は 6〜16%に達し，通常の 3〜7 倍となる[63-66]．な

表35 バルプロ酸(VPA)の薬物相互作用

向精神薬	
● fluoxetine	VPA の血中濃度上昇
● アミトリプチリン△，ノルトリプチリン△	左記薬物の濃度上昇
● ベンゾジアゼピン系睡眠薬，抗不安薬△	遊離型のベンゾジアゼピンが増加
● フェノバルビタール△，カルバマゼピン△	VPA の濃度低下．左記薬物の濃度上昇または低下
● エトスクシミド△	エトスクシミドの濃度上昇
● クロバザム△	VPA の濃度上昇
● ラモトリギン△	ラモトリギンの消失半減期が延長
抗生物質	
● パニペネム・ベタミプロン(カルベニン®)×	VPA の濃度低下
● メロペネム(メロペン®)×	VPA の濃度低下
● イミペネム・シラスタチン(チエナム®)×	VPA の濃度低下
● ビアペネム(オメガシン®)×	VPA の濃度低下
● ドリペネム(フィニバックス®)×	VPA の濃度低下
● エリスロマイシン(アイロタイシン®)△	VPA の濃度上昇
サリチル酸製剤：アスピリン△	遊離型の VPA が増加
抗凝固薬：ワルファリン(ワーファリン®)△	遊離型のワルファリンが増加
H_2 受容体拮抗薬：シメチジン(タガメット®)△	VPA の濃度上昇

〔文献10に基づいて作成〕
わが国の薬剤添付文書(平成21年2月28日現在)で，×：併用禁忌，△：併用注意

かでも二分脊椎の頻度が高い．通常の頻度は0.5%であるのに対し，妊娠第1三半期にVPAを使用したときには1～9%に上昇する[67]．

大奇形の頻度は用量依存的である．VPA 1,000 mg/日が一応の目安であり，これを超えたときの大奇形の頻度は9～30%，これ以下であれば3～5%とされている[63,64,66]．また，血中濃度が70 μg/mlを超えたときに大奇形が増加することも知られている[68,69]．

VPAは葉酸の吸収を阻害し，それによってこれらの大奇形が生じるという意見があり，FDAは葉酸の補給(4～5 mg/日)をすすめられているが，明確な根拠はない[41]．

妊娠後期の使用の際には，新生児に周産期症候群，すなわち，離脱症状(焦燥，落ち着かない，哺乳困難など)，徐脈，肝障害，フィブリノーゲンの減少による出血傾向などが生じることがある[49]．

このように，VPAの使用は，特に妊娠第1三半期において危険であり，避

けることが望ましい[41]．わが国の薬剤添付文書でも，妊娠中の使用は原則禁忌とされている．

しかし，上述のように，気分安定薬を中止することが危険な患者がいる．この場合には，VPA ではなく，リチウムの使用が推奨されている[41]．なんらかの理由で VPA を使用することになった場合には，① 妊娠前に中止，② 第 2 三半期から再開，③ 葉酸を併用，④ 使用量を 1,000 mg/日以下，血中濃度を 70 μg/dl 以下に保つという方法が提唱されている[41]．

授乳についても，VPA は要注意である．乳汁中の VPA 濃度は比較的高く，母の血中濃度の 40％ に達することがある[51]．また少数だが，新生児に血小板減少性紫斑病，貧血などが生じた症例が報告されている[70]．VPA 服用中の授乳は避けることが望ましい．

● 文献
1) DasGupta K, et al: The use of lithium in the medically ill. Gen Hosp Psychiatry 12:83–97, 1990 [E]
2) Morton WA, et al: Lithium side effects in the medically ill. Int'l Psychiatry in Medicine 23:357–382, 1993 [E]
3) Stoudemire A, et al: Psychotropic drug use in the medically ill part II. Psychosomatics 32:34–46, 1991 [E]
4) Clericetti N, et al: Lithium clearance in patients with chronic renal diseases. Clin Nephrol 36:281–289, 1991 [C]
5) Gruner JF, et al: Lithium treatment in maintenance dialysis: Review of the literature and report of a new case on hemodialysis. Pharmacopsychiatry 24:13–16, 1991 [E]
6) Lippman SB, et al: Lithium in a patient with renal failure on hemodialysis. J Clin Psychiatry 45:444, 1984 [E]
7) Port FK, et al: Lithium therapy during maintenance hemodialysis. Psychosomatics 20:130–132, 1979 [E]
8) Procci WR: Mania during maintenance hemodialysis successfully treated with oral lithium carbonate. J Nerv Ment Dis 164:355–358, 1977 [E]
9) Zetin M, et al: Lithium carbonate dose and serum level relationships in chronic hemodialysis patients. Am J Psychiatry 138:1387–1388, 1981 [E]
10) Alpert JE, et al：身体的治療環境における精神薬理学的諸問題．黒澤 尚, 他(監訳)：MGH 総合病院精神医学マニュアル, pp33–63, メディカル・サイエンス・インターナショナル, 1999
 〔Cassem NH, et al (eds): Massachusetts General Hospital Handbook of General Hospital Psychiatry, 4th ed. Mosby-Year Book, St. Louis, 1997〕[E]
11) Hagman A, et al: Syncope caused by lithium treatment. Report on two cases and a prospective investigation of the prevalence of lithium-induced sinus node

dysfunction. Acta Med Scand 205:467-471, 1979 [C]
12) Martin CA, et al: First degree A-V block in patients on lithium carbonate. Can J Psychiatry 30:114-116, 1985 [E]
13) Roose SP, et al: Lithium treatment in older patients. Am J Psychiatry 136:843-844, 1979 [C]
14) Tangedahl TN, et al: Myocardial irritability associated with lithium carbonate therapy. N Engl J Med 287:867-869, 1972 [E]
15) Tilkian AG, et al: Effect of lithium on cardiovascular performance: Report on extended ambulatory monitoring and exercise testing before and during lithium therapy. Am J Cardiol 38:701-708, 1976 [C]
16) Schwarcz G, et al: Continued lithium treatment after myocardial infarction. Am J Psychiatry 139:255, 1982 [E]
17) Prasad A: Chronic lithium intake and hyperparathyroidism. Eur J Clin Pharmacol 27:499-500, 1984 [E]
18) Moskowitz AS, et al: Increased sensitivity to lithium-induced neurotoxicity afterstroke: A case report. J Clin Psychopharmacol 11:272-273, 1991 [E]
19) Moore DP: A case of petit mal epilepsy aggravated by lithium. Am J Psychiatry 138:690-691, 1981 [E]
20) Shukla S, et al: Lithium in the treatment of bipolar disorders associated with epilepsy: An open study. J Clin Psychopharmacol 8:201-204, 1988 [C]
21) Volf N, et al: Leukemia in bipolar mood disorder: Is lithium contraindicated? DICP 25:948-951, 1991 [D]
22) Finley PR, et al: Clinical relevance of drug interactions with lithium. Clin Pharmacokinet 29:172-191, 1995 [E]
23) Himmelhoch JM, et al: Adjustment of lithium dose during lithium-chlo-ro-thi-a-zide therapy. Clin Pharmacol Ther 22:225-227, 1977 [C]
24) Poust RI, et al: Effect of chlorothiazide on the pharmacokinetics of lithium in plasma and erythrocytes. Psychopharmacol Commun 2:273-284, 1976 [C]
25) Beutler JJ, et al: Comparative study of the effects of furosemide, ethacrynic acid and bumetanide on the lithium clearance and diluting segment reabsorption in humans. J Pharmacol Exp Ther 260:768-772, 1992 [C]
26) Crabtree BL, et al: Comparison of the effects of hydrochlorothiazide and furosemide on lithium disposition. Am J Psychiatry 148:1060-1063, 1991 [B]
27) Perry PJ, et al: Theophylline precipitated alterations of lithium clearance. Acta Psychiatr Scand 69:528-537, 1984 [C]
28) Baldwin CM, et al: A case of lisinopril-induced lithium toxicity. DICP 24:946-947, 1990 [E]
29) Finley PR, et al: Lithium and angiotensin-converting enzyme inhibitors: Eval-u-ation of a potential interaction. J Clin Psychopharmacol 16:68-71, 1996 [C]
30) Binder EF, et al: Diltiazem-induced psychosis and a possible diltiazem-lithium interaction. Arch Intern Med 151:373-374, 1991 [E]
31) Price WA, et al: Neurotoxicity caused by lithium-verapamil synergism. J Clin Pharmacol 26:717-719, 1986 [E]
32) Valdiserri EV: A possible interaction between lithium and diltiazem: Case report. J Clin Psychiatry 46:540-541, 1985 [E]

33) Byrd GJ: Methyldopa and lithium carbonate: Suspected interaction. JAMA 233:320, 1975 [E]
34) O'Regan JB: Adverse interaction of lithium carbonate and methyldopa. Can Med Assoc J 115:385–386, 1976 [E]
35) Johnson AG, et al: NSAID-related adverse drug interactions with clinical relevance: An update. Int J Clin Pharmacol Ther 32:509–532, 1994 [D]
36) Reimann IW, et al: Indomethacin but not aspirin increases plasma lithium ion levels. Arch Gen Psychiatry 40:283–286, 1983 [C]
37) Ragheb MA, et al: Failure of sulindac to increase serum lithium levels. J Clin Psychiatry 47:33–34, 1986 [E]
38) Borden H, et al: The use of pancuronium bromide in patients receiving lithium carbonate. Can Anaesth Soc J 21:79–82, 1974 [E]
39) Hill GE, et al: Potentiation of succinylcholine neuromuscular blockade by lithium carbonate. Anesthesiology 44:439–442, 1976 [E]
40) Kozma C: Neonatal toxicity and transient neurodevelopmental deficits following prenatal exposure to lithium: Another clinical report and a review of the literature. Am J Med Genet 132A:441–444, 2001 [A]
41) Gentile S: Prophylactic treatment of bipolar disorder in pregnancy and breastfeeding: Focus on emerging mood stabilizers. Bipolar Disorders 8:207–220, 2006 [A]
42) Cohen LS, et al: A reevaluation of risk of in utero exposure to lithium. J Am Med Assoc 271:146–150, 1994
43) Schou M, et al: Lithium and pregnancy, I: Report from the Register of Lithium Babies. Br Med J 2:135–136, 1973 [C]
44) Altshuler LL, et al: Pharmacologic management of psychiatric illness during pregnancy: Dilemmas and guidelines. Am J Psychiatry 153:592–606,1996 [A]
45) Llewellyn A, et al: The use of lithium and management of women with bipolar disorder during pregnancy and lactation. J Clin Psychiatry 59 (Suppl 6):57–64, 1998 [C]
46) Frassetto F, et al: Goiter in a newborn exposed to lithium in utero. Ann Pharmacother 36:1745–1748, 2002 [C]
47) Newport DJ, et al: Lithium placental passage and obstetrical outcome: Implications for clinical management during late pregnancy. Am J Psychiatry 162:2162–2170, 2005 [C]
48) Grover S, et al: Lithium associated anencephaly. Can J Psychiatry 50:185–186, 2005 [E]
49) Yonkers KM et al: Management of bipolar disorder during pregnancy and the postpartum period. Am J Psychiatry 161:608–620, 2004 [A]
50) William K, et al: Lithium and pregnancy. Psychiatr Bull 24:229–231, 2000 [E]
51) Chaudron LH, et al: Mood stabilizers during breastfeeding: A review. J Clin Psychiatry 61:79–90, 2000 [A]
52) Woody JN, et al: Lithium toxicity in a newborn. Pediatrics 47:94–96, 1971 [E]
53) Tunnessen WW Jr, et al: Toxic effects of lithium innewborn infants: A commentary. J Pediatr 81:804–807, 1972 [E]
54) Skausig OB, et al: Breast-feeding during lithium therapy. Ugeskr Laeger 139:400–

401, 1977 [E]
55) Redington K, et al: Erythromycin and valproate interaction. Ann Intern Med 116:877-878, 1992 [E]
56) Webster LK, et al: Effect of cimetidine and ranitidine on carbamazepine and sodium valproate pharmacokinetics. Eur J Clin Pharmacol 27:341-343, 1984 [C]
57) De Turck BJ, et al: Lowering of plasma valproic acid concentrations during concomitant therapy with meropenem and amikacin. J Antimicrob Chemother 42:563-564, 1998 [E]
58) Kojima S, et al: Possible mechanism by which the carbapenem antibiotic panipenem decreases the concentration of valproic acid in plasma in rats. Antimicrob Agents Chemother 42:3136-3140, 1998 [C]
59) Goulden KJ, et al: Clinical valproate toxicity induced by acetylsalicylic acid. Neurology 37:1392-1394, 1987 [E]
60) Panjehshahin MR, et al: Effect of valproic acid, its unsaturated metabolites and some structurally related fatty acids on the binding of warfarin and dansylsarcosine to human albumin. Biochem Pharmacol 41:1227-1233, 1991 [C]
61) Omtzigt JG, et al: The risk of spina bifida aperta after first-trimester exposure to valproate in a prenatal cohort. Neurology 42(4 Suppl 5):119-125, 1972 [C]
62) Holmes LB, et al: The teratogenicity of anticonvulsant drugs. N Engl J Med 344:1132-1138, 2001 [C]
63) Vajda F, et al: The Australian Pregnancy Registry of women taking antiepileptic drugs. Epilepsia 45:1466, 2004 [C]
64) Vajda FJE, et al: Maternal valproate dosage and foetal malformations. Acta Neurol Scand 112:137-143, 2005 [C]
65) Wyszynski DF, et al: Antiepileptic Drug Pregnancy Registry. Increased rate of major malformations in offsprings exposed to valproate during pregnancy. Neurology 64:961-965, 2005 [C]
66) Morrow J, et al: Malformation risks of antiepileptic drugs in pregnancy: A prospective study from the UK Epilepsy and Pregnancy Register. J Neurol Neurosurg Psychiatry 77:193-198, 2006 [C]
67) Iqbal MM, et al: Effects of antimanic mood-stabilizing drugs on fetuses, neonates, and nursing infants. South Med J 94:304-322, 2001 [A]
68) Samren E, et al: Antiepileptic drug regimens and major congenital abnormalities in the offspring. Ann Neurol 46:739-746, 1999 [A]
69) Artama M, et al: Antiepileptic drug use in women with epilepsy and congenital malformations in offspring. Neurology 64:1874-1878, 2005 [A]
70) Stahl MM, et al: Thrombocytopenic purpura and anemia in a breast-fed infant whose mother was treated with valproic acid. J Pediatr 130:1001-1003, 1997 [E]

（堀川直史）

第5章

研究の方向

　双極性障害の経過は，患者により実にさまざまで，この多様性こそが双極性障害の最大の特徴であるともいわれる．しかし，多様性はあるものの，双極性障害の一般的な自然経過を知る必要がある．

　これまでも縦断的追跡研究は行われてきたが，確立された定義や評価法を用いて，十分な期間の（望むべくは生涯にわたるべきであろう）観察がなされているとは言い難い．したがって，平均的な病相再発回数，病相持続期間，長期的な転帰などが不明なままに残されている．薬物療法を構築するうえでも，双極性障害の一般的経過を綿密に調査する必要がある．

a. 薬物療法の課題

　薬物療法に関しては，患者の障害の諸病相の特徴を評価し，最適な気分安定薬を選び，その治療を至適化できるように努めなければならない．そのためにはまず，リチウム，カルバマゼピン，バルプロ酸のもつ気分安定作用について，共通する作用はもとより，それぞれに異なる特徴的な作用を，双極性障害のスペクトラムすべてにわたって比較検討することが重要である．近年，非定型抗精神病薬の有効性が明らかにされつつある．従来の気分安定薬との相違をさらに明らかにして，合理的な使い分けの指針を作成することが望ましい．

　第一選択薬の治療法に反応しない場合，次の至適治療法を明らかにする必要がある．第一選択薬が無効の場合，第二選択薬は何なのか，その場合も切り替えるのがよいのか，あるいは併用すべきなのか，その選択の指針など，解決しなければならない問題が多く残されている．

b. その他の治療法の課題
1）維持療法の基準設定

　また，維持療法の導入と終了の一応の基準を明確にする必要がある．長期の維持療法が適切な時期とそれを中止すべき時期を決めるための基準を多軸

的評価に基づいて設定することが求められている．

2）双極性うつ病の診断と治療

うつ病を初発エピソードとして来院する患者が数多いことを考えれば，双極性うつ病の治療は臨床的に非常に重要である．しかしながら，これまでの抗うつ薬治療は単極性うつ病が対象とされることが多く，双極性うつ病を対象とした研究は少ない．双極性うつ病の治療では，抗うつ薬による躁転，ラピッドサイクラー化，混合性エピソードの出現も懸念される．抗うつ薬のこれらの有害作用について，その率やリスクファクター，予防や早期発見，その対応について，さらに研究を進めていく必要がある．また，大うつ病エピソードを発症した患者に，抗うつ薬による躁転がみられた場合，診断を双極性障害に変更すべきなのかあるいはすべきでないのか，それはどのような基準で決定すべきなのかを明確にする必要がある．

3）混合状態の診断と治療

混合状態の理解を深める必要がある．DSM-IV-TR による混合状態は閾値が高く診断がつくことは多くはないが，従来の意味での混合状態は決して少なくない．躁転や混合状態などの問題は，適切な治療法の模索が求められているとともに，双極性スペクトラム概念の整理が必要であろう．

4）サイコエデュケーション

慢性に経過する双極性障害では，患者（および家族）が双極性障害について熟知し，治療者と同盟を組み，能動的に治療に参加する必要がある．この目的を達成するためには，サイコエデュケーションが最も有効であろう．情報をわかりやすく効率的に伝え，服薬コンプライアンスを含めて，患者が能動的に治療に参加する動機づけやそれを維持する手段を検討する必要がある．

5）精神療法の開発

サイコエデュケーションと並んで，双極性障害に特異的な精神療法の開発も求められている．双極性障害の患者は単極性うつ病の患者とは異なる病前性格を有し，異なる心理的問題や葛藤を抱えるだろう．双極性障害の病前性格や誘因の研究をさらに深める必要があろう．これまでは一般に，躁病エピソードには誘因が少ないと考えられることが多かったが，おそらくうつ病エ

ピソードと異なるライフイベントが誘因として関与している可能性がある．これらのことを明らかにすることによって，双極性障害の，主として再発予防につながる精神療法が研究されることを望みたい．

6）患者の年代に応じた至適治療法

小児・思春期の患者の双極性障害の適切な診断と至適治療法は今後の重要な検討課題である．親が双極性障害をもつ場合，その子どもへの影響をレスキューする介入手段を考案し，その効果を検証する必要がある．高齢者の双極性障害の特徴，一般身体疾患との関連を明らかにし，至適治療法の検討もさらに進めなければならない．双極性障害では，パーソナリティ障害，物質乱用などのコモビディティが高いが，難治に経過することが知られている．コモビディティをもつ双極性障害患者をより効果的に治療する手段を検討する必要がある．

7）新薬のための遺伝子同定

新たな作用機序をもつ気分安定薬の開発を進める重要性はいうまでもない．このためには，気分安定作用の分子レベルでの解明研究が不可欠であろうし，分子レベルでの疾患の理解に基づいてさらに疾患特異的な治療法の開発を可能とするためには，双極性疾患の原因となる遺伝子を同定することが重要課題である．これはまた，早期診断を含めてより正確な診断を可能にするであろう．

8）画像診断の確立

脳機能画像の進歩により，双極性障害の責任部位とその機能的障害の詳細を解明していかなければならない．これは，原因の探究だけでなく，診断や治療法の選択，治療効果の判定のうえでも求められている．

9）遺伝的関与因子と環境的関与因子

遺伝率が比較的高いとされる双極性障害においても，環境の関与が大きいことが知られている．双生児研究，ハイリスク児研究などで，双極性障害の脆弱性を生むような環境因子を特定する研究がさらに進むことを期待したい．遺伝的関与因子と環境的関与因子とを明らかにできるならば，双極性障害の一次予防へとつながるであろう．

〔神庭重信〕

索引

*明朝体のページは第Ⅰ編「うつ病性障害」に，イタリック体のページは第Ⅱ編「双極性障害」に掲載されていることを示す．
*ゴシック体のページは主要説明箇所を示す．

和文

あ

アクチベーション・シンドローム　72, 83, 92
アミトリプチリン　86
アモキサピン　86
アリピプラゾール　*319*
アルコール依存，自殺の危険因子　206
アレルギー反応，三(四)環系抗うつ薬の副作用　92
亜型の評価，急性期　37
悪性腫瘍合併患者の治療　219
悪性腫瘍に伴ううつ病　186
悪性症候群　75, 91

い

イミプラミン　86
インターフェロン治療中の抑うつ症状　183
維持ECT　*170*
維持期寛解状態
　——，カルバマゼピンによる治療　*303*
　——，抗うつ薬による治療　*323*
　——，抗精神病薬による治療　*319*
　——，バルプロ酸による治療　*310*
　——，ベンゾジアゼピンによる治療　*328*
　——，ラモトリギンによる治療　*326*
　——，リチウムによる治療　*293*
維持期治療
　——，対人関係療法　133
　——，認知行動療法　126
維持療法　58, *278*
　——，SNRIによる　82
　——，SSRIによる　69
　——の基準　*359*
遺伝学的側面，双極性障害　*254*
一般化，極端な　121
飲酒，自殺の危険因子　206

う

うつ病
　——，現代型　7
　——，身体疾患に伴う　179
　——，ディスチミア親和型　7
　——，難治性　161
　——，プライマリケアにおける　192
うつ病エピソード
　——，SNRIによる治療　81
　——，SSRIによる治療　67
　——，三(四)環系抗うつ薬による治療　87
うつ病性仮性認知症　17
うつ病性障害　4
　——に対する対人関係療法　130
　——に対する認知行動療法　122
　——の疫学　10
　——の鑑別診断　17
　——の経過と予後　18
　——の定義　3
　——の臨床症状　15
うつ病性妄想の増悪，断眠療法の副作用　150
うつ病評価尺度　28
運動療法，急性期　47

え

疫学　10
　——，気分障害の　10
　——，気分変調性障害の　13
　——，大うつ病性障害の　11

363

お

オペラント条件づけ　121
オランザピン　318
　──，ラピッドサイクラーの治療　177
横断的診断，双極性障害　256

か

カルバマゼピン　300
　──，ラピッドサイクラーの治療　177
　──による実際の治療法　306
　──の再発予防効果　303
　──の標的症状と治療効果　300
　──の副作用　304
　──の併用，難治性うつ病　168
　──の併用療法，リチウムと　313
　──の薬物動態と薬物相互作用　306
仮性認知症　17
仮定　120
家族療法　135
　──，双極性障害に対する　136
　──，大うつ病性障害に対する　135
過剰投与
　──，カルバマゼピンの　305
　──，バルプロ酸の　311
　──，リチウムの　297
回復期治療　55, 275
回復曲線　235
外来治療　24
拡大視　120
葛藤反応型うつ病　7
褐色細胞腫合併患者の治療　222
肝疾患合併患者の治療　216
肝疾患に伴ううつ病　183
肝性脳症　183, 216
冠動脈疾患に伴ううつ病　181
乾癬，リチウムの副作用　296
感情障害　3
鑑別診断，うつ病性障害の　17
癌に伴ううつ病　186

き

気分安定薬　289
　──，妊娠時　40
気分安定薬併用療法　313
気分循環性障害　6, 249
気分障害　3
　──の疫学　10
気分チャート　127
気分変調性障害（気分変調症）　5
　──，SSRIによる治療　69
　──，三（四）環系抗うつ薬による治療　89
　──，大うつ病性障害との併存　35
　──，森田療法の適応　142
　──の疫学　13
　──の経過　19
気力の低下　15
希死念慮　203
季節性気分障害（季節型）　20, 153, 258
　──，急性期の評価　37
機能レベルの評価，急性期　36
逆制止法　121
急性期うつ状態
　──，カルバマゼピンによる治療　301
　──，抗うつ薬による治療　321
　──，抗精神病薬による治療　319
　──，バルプロ酸による治療　309
　──，ベンゾジアゼピンによる治療　327
　──，ラモトリギンによる治療　326
　──，リチウムによる治療　291
急性期躁状態
　──，カルバマゼピンによる治療　300
　──，抗精神病薬による治療　318
　──，バルプロ酸による治療　308
　──，ベンゾジアゼピンによる治療　327
　──，ラモトリギンによる治療　325
　──，リチウムによる治療　290
急性期治療　33, 268
　──，対人関係療法　132
　──，認知行動療法　123
急速交代型〔⇒「ラピッドサイクラー」も見よ〕　175
強迫症状　16
興味・関心の低下　15
緊急性の評価，急性期　36
緊張病性　256

く

クエチアピン　318
　──，ラピッドサイクラー

和文索引　365

——の治療　177
クロナゼパム
　——の併用，難治性うつ病　168
　——，ラピッドサイクラーの治療　177
クロミプラミン　86
群発自殺　205

け

けいれん，三(四)環系抗うつ薬の副作用　91
系統的脱感作法　121
経頭蓋磁気刺激法，反復性　105, 241
軽症うつ病エピソード，SSRIによる治療　67
継続ECT　170
継続療法　55, 275
激越性うつ病　16
血液検査，双極性障害　259
血中濃度の測定，リチウム　299
嫌悪療法　121
原法ECT　111
現症の把握，急性期　33
現代型うつ病　7

こ

コモビディティ，特定用語　9
コラム表　123
コンピュータによる認知行動療法　124
古典的条件づけ　121
呼吸器疾患に伴ううつ病　184
呼吸不全合併患者の治療　218

口渇，リチウムの副作用　295
甲状腺機能低下症，リチウムの副作用　296
甲状腺ホルモン　328
　——，ラピッドサイクラーの治療　177
　——の併用，難治性うつ病　166
甲府調査　12
行動記録表　127
行動療法　121
抗うつ薬　321
　——，妊娠時　39
　——による実際の治療法　325
　——の種類と特徴　66
　——の選択，身体合併症　211
　——の増量，難治性うつ病　164
　——の標的症状と治療効果　321
　——の副作用　324
　——の変更，急性期　44
　——の変更，難治性うつ病　165
　——の薬物相互作用　212
抗うつ薬選択の原則，身体合併症　210
抗コリン作用性副作用，三(四)環系抗うつ薬　90
抗精神病薬　317
　——，妊娠時　41
　——による実際の治療法　321
　——の標的症状と治療効果　318
　——の副作用　320
効果増強療法，難治性うつ病　166
紅斑，カルバマゼピンの副作用　305
高アンドロゲン血症，バルプロ酸の副作用　311
高照度光療法　153, 242
　——，急性期　47
　——の副作用　156
高齢者
　——，急性期の治療　42
　——，自殺の危険因子　207
昏迷状態，急性期の評価　37
混合状態　360

さ

サイコエデュケーション　265, 360
再燃　19
　——，三(四)環系抗うつ薬による治療　89
再発　19
再発早期発見と予防　30, 266
再発予防
　——，三(四)環系抗うつ薬による治療　89
　——における薬剤選択　279
再発予防効果
　——，カルバマゼピンの　303
　——，抗うつ薬の　55
　——，リチウムの　293
再発予防治療　58, 278
　——，リチウムによる　282
　——の中止時期　281
催奇形性
　——，カルバマゼピンの　306
　——，バルプロ酸の　311
　——，リチウムの　297

罪業妄想　16
罪責感　15
三(四)環系抗うつ薬
　　　　　　86, *321*
── と SSRI との併用
　　　　　　　　　169
── による実際の治療法
　　　95
── の標的症状と治療効果　87
── の副作用　89
── の薬物代謝と薬物相互作用　94
産後うつ病，急性期の治療
　　　　　　　　　　41

[し]

シェイピング法　121
思考力，集中力の減退　15
思春期の治療　*361*
恣意的推論　120
自己関連づけ　121
自己評価尺度　28
自殺
　　15, 20, 201, *261*, *345*
── の家族歴　204
── の危険，双極性障害と　*345*
── の危険の評価
　　　　　　　28, 203
自殺企図　203
──，入院適応　23
自殺研究の現状　201
自殺念慮
──，SNRI の副作用　83
──，SSRI の副作用　72
自殺予防　207, 346
自助グループ活動
　　　　　　228, 243
── の特徴と効果　231
自動思考　120

事故傾性，自殺の危険因子
　　　　　　　　　206
持続性勃起症，トラゾドン
　　　　　　　　　92
持続療法
──，SNRI による　82
──，SSRI による　69
磁気刺激療法，急性期　46
疾患教育　29, 265
主張訓練法　121
授乳婦
── の治療　220
── のバルプロ酸治療
　　　　　　　　　353
── のリチウム治療
　　　　　　　　　351
修正型電気けいれん療法
　(m-ECT)
　　105, 112, 241, *274*
重症エピソード
──，SNRI による治療
　　　　　　　　　81
──，SSRI による治療
　　　　　　　　　68
──，三(四)環系抗うつ薬による治療　88
重症躁病の治療　273
重症度，特定用語　8
重症度評価，躁病エピソードの　264
縦断的経過　258
縦断的診断，双極性障害
　　　　　　　　　257
縮小視　120
出血傾向のある患者の治療
　　　　　　　　　220
循環器疾患合併患者の治療
　　　　　　　　　211
初診　24
初発エピソード　260
小精神療法　26
小児
──，急性期の治療　38

── の双極性障害
　　　　　251, *361*
消化管疾患に伴ううつ病
　　　　　　　　　184
消化器疾患合併患者の治療
　　　　　　　　　218
消化器症状
──，SNRI の副作用　82
──，SSRI の副作用　71
症状評価　26, *264*
症状ワークシート　128
焦燥(感)　15, 16
──，SNRI の副作用　83
──，SSRI の副作用　72
条件づけ　121
情緒的な理由づけ　121
職場復帰援助　233
心気傾向，自殺の危険因子
　　　　　　　　　205
心気妄想　16
心血管系症状
──，SNRI の副作用　83
──，三(四)環系抗うつ薬の副作用　90
心疾患合併患者の治療
　　　　　　　　　211
心疾患に伴ううつ病　181
心理学的剖検　201, 202
心理(社会)教育　26
──，急性期　33
心理社会的治療，再発予防
　　　　　　　　　281
心理社会的問題の評価，急性期　36
身体合併症　210, *348*
──，入院適応　24
身体疾患に伴ううつ病
　　　　　　　　　179
── の治療　180
身体症状，大うつ病性障害の　16
身体状態の評価，急性期
　　　　　　　　　36

和文索引　367

神経疾患合併患者の治療　217
神経疾患に伴ううつ病　185
振戦，三(四)環系抗うつ薬の副作用　91
新規抗うつ薬に求められる条件　240
腎疾患
　——とリチウム　348
　——に伴ううつ病　182
腎障害，リチウムの副作用　296
腎・泌尿器疾患合併患者の治療　216

【す】

スキーマ　120
スルピリド　85
頭痛，SSRIの副作用　72
睡眠障害　17
錐体外路症状
　——，SSRIの副作用　74
　——，三(四)環系抗うつ薬の副作用　91

【せ】

セチプチリン　87
セルトラリン　65
　——，回復期　55
セロトニン症候群　74, 91
セロトニン・ノルアドレナリン再取り込み阻害薬〔⇒「SNRI」も見よ〕　80, 240
　——，身体合併症　211
セント・ジョーンズ・ワート，急性期　45
せん妄，自殺の危険因子　207
正の強化法　121

生活史チャート　128
制止　15
性機能障害
　——，SSRIの副作用　74
　——，三(四)環系抗うつ薬の副作用　92
性差
　——，うつ病性障害　13
　——，双極性障害　253
性別，急性期の治療　38
青年期，急性期の治療　38
精神医学的管理　23, 263
精神運動性の変化　15
精神科医とプライマリケア医の連携　196
精神症状，大うつ病性障害　15
精神発達障害の評価，急性期　36
精神病症状
　——，SSRIによる治療　69
　——，三(四)環系抗うつ薬による治療　88
　——，特定用語　8
精神病性うつ病，ECTによる治療　107
精神病像を伴ううつ病，急性期の評価　37
精神療法　119, 242, 360
　——，維持期　59
　——，回復期　56
　——，急性期　42
　——，身体疾患に伴ううつ病に対する　180
　——，難治性うつ病　170
　——，プライマリケア　195
選択的セロトニン再取り込み阻害薬〔⇒「SSRI」も見よ〕　65, 239, 321
　——，身体合併症　210
選択的抽出　120

全断眠　147
喘息に伴ううつ病　184
漸次的接近法　121

【そ】

ソクラテス的質問　122
双極Ⅰ型障害　248
双極Ⅱ型障害　248
　——，森田療法の適応　142
双極スペクトラム　7, 250
双極性うつ病　**250**, 360
　——，断眠療法の効果　148
双極性うつ病エピソードの治療　276
双極性障害
　——，ECTの効果　108
　——，小児の　251
　——と自殺の危険　345
　——に対する家族療法　136
　——に対する対人関係・社会リズム療法　134
　——に対する認知行動療法　127
　——の疫学　253
　——の経過と予後　260
　——の定義　247
　——の臨床症状　256
躁うつ病　248
躁状態を呈する器質性疾患　268
躁転
　——，SSRIによる　74
　——，三(四)環系抗うつ薬による　92
　——，断眠療法の副作用　150
躁病エピソード　256
　——の重症度評価　264

躁病エピソード再発時の対処 284
躁病急性期 268
増強療法，急性期 45

た

ダブルデプレッション 7, 19
多嚢胞性卵巣，バルプロ酸の副作用 311
大量服薬，三(四)環系抗うつ薬の副作用 93
体重増加
　——，SSRI の副作用 72
　——，三(四)環系抗うつ薬の副作用 92
　——，リチウムの副作用 295
対人関係・社会リズム療法 134
対人関係上の役割をめぐる不和 131
対人関係の欠如 131
対人関係療法 130
　——，うつ病性障害に対する 130
　—— の併用，薬物療法と 132
大うつ病エピソード 3
大うつ病エピソード再発時の対処 284
大うつ病性障害 5
　——，季節型 20
　—— に対する家族療法 135
　—— の疫学 11
　—— の危険因子 13
　—— の経過 18
　——，反復性 19
代替薬物療法，急性期 45
単極性うつ病〔⇒「大うつ病性障害」も見よ〕 5

——，ECT の効果 106
断眠療法 147, 242
　——，急性期 47
　—— の副作用 149

ち

チトクローム P450(CYP) 78, 94
治療環境の選択，急性期 269
治療関係
　—— の確立 25, 263
　—— の構築，急性期 33
治療計画 25
　—— の策定 23, 263
治療原則，急性期 268
治療相 31
治療同盟の維持と心理教育 58
治療の場 23
治療法
　—— の実際，急性期 42
　—— の選択，急性期 33
中枢神経刺激薬 45
中断症候群
　——，SSRI 76
　——，三(四)環系抗うつ薬 93
中毒
　——，カルバマゼピンによる 305
　——，バルプロ酸による 311
　——，リチウムによる 297
鎮静作用，三(四)環系抗うつ薬の副作用 90

つ

通院間隔 25

て

ディスチミア親和型うつ病 7
デイ・ナイトケア 234
デュロキセチン 81
電気けいれん療法〔⇒「ECT」も見よ〕 105, 241, 274
　——，難治性うつ病 169

と

トークンエコノミー法 121
トラゾドン 87
トリアゾロピリジン系 87
トリミプラミン 86
ドーパミン受容体刺激薬の併用，難治性うつ病 167
ドスレピン 86
冬季うつ病 153
逃避型抑うつ 7
透析に伴ううつ病 182
糖尿病合併患者の治療 219
糖尿病に伴ううつ病 185
特定用語 7

な

内分泌代謝疾患に伴ううつ病 185
難治性うつ病 161
　——，真の 163
　——，入院適応 24
　—— の治療 164
　—— の治療アルゴリズム 171

に

二次性躁病 *268*
二分割思考 *120*
入院適応の判断基準 *23*
妊娠中の服用の安全性
　——，SSRI *76*
　——，三(四)環系抗うつ薬
　　の副作用 *93*
妊婦
　——，急性期の治療 *39*
　——，再発予防治療 *282*
　—— の治療 *220*
　—— のバルプロ酸治療
　　　353
　—— のリチウム治療
　　　351
認知行動療法 *119*
　——，うつ病性障害に対す
　　る *122*
　——，急性期 *42*
　——，コンピュータによる
　　　124
　——，双極性障害に対する
　　　127
　—— の併用，薬物療法と
　　　124
認知再構成技法 *122*
認知症
　——，自殺の危険因子
　　　207
　——，大うつ病性障害との
　　併存 *35*
認知の歪み，うつ病におけ
　る *120*
認知療法 *120*

ね

眠気，SSRI の副作用 *72*
年齢
　——，うつ病性障害 *13*
　——，双極性障害 *253*

の

ノルアドレナリン作動性・
　特異的セロトニン作動性
　抗うつ薬 *86*
ノルトリプチリン *86*
脳由来神経栄養因子 *241*

は

バイオフィードバック法
　　　121
バルプロ酸 *307*
　—— とカルバマゼピンの
　　併用療法 *316*
　—— による実際の治療法
　　　312
　—— の標的症状と治療効
　　果 *308*
　—— の副作用 *310*
　—— の併用療法，リチウ
　　ムと *315*
　—— の薬物相互作用
　　　353
　—— の薬物動態と相互作
　　用 *312*
　——，ラピッドサイクラー
　　の治療 *176*
バルプロ酸使用時の注意，
　身体合併症 *353*
パーソナリティ障害の評
　価，急性期 *36*
パルス波治療器，ECT
　　　114
パロキセチン *65*
排尿障害，SNRI の副作用
　　　83
白血球減少症，カルバマゼ
　ピンの副作用 *305*
発生率 *10*
　——，大うつ病性障害の
　　　13

反復性経頭蓋磁気刺激法
　　　105, *241*

ひ

ピンドロールの併用，難治
　性うつ病 *168*
皮疹，カルバマゼピンの副
　作用 *305*
否定妄想 *16*
非定型，特定用語 *8*
非定型うつ病，急性期の評
　価 *37*
非定型抗精神病薬
　　　317, **318**
　——，ラピッドサイクラー
　　の治療 *177*
　—— の併用，難治性うつ
　　病 *168*
被害妄想 *16*
悲哀 *130*
光療法 *153*
病期による自殺の危険
　　　205
病相構造による気分安定薬
　の選択指針 *279*
病相頻発型〔⇒「ラピッド
　サイクラー」も見よ〕
　　　175, *280*
　——，ECT の効果 *108*
病的思考内容 *16*
病名の告知 *25*
貧困妄想 *16*

ふ

フラッディング法 *121*
フルボキサミン *65*
ブロモクリプチンの併用，
　難治性うつ病 *167*
プライマリケア医を受診す
　るうつ病患者の特徴
　　　193

プライマリケア現場における治療　194
プライマリケアにおけるうつ病　192
不安　16
不安障害，大うつ病性障害との併存　35
不眠，SSRIの副作用　72
負の強化法　121
賦活症候群〔⇒「activation syndrome」も見よ〕　73
部分寛解　18
部分断眠　147
夫婦療法　135
物質乱用・依存，大うつ病性障害との併存　35

【へ】

ベンゾジアゼピン系薬物　327
　——，回復期　56
　——，妊娠時　40
併存，特定用語　9
併存障害の評価　33
併用療法　169
　——，難治性うつ病　165
　——，バルプロ酸とカルバマゼピンの　316

【ま】

マプロチリン　87
慢性，特定用語　18
慢性うつ病，森田療法の適応　142
慢性閉塞性肺疾患に伴ううつ病　184

【み】

ミアンセリン　87
ミオクローヌス，三(四)環系抗うつ薬の副作用　91
ミルタザピン　86
ミルナシプラン　81
未熟型うつ病　7
見せかけの難治　162
民間療法　196

【む】

無価値感　15

【め】

メランコリー型
　——，急性期の評価　37
　——，特定用語　8
メランコリー症状
　——，SSRIによる治療　69
　——，三(四)環系抗うつ薬による治療　88
迷走神経刺激法　242

【も】

モデリング法　121
妄想　16
森田療法　142
問題解決技法　123

【や】

役割の変化　131
薬物療法　65, 289
　——，維持期　59
　——，回復期　55
　——，急性期　43, 271
　——，再発予防治療　282
　——，プライマリケア　194
　——と精神療法の併用，急性期　46
　——と対人関係療法の併用　132
　——と認知行動療法の併用　124
　——の効果　261

【ゆ】

有病率　10
　——，双極性障害　253
　——，大うつ病性障害　11

【よ】

抑うつ気分　15
四環系抗うつ薬　87

【ら】

ライトバイザー　153
ライフサイクル上のイベント，急性期　38
ラピッドサイクラー　175, 258, 280
　——，ECTの効果　108
　——に対する薬物療法　284
　——の治療　176
ラモトリギン　325

【り】

リスペリドン　318
リチウム　290
　——，ラピッドサイクラーの治療　176
　——とカルバマゼピンの併用療法　313
　——とバルプロ酸の併用療法　315
　——による再発予防治療　282
　——による実際の治療法　298

―― の再発予防効果 293
―― の絶対禁忌と相対禁忌（慎重投与） 271
―― の標的症状と治療効果 290
―― の副作用 294
―― の併用，難治性うつ病 166
―― の薬物相互作用 349
―― の薬物動態と相互作用 298
リチウム使用時の注意，身体疾患合併患者 348
リチウム中毒 349
リチウム非反応者に対する再発予防治療 283
リワークプログラム 233
離人症状 16
離脱躁病 281

緑内障合併患者の治療 221

ろ

ロフェプラミン 86
老年期うつ病に対する断眠療法の効果 149
老年期の気分障害，ECTの効果 107

欧文

A

accident proneness　206
activation syndrome
　　　　　　72, 83, 92
affective disorders　3
Akiskal の bipolar
　spectrum　*250*
arbitrary inference　120
assumption　120
augmentation　45
augmentation therapy
　　　　　　　　166
automatic thought　120

B

BDNF　241
Beck うつ病自己評価表
　　　　　　　　28
bipolar spectrum,
　Akiskal の　*250*

C

Center for Affective
　Disorders　229
classical conditioning
　　　　　　　　121
cognitive behavioral
　therapy（CBT）
　　　　　　42, **119**
combination therapy
　　　　　　　　165
computerized cognitive
　behavioral therapy
　（CCBT）　124
Cotard 症候群　107
cyclothymia　6

D

CYP　212

Depression Research in
　European Society
　（DEPRES）　12
Depressive Anonymous
　　　　　　　　228
Depressive Associated
　　　　　　　　228
dichotomous thinking
　　　　　　　　120
discontinuation
　syndrome　76
DSM-IV による有病率　12
dysthymia　5

E

ECT（electroconvulsive
　therapy）
　　　　105, 241, *274*
——, 回復期　56
——, 急性期　46
——, 原法　111
——, 修正型　112
——, 難治性うつ病　169
—— についての告知
　　　　　　　　115
—— の危険因子　110
—— の禁忌・副作用
　　　　　　　　109
—— の実際　111
—— の標的症状と治療効
　果　106
emotional reasoning　121
Epidemiologic
　Catchment Area
　（ECA）　11
ex-patient-therapist　231

G

grief　130

H

Hamilton うつ病評価尺度
　　　　　　　　28

I

incidence　10
interpersonal deficit　131
interpersonal
　psychotherapy（IPT）
　　　　　　　　130
interpersonal
　psychotherapy and
　social rhythm therapy
　（IPSRT）　134
interpersonal role dispute
　　　　　　　　131

J

jitteriness syndrome
　　　　　　　72, 92

L

life chart　128
light treatment　153
light visor　153

M

magnification　120
major depressive disorder
　　　　　　　　5
major depressive episode
　　　　　　　　3
minimization　120

欧文索引　373

modified ECT (m-ECT)　105, 112, 241, *274*
Montgomery Åsberg Depression Scale (MADRS)　28
mood chart　127
mood disorders　3

N

NaSSA (noradrenergic and specific serotonergic antidepressant)　86
National Comorbidity Survey (NCS)　11
negative enforcement　121

O

operant conditioning　121
overgeneralization　121

P

Parkinson 病に伴ううつ病　185
partial sleep deprivation (PSD)　147
personalization　121
Petterson 評価尺度　*264*
phototherapy　153
polarity　*247*
positive enforcement　121
prevalence　10
pseudodementia　17
Psychobiology of Depression Study　20

psychological autopsy　201
psychotherapy　119

R

rapid cycler　175, *280*
REM 断眠　147
repetitive transcranial magnetic stimulation (rTMS)　105, 241
role transition　131

S

SARI (serotonin 2 antagonist/reuptake inhibitor)　87
schema　120
seasonal affective disorder　153
selective abstraction　120
SIGH-D　28
sleep deprivation (SD)　147
SNRI (serotonin noradrenaline reuptake inhibitor)　80, 211, 240
── による実際の治療法　84
── の種類と特徴　80
── の標的症状と治療効果　81
── の副作用　82
── の薬物代謝と薬物相互作用　84
SSRI (selective serotonin reuptake inhibitor)　65, 210, 239, *321*
──, 小児・青年期　38

──, 妊娠時　39
── による実際の治療法　79
── の種類と特徴　65
── の標的症状と治療効果　67
── の副作用　70
── の併用, 三環系抗うつ薬と　169
── の薬物代謝と薬物相互作用　77
symptom summary worksheet　128

T

TCA (tricyclic antidepressant)　86
tetracyclic antidepressant　87
total sleep deprivation (TSD)　147

U

ultrarapid cycler　*258*

V

venlafaxin　81

W

winter depression　153
World Mental Health (WMH) 日本調査　12

Z

Zung うつ病自己評価表　28